全国中医药行业职业教育"十三五"创新教材

中医基本技能实训

（供中职中医类专业用）

主　编　田发娟
副主编　吴建彪　张永卿

中国中医药出版社
·北　京·

图书在版编目（CIP）数据

中医基本技能实训/田发娟主编．—北京：中国中医药出版社，2018.1
全国中医药行业职业教育"十三五"创新教材
ISBN 978-7-5132-4679-8

Ⅰ.①中…　Ⅱ.①田…　Ⅲ.①中医学-中等专业学校-教材　Ⅳ.①R22

中国版本图书馆 CIP 数据核字（2017）第 307908 号

中国中医药出版社出版
北京市朝阳区北三环东路 28 号易亨大厦 16 层
邮政编码　100013
传真　010-64405750
河北纪元数字印刷有限公司印刷
各地新华书店经销

开本 787×1092　1/16　印张 18.25　字数 416 千字
2018 年 1 月第 1 版　2018 年 1 月第 1 次印刷
书号　ISBN 978-7-5132-4679-8

定价　56.00 元
网址　www.cptcm.com

社 长 热 线　010-64405720
购 书 热 线　010-89535836
维 权 打 假　010-64405753

微信服务号　zgzyycbs
微商城网址　https://kdt.im/LIdUGr
官 方 微 博　http://e.weibo.com/cptcm
天猫旗舰店网址　https://zgzyycbs.tmall.com

如有印装质量问题请与本社出版部联系（010-64405510）
版权专有　侵权必究

全国中医药行业职业教育"十三五"创新教材

《中医基本技能实训》编委会

主　编　田发娟
副主编　吴建彪　张永卿
编　委（以姓氏笔画为序）
　　　　马生花　马秀娟　石治梅
　　　　田艳瑛　杨桂萍　杨琼芳

编写说明

　　为有效解决中医药职业院校学生中医思维弱化、动手能力不足的问题，按照教育部关于重视实践教学环节、提高学生实践能力的要求，结合我校中医专业优势特色专业建设发展和学校实际情况，针对中医学实践性强的学科特点，我们编写了《中医基本技能实训》。

　　本教材以全国中职中医药院校规划教材为主要依据，结合近年来针灸学科发展情况及教育教学改革的需要，以培养学生的临床实践能力为目的，通过对学生进行操作技能与运用中医理论分析临床问题能力的训练，加深其对中医理论的理解和掌握，促进中医学理论和实践教学环节的有机结合，为提高中医学教学质量服务。

　　本教材分为三部分：上篇针灸综合技能实训、中篇推拿综合技能实训、下篇临床实例。刺灸方法的临床实训共分九章，第一章至第四章介绍毫针刺法实训技术，第五章至第九章介绍灸法、拔罐法、耳针、头皮针、腕踝针、三棱针、皮肤针、皮内针、锭针、火针、芒针、电针法、腧穴注射法、腧穴埋线法、腧穴敷贴法、腧穴磁疗法、腧穴激光照射法、腧穴红外线照射法等实训技术。推拿综合实训的内容共分五章，包含了摆动类手法、摩擦类手法、挤压类手法、运动关节类手法、其他推拿手法等常用手法。下篇为针灸临床，以典型病案形式介绍了针推医生在中医理论指导下诊治疾病的思维过程，用以训练与提高学生运用中医思维解决针灸临床问题的能力。

　　本教材供中职院校中医类专业使用。

　　本教材由西宁卫生职业技术学校中医专业学科带头人及骨干教师编写，在此对辛勤的编者表示衷心的感谢！由于时间短促，书中难免有疏漏之处，敬请广大师生在使用过程中提出宝贵的意见和建议，以便再版时进一步修订和完善。

《中医基本技能实训》编委会
2017 年 12 月

目 录

上篇 针灸综合技能实训

第一章 毫针基本操作技术 ……… 1
第一节 练针法 …………………… 1
第二节 针刺前的准备 …………… 3
第三节 持针法 …………………… 11
第四节 进针法 …………………… 12
第五节 行针基本手法 …………… 20
第六节 留针法和出针法 ………… 24

第二章 毫针刺法的临床应用 … 27
第一节 临床常用刺法 …………… 27
第二节 分部腧穴毫针刺法 ……… 44
第三节 针刺异常情况 …………… 54

第三章 针刺得气和相关技法 … 62
第一节 治神法和针刺得气 ……… 62
第二节 辅助针刺手法 …………… 67

第四章 针刺补泻手法 …………… 76
第一节 单式针刺补泻手法 ……… 76
第二节 复式针刺补泻手法 ……… 84
第三节 飞经走气四法 …………… 90

第五章 灸法 ……………………… 96
第一节 艾灸法 …………………… 96
第二节 灯火灸、药线灸、药笔灸 ……………………………… 114

第六章 拔罐法 …………………… 119
第一节 拔罐方法 ………………… 119
第二节 拔罐法运用 ……………… 124

第七章 耳针、头皮针、腕踝针 ……………………………… 132
第一节 耳针法 …………………… 132
第二节 头皮针法 ………………… 146
附：焦氏头针 …………………… 154
第三节 腕踝针法 ………………… 156

第八章 其他针法 ………………… 163
第一节 三棱针法 ………………… 163
第二节 皮肤针法 ………………… 169
第三节 皮内针法 ………………… 175
第四节 鍉针法 …………………… 178
第五节 火针法 …………………… 181
第六节 芒针法 …………………… 184

第九章 腧穴特种治疗技术 …… 188
第一节 电针法 …………………… 188
第二节 腧穴注射法 ……………… 192
第三节 腧穴埋线法 ……………… 197
第四节 腧穴敷贴法 ……………… 201
第五节 腧穴磁疗法 ……………… 206
第六节 腧穴激光照射法 ………… 212
第七节 腧穴红外线照射法 ……… 217

中篇　推拿综合技能实训

第十章　摆动类手法 …………… 221
实训一　滚法 …………………… 221
实训二　揉法 …………………… 223
实训三　一指禅推法 …………… 224

第十一章　摩擦类手法 ………… 226
实训四　摩法 …………………… 226
实训五　推法 …………………… 227
实训六　擦法 …………………… 229
实训七　搓法、抹法 …………… 230

第十二章　挤压类手法 ………… 232
实训八　按法 …………………… 232
实训九　点法、弹拨法 ………… 233
实训十　拿法、捻法 …………… 235

第十三章　运动关节类手法 …… 237
实训十一　摇法 ………………… 237
实训十二　拔伸法 ……………… 238
实训十三　屈伸法 ……………… 239

第十四章　其他推拿手法 ……… 241
实训十四　抖法 ………………… 241
实训十五　拍法、击法、叩法 …… 242

下篇　临床实例

病例实训一　感冒 ……………… 245
病例实训二　哮喘 ……………… 247
病例实训三　中风 ……………… 250
病例实训四　面瘫 ……………… 253
病例实训五　头痛 ……………… 255
病例实训六　腰痛 ……………… 258
病例实训七　痹证 ……………… 260
病例实训八　痿证 ……………… 263
病例实训九　痛经 ……………… 266
病例实训十　蛇丹 ……………… 268
病例实训十一　耳鸣 …………… 271
病例实训十二　肥胖症 ………… 273
病例实训十三　遗尿 …………… 276
病例实训十四　颈椎病 ………… 279
病例实训十五　肘劳 …………… 281

上篇 针灸综合技能实训

第一章 毫针基本操作技术

第一节 练针法

【实训目的与要求】
1. 掌握练针法的基本操作技术。
2. 熟悉毫针的基本结构和规格。
3. 熟悉练针法的基本知识。

【实训内容与方法】
1. 练针法的基本知识,包括结构与分类等。
2. 练针法的基本操作技术,包括纸垫练针法、棉团练针法。

【实训器材】
各种规格的毫针、卫生纸、棉絮、白布、棉线、针盘等。

基本知识

毫针由针尖、针身、针根、针柄、针尾5个部分构成。针尖与针身合称针体。根据毫针针柄与针尾的构成和形状不同,可分为环柄针(又称圈柄针)、花柄针(又称盘龙针)、平柄针(又称平头针)、管柄针(图1-1)。

毫针的不同规格,主要以针身的直径和长度区分(表1-1、表1-2)。

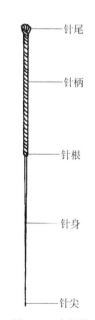

图1-1 毫针的结构与形状

表1-1 毫针的粗细规格表

号数	26	27	28	29	30	31	32	33	34	35	36
直径（mm）	0.45	0.42	0.38	0.34	0.32	0.30	0.28	0.26	0.24	0.22	0.20

表1-2 毫针的长短规格表

旧规格（寸）	0.5	1	1.5	2	3	4	5
新规格（mm）	15	25	40	50	75	100	125

以上两表所列不同规格的毫针，其中以长短1~3寸、粗细26~30号规格的毫针临床应用最多。

练针是增强指力、提高毫针操作技术的重要环节。目前临床上常用的练针法主要有纸垫练针法和棉团练针法。纸垫练针法主要训练指力和捻转手法，也可进行进针、出针的练习。棉团练针法主要训练提插手法和提插、捻转配合手法，也可以进行进针、出针的练习。

基本技能

一、实训前准备

1. 纸垫制作 用松软的草纸或卫生纸，叠成约2cm厚、5~8cm宽、长的纸垫，用棉线呈"井"字形扎紧。

2. 棉团制作 取棉絮一团，用棉线缠绕，做成外紧内松、直径6~7cm的棉团，外用一层白布或纱布包裹缝好。

二、基本操作技术

（一）纸垫练针法

【操作方法】一手拿住纸垫，另一手拇指、食指、中指三指持针柄，针尖垂直抵达纸垫后，三指交替均匀、快速地捻转针柄150次/分，同时手指向下施加一定的压力，待穿透纸垫后，拔针另换一处练习（图1-2）。

【技术要领】
1. 针身垂直，不摇不弯。
2. 进退轻巧，灵活自如。

【注意事项】
1. 捻转时，用力轻重要求一致。
2. 开始练习时，用1~1.5寸短针；当指力达到一定程度后，可用2~3寸长针练习。

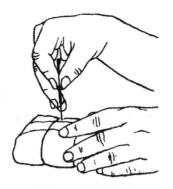

图1-2 纸垫练针法

3. 开始时用右手练习,以后可用左手练习。

(二) 棉团练针法

【操作方法】

1. 练习提插手法 一手拇指与其他四指张开捏持棉团下部,另一手拇指、食指、中指三指持针柄,将针垂直刺入棉团一定深度后,在原处沿纵轴做上提下插动作(图1-3)。

2. 提插捻转配合练习 一手捏持棉团下部,另一手拇指、食指、中指三指持针柄,将针垂直刺入棉团一定深度后,在原处做提插与捻转的配合练习,使针体沿纵轴做上下左右运动。

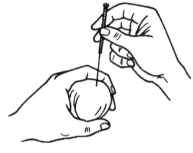

图1-3 棉团练针法

【技术要领】

1. 针身垂直,不摇不弯。
2. 动作协调,灵活自如。

【注意事项】

1. 提插幅度保持一致(5~10mm)。
2. 提插频率快慢适中(80~120次/分)。
3. 用力轻重一致,勿时重时轻。

第二节 针刺前的准备

【实训目的与要求】

1. 掌握针刺前毫针检查的基本操作技术。
2. 掌握针刺前体位选择的基本操作技术。
3. 掌握揣穴法的基本操作技术。
4. 掌握消毒法的基本操作技术。

【实训内容与方法】

1. 针刺前准备的基本知识,包括针具检查、体位选择、揣穴、消毒等。
2. 毫针检查法的基本操作技术,包括针尖检查法、针身检查法、针根检查法、针柄检查法。
3. 体位选择的基本操作技术。
4. 揣穴法的基本操作技术,包括指切法、按压法、分拨法、旋转法、滚摇法、升降法、滚摇升降法等。
5. 消毒法的基本操作技术,包括针具器械消毒、医生手指消毒、针刺部位消毒、治疗室内消毒等。

【实训器材】

1. 毫针、消毒干棉球、消毒纱布、棉布、针管、针盘、针盒、止血钳、棉球缸、放大镜或镊子等。

2. 针灸治疗床、椅子、桌子、枕头等。

3. 普通金属锅、75%酒精、2%碘酒或碘伏、安尔碘、2%来苏尔、1：1000升汞溶液、肥皂等。

基本知识

1. 针具检查 针刺前后，要严格检查针具。对于有严重损坏的针具，如毫针有成角弯曲、折痕或锈蚀明显者，容易断针，应予剔除不用，以防止出现针刺异常情况。对问题微小者，可稍做修理后使用。毫针检查一般按针尖、针身、针根、针柄的顺序进行。

2. 体位选择 针刺前选择合适的体位，使医生能正确地取穴与施术，使患者感到自然舒适，并能持久留针。同时，还可以防止晕针、滞针、弯针、断针等针刺异常情况。因此，选择合适的体位，对于针刺治疗具有重要的意义。

3. 揣穴 揣穴是医生在腧穴处揣摸、按压，以取定腧穴的方法。通过揣穴，可以体察腧穴的局部解剖特征，如肌肉之厚薄、血管肌腱之分布走向、骨骼关节之间隙大小；还可以体会经络腧穴之皮下状况，如柔软松弛空虚、坚硬紧张、有无条索状物与结节等。揣穴法对于正确取穴，掌握针刺角度、方向、深浅，防止出血、弯针、刺伤筋骨等针刺异常情况，以及经络腧穴诊断，都有着重要的意义。现代针灸学家郑魁山先生善用此法，他在《针灸集锦》中提出了指切法、按压法、分拨法等七种揣穴法。本实训教材主要介绍郑魁山先生的七种揣穴法。

4. 消毒 消毒是保证针刺安全的前提。消毒不严或不消毒，轻者容易出现局部感染症状，重者会出现全身感染症状等不良后果。例如，某些血行传播性疾病，即使严格消毒，也可能造成交叉感染。因此，最好采用一次性的无菌针灸针；经济欠发达地区可采取一人一套针具制度，以防交叉感染。古代的隔衣扎针和以口温针，不符合消毒要求，现已禁用。出针后，针孔不要立即接触水或其他污染物品。

基本技能

一、毫针检查法

（一）针尖检查法

【操作方法】

1. 捻转捏握体会法 右手拇指、食指、中指三指末节指腹夹持针柄捻转，左手拇指、食指末节指腹捏握针尖体会。若出现刺痛者，表示针尖有钩曲。

2. 棉团提插捻转法 左手捏握一棉团，右手持针柄在棉团内做捻转提插数次。当右手将针抽出时，若针尖带有棉絮，表示针尖有钩曲。

3. 观察法 在阳光充足处，将几支毫针针尖向上观察，若针尖出现白点者，表示针尖有毛钩。

【技术要领】

1. 捻转捏握体会法应注意双手配合，左手细心体会。
2. 棉团提插捻转法重在右手，注意针尖顺着棉团从不同方向抽出以检查有无钩曲。

【注意事项】检查针尖主要是注意针尖有无钩曲现象。若有钩曲现象，则会出现进针时疼痛，容易出血。

（二）针身检查法

【操作方法】

1. 观察法 在自然光线下，肉眼观察针身有无弯曲、折痕、锈蚀现象；也可以用放大镜观察有无锈蚀或折痕。

2. 桌面滚动法 将毫针放在光洁平坦的桌面上轻轻滚动，当针身某处不能与桌面平行而凸起者，表示该处有弯曲。

3. 针身拉擦法 左手拇指、食指捏握针柄，右手拇指、食指夹捏针身，右手上下左右拉擦，有不平滑感，表示该处有折痕、锈蚀。

【技术要领】

1. 滚动法宜轻而慢地滚动针柄，注意观察针身有无凸起。
2. 拉擦法重在右手，宜轻而慢地上下左右拉擦，边拉擦边体会。

【注意事项】检查针身主要是注意针身有无弯曲、锈蚀或折痕现象，明显的折痕、锈蚀或成角弯曲容易发生断针，而且针刺时疼痛，容易出血。

（三）针根检查法

【操作方法】肉眼观察针根有无折痕、锈蚀。若肉眼看不清时，可用放大镜观察。

【注意事项】临床上断针大多出现在针根处，而该处的折痕与锈蚀又是发生断针的隐患，必须高度重视，发现有折痕或锈蚀后应予剔除。

（四）针柄检查法

【操作方法】左手拇指、食指捏持针柄近针尾处，右手拇指、食指捏持针根或针身，双手用力拉开或合拢，以观察金属缠丝有无松动。

【技术要领】两手同时用力拉开或合拢。

【注意事项】检查针柄主要是注意金属缠丝有无松动。缠丝松动将影响持针、行针等毫针操作。

二、体位选择

1. 仰卧位 受术者仰卧在治疗床上,头部用枕头支撑,双上肢屈曲放在腹部或平放于躯干两侧,膝关节微屈曲,腘部可用枕头或被子撑垫(图1-4)。仰卧位适用于前身部的腧穴操作,如针刺睛明、中脘、足三里等。

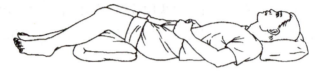

图1-4 仰卧位

2. 俯卧位 受术者俯卧在治疗床上。针刺腰以下的腧穴时,可屈曲双上肢向前向上,垫在枕头上以支撑头部(图1-5);若针刺背部腧穴时,可将双上肢向后向下微微弯曲,头部垫在枕头上。俯卧位适用于后身部的腧穴操作,如针刺肺俞、秩边、委中等。

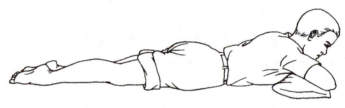

图1-5 俯卧位

3. 侧卧位 受术者侧卧在治疗床上。头颞部垫在枕头上,上肢屈曲向前,下肢微微弯曲(图1-6)。侧卧位适用于侧身部的腧穴操作,如针刺肩髎、居髎、阳陵泉等。

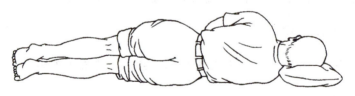

图1-6 侧卧位

4. 仰靠坐位 受术者坐在有扶手的靠背椅子上,头部垫在靠背上,面部朝上仰视,双上肢屈曲垫在扶手上(图1-7)。仰靠坐位适用于前额、颜面、颈前、上胸及四肢的部分腧穴,如针刺阳白、迎香、人迎、膻中、曲池、足三里等。

5. 俯伏坐位 受术者坐在椅子上,双上肢屈曲,靠在桌子上,头部微微前倾俯视(图1-8)。俯伏坐位适用于头顶、枕项、背部的腧穴操作,如针刺百会、风府、大椎、至阳等。

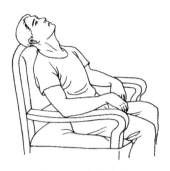
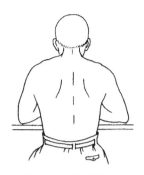

图 1-7 仰靠坐位　　　　图 1-8 俯伏坐位

6. 侧伏坐位　受术者坐在椅子上，双上肢屈曲，头部侧伏在一侧上肢上（图1-9）。侧伏坐位适用于头颞、面颊、颈侧、耳部的腧穴操作，如针刺太阳、下关、翳风、耳穴、神门等。

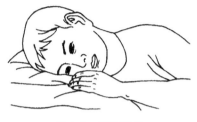

图 1-9 侧伏坐位

三、揣穴法

（一）指切揣穴法

【操作方法】左手拇指指甲在被针腧穴皮肤上适度用力切掐，以宣散气血、减轻疼痛、确定腧穴，避开肌腱、血管（图1-10）。

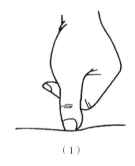

（1）　　　　　　（2）

图 1-10 指切揣穴法

【技术要领】在定穴准确的基础上适度用力切掐。
【注意事项】
1. 注意适度用力，不可太过或不及。
2. 本法还可以在爪切进针法时施用，协助右手进针。

（二）按压揣穴法

【操作方法】左手五指并拢或排开向下用力，将肌肉压平，以防移位，便于进针。如揣中脘穴,中指按压中脘穴处,其他四指排开将腹部压平。

【技术要领】在定穴准确的基础上,中指按压该穴处。

【注意事项】本法主要适用于腹部等肌肉松弛处的腧穴,实施时注意五指均衡用力。

(三) 分拨揣穴法

【操作方法】用手指向前后或左右推拨,将肌腱、血管拨开,以按定腧穴。如揣内关穴,左手拇指紧按其穴,将两侧肌腱、血管拨开,并找到指感强烈的部位作为进针点(图1-11)。

【技术要领】在定穴准确的基础上,左手拇指紧按该穴处,并将两侧肌腱、血管拨开。

【注意事项】本法主要适用于周围有肌腱、血管分布的腧穴。

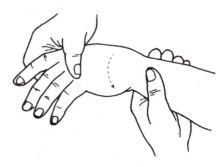

图1-11 分拨揣穴法

(四) 旋转揣穴法

【操作方法】旋转有关部位,使腧穴充分暴露。如揣养老穴,令患者屈肘,掌心向下,医生用手指按在其尺骨小头最高点,嘱患者掌心转向胸部,尺骨小头桡侧显露出凹陷,即为本穴(图1-12)

【技术要领】在定穴准确的基础上,旋转有关部位。

【注意事项】本法主要适用于骨骼、肌腱、血管覆盖之处的腧穴。

(五) 滚摇揣穴法

【操作方法】左手拇指掐住腧穴,右手牵拉并左右滚摇肢体远端。如揣阳池穴,左手拇指紧掐腧穴所在部位,右手握住患者四指(拇指除外),用轻微的力量牵拉并左右滚摇,使关节松弛,腧穴显露于指下(图1-13)。

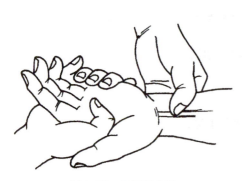

图1-12 旋转揣穴法

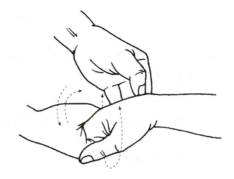

图1-13 滚摇揣穴法

【技术要领】在定穴准确的基础上，左手掐切腧穴，右手牵拉滚摇。
【注意事项】本法主要适用于上肢远端关节周围的腧穴。

（六）升降揣穴法

【操作方法】左手拇指掐住腧穴，右手握住肢体远端并上下摇动。如揣解溪穴，左手固定踝部，拇指紧掐腧穴所在部位，右手握住足尖，上下摇动使踝关节松动，以揣定其穴。

【技术要领】双手配合，左手掐穴，右手上下摇动以松动关节。

【注意事项】本法用于位于下肢远端关节周围，必须屈伸关节才能较好显露的腧穴。

（七）滚摇升降揣穴法

【操作方法】左右滚摇，上下抬举，以屈伸关节、推拨腧穴周围组织，显露腧穴。如揣肩髃穴，左手拇指紧掐腧穴所在部位，右手托握肘关节，上下抬举，左右滚摇，使腧穴显露于指下。

【技术要领】双手配合，左手掐穴，右手上下左右活动关节。

【注意事项】本法用于必须屈伸关节、推拨肌腱才能显露的腧穴。

四、消毒法

（一）针具器械消毒

【操作方法】
1. 高压蒸汽灭菌法
（1）将毫针等针具用布包好，放入密闭的高压蒸汽灭菌柜内，关紧柜门。
（2）打开进气阀，将蒸汽通入夹层预热。
（3）当夹层压力达到102.9kPa（1.05kg/cm^2）时，调整控制阀至"灭菌"位置，蒸汽进入灭菌柜内。
（4）当柜内压力达到102.9kPa（1.05kg/cm^2）、温度达121℃时，保持30分钟。
（5）灭菌后调整控制阀至"干燥"位置，蒸汽被抽出，柜内呈负压，保持一定时间后即达干燥要求。

2. 药物浸泡消毒法
（1）针具　将不同型号的针具分类放入盛有75%酒精溶液的容器中，加盖浸泡30～60分钟，取出后用消毒棉球擦干后使用。
（2）其他器材　与毫针直接接触的针盘、针管、针盒、止血钳或镊子等器械，可放入2%来苏尔溶液或1∶1000升汞溶液中，加盖浸泡1～2小时。

3. 煮沸消毒法　将针具和与针具直接接触的物品分类用纱布包扎后，放入盛有清水的消毒金属煮锅内进行煮沸，水沸后再煮15~20分钟即可。

可在水中加入碳酸氢钠使之形成2%溶液，能提高沸点至120℃，并可降低沸水对针具器械的腐蚀。

【技术要领】使用高压蒸汽灭菌法对针具器械消毒时，须在1.0~1.4kg/cm^{2}的压力、115~123℃的高温下保持30分钟。

【操作流程】高压蒸汽灭菌法的操作流程见图1-14。

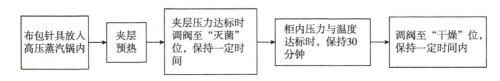

图1-14　高压蒸汽灭菌法操作流程

【注意事项】

1. 高压蒸汽灭菌法的灭菌设备应每天检查1次，如门框与橡胶垫圈有无损坏，蒸汽调节阀是否灵活、准确，压力表与温度计所标示的状况是否吻合等，应按照厂方说明书的要求严格执行。

2. 已经消毒的毫针，必须放在已消毒的针盘内，外用消毒纱布盖好。

3. 已消毒的毫针，只能使用一次，不能重复使用。若需再用，必须重新消毒。

（二）医生手指消毒

1. 针刺前医生应使用肥皂洗手，再用流动水冲洗。对多个患者连续治疗时，原则上每治疗完一个患者应清洗手一次。手洗净后擦干，然后用75%酒精棉球擦拭1~2遍。擦拭要全面，包括双手掌面、十指掌面、指缝间及指甲周围全部消毒，防止遗漏。

2. 针刺治疗传染病患者时，除应专人（患者）专针外，医生应戴一次性手套，每治疗一个患者应更换一副手套，操作结束后用肥皂及流动水洗手。

3. 某些刺法需要用手指接触针身时，必须用消毒干棉球作间隔物，以确保针身无菌。

（三）针刺部位消毒

1. 一般毫针刺法的消毒　在施术部位的腧穴皮肤上用75%酒精棉球从中心向周围擦拭，直径不小于2.5cm。

2. 特殊刺法的消毒　用棉签取安尔碘从中心向周围擦拭，直径不小于2.5cm。适用于三棱针、火针、耳针、腧穴注射、腧穴埋线等对消毒要求较严格的刺法。

腧穴皮肤消毒后，切忌接触污物，防止重新污染。

（四）治疗室内消毒

1. 治疗室物品消毒 治疗床上的床垫、垫席、褥子、被子、毛毯等物品应当定期在日光下晾晒；床单、被套、枕套、毛巾等物品应当定期清洗。

2. 治疗室内空气消毒 治疗室内在无人的条件下，用悬吊式紫外线灯直接照射，时间不少于30分钟。在治疗期间，注意保持空气流通，环境卫生洁净。

第三节 持针法

【实训目的与要求】
1. 掌握持针法的基本操作技术。
2. 熟悉持针法的基本知识。

【实训内容与方法】
1. 持针法的基本知识，包括定义、分类与适用范围等。
2. 持针法的基本操作技术，包括二指持针法、三指持针法、四指持针法、持针身法、两手持针法。

【实训器材】
各种规格的毫针、消毒干棉球、针盘、棉球缸等。

基本知识

持针法，是指术者操持毫针、保持其端直坚挺的方法。持针施术的手，又叫刺手，一般多用右手。掐切按压、协助进针的手，又叫押手，一般多用左手。持针施术者必须全神贯注，心手配合。

持针的方法有二指持针法、三指持针法、四指持针法、持针身法和两手持针法5种。二指持针法适用于短针、浅刺；三指持针法适用于1.5~2.5寸的针具，浅刺、深刺均可，临床较为常用；四指持针法适用于长针、深刺；持针身法在单手进针时运用；两手持针法在双手进针时运用，适用于长针。临床上无论采用哪一种持针方法，都必须保持针体端直坚挺，防止针身弯曲。

基本技能

1. 二指持针法 刺手拇指、食指末节指腹夹持针柄，针身与拇指呈90°角（图1-15）。

2. 三指持针法 刺手拇、食、中三指末节指腹夹持针柄，拇指在内，食指、中指在外，三指协同持针（图1-16）。

3. 四指持针法 刺手拇指、食指、中指三指末节指腹夹持针柄，无名指指腹抵住针身，保持针身垂直（图1-17）。

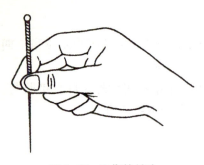 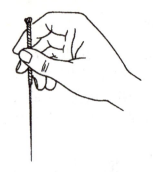 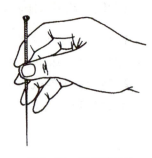

图1-15 二指持针法　　　图1-16 三指持针法　　　图1-17 四指持针法

4. 持针身法　刺手拇指、食指末节指腹捏一消毒干棉球，裹住针身下段，露出针尖1~2分（图1-18）。

5. 两手持针法　刺手拇、食、中三指末节指腹持针柄，押手拇指、食指捏一消毒干棉球夹持针身下段，露出针尖1~2分（图1-19）。

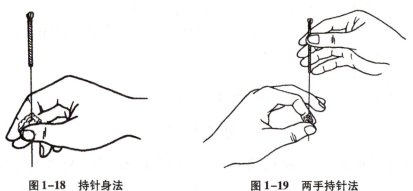

图1-18 持针身法　　　　　　　图1-19 两手持针法

第四节　进针法

【实训目的与要求】

1. 掌握进针法的基本操作技术。
2. 掌握针刺角度的基本知识和基本操作技术。
3. 熟悉进针法的基本知识。

【实训内容与方法】

1. 进针法的基本知识，包括定义、分类、针刺角度等。
2. 进针法的基本操作技术，包括双手进针法、单手进针法、管针进针法、快速进针法、压针缓进法。
3. 针刺角度的基本操作技术，包括直刺、斜刺、平刺。

【实训器材】

各种规格的毫针、75%酒精、消毒干棉球、消毒棉签、长短不等的针管、棉球缸、针盘、镊子或止血钳等。

基本知识

进针法是将毫针透过皮肤、刺入腧穴皮下的方法。进针是毫针刺法的重要环节，进针顺利、不痛，可以增强患者对针刺治疗的信心；进针困难、疼痛，将增加患者的畏针情绪，影响针刺疗效。

进针的方法很多，以单手、双手区分，有单手进针法和双手进针法；根据进针速度的快慢区分，有快速进针法和压针缓进法；此外，还有借助针管进针的管针进针法。每一种进针方法，都有其相应的适用范围。无论哪一种方法，都要求根据腧穴的局部解剖特点，刺手与押手密切配合，指力与腕臂力协调一致，并注意"治神"，做到无痛或微痛进针。

进针时还要注意针刺角度。针刺角度指进针时毫针与腧穴皮肤所形成的夹角，一般分直刺、斜刺、平刺三种。临床上主要根据腧穴部位的局部解剖特点与针刺治疗的要求，选择合适的针刺角度。

基本技能

一、双手进针法

双手进针法即双手协同配合进针的操作方法，包括爪切进针法、夹持进针法、舒张进针法和提捏进针法四种。

（一）爪切进针法

【操作方法】取手三里穴，局部皮肤常规消毒，术者左手拇指或食指指甲切掐固定腧穴，右手拇指、食指末节指腹夹持针柄，将针紧贴左手指甲缘刺入腧穴皮下（图1-20）

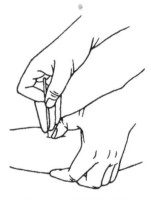

【技术要领】左手指甲掐切固定针穴外皮肤，右手持针顺左手指甲缘施力压入皮下。

图1-20 爪切进针法

【操作流程】爪切进针法的操作流程见图1-21。

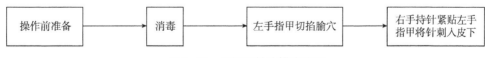

图1-21 爪切进针法操作流程

【注意事项】

1. 爪切进针法适用于1.5寸以下的短针进针。训练时可先用较粗的短针进针，待指力达到一定程度后，再用较细的短针进针。

2. 本法适用于头面、颈项、背腰部及四肢远端的腧穴进针，如下关、哑门、风门、肾俞、外关、太溪等穴。

（二）夹持进针法

【操作方法】取秩边穴，局部皮肤常规消毒，术者左手拇指、食指持消毒干棉球捏住针身下段，露出针尖1~2分，右手拇指、食指、中指三指指腹夹持针柄，将针垂直，针尖对准腧穴，右手捻转，左手下压，双手配合，迅速将针刺入腧穴皮下（图1-22）。

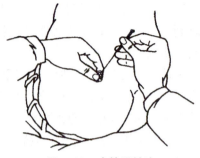

图1-22 夹持进针法

【技术要领】右手捻转，左手紧捏针身下压，两手同时用力。

【操作流程】夹持进针法的操作流程见图1-23。

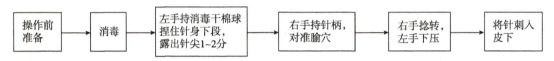

图1-23 夹持进针法操作流程

【注意事项】

1. 夹持进针法适用于3寸以上的长针进针。训练时可先用较粗的长针，待指力提高后，再用较细的长针。

2. 本法适用于臀部、大腿及某些需用长针深刺透穴的腧穴进针，如环跳、秩边、条口透承山等。

（三）舒张进针法

【操作方法】取天枢穴，局部皮肤常规消毒，术者左手拇指、食指，或食指、中指把腧穴皮肤向两侧撑开，使之绷紧；右手于左手拇指、食指，或食指、中指之间，将针迅速刺入腧穴皮下（图1-24）。

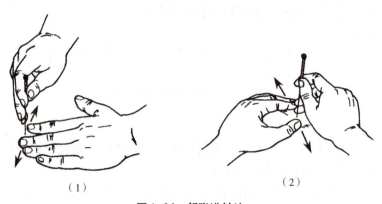

（1）　　　　　　　　（2）

图1-24 舒张进针法

【技术要领】左手绷紧皮肤，右手持针刺入。

【操作流程】舒张进针法的操作流程见图1-25。

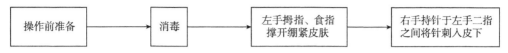

图1-25 舒张进针法操作流程

【注意事项】

1. 舒张进针法适用于腹部等皮肤松弛部位的腧穴进针，如中脘、天枢、关元等穴。

2. 本法对刺手指力的要求相当高，平时应经常进行纸垫练针，以便顺利进针。

（四）提捏进针法

【操作方法】取印堂穴，局部皮肤常规消毒，术者左手拇指、食指将腧穴两旁皮肤捏起，右手持1～1.5寸毫针从捏起部上端将针刺入腧穴皮下（图1-26）。

【技术要领】左手捏起皮肤，右手平刺或斜刺（15°～30°角）进针。

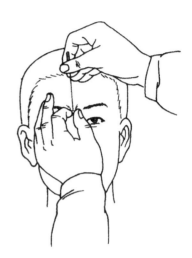

图1-26 提捏进针法

【操作流程】提捏进针法的操作流程见图1-27。

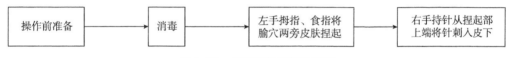

图1-27 提捏进针法操作流程

【注意事项】

1. 提捏进针法适用于皮肉浅薄部位的腧穴进针，如面部印堂、阳白，胸部膻中等。

2. 本法对右手指力要求很高，除了平时加强纸垫练针之外，实训时可先用1寸的毫针练习，待指力提高后，再用1.5寸的毫针练习。

二、单手进针法

单手进针法即只用刺手将针刺入腧穴的方法。上述的四种双手进针法，除爪切进针法和夹持进针法之外，舒张进针法与提捏进针法在毫针透皮时主要依靠刺手（单手）的力量。因此，单手进针是毫针刺法中重要的基本功之一，必须加强训练。目前临床上常用的单手进针法有夹持针柄进针法和夹持针身进针法两种

（一）夹持针柄进针法

【操作方法】取合谷穴，局部皮肤常规消毒，使用1～1.5寸毫针，术者右手拇指、食指夹持针柄下段（靠近针根处），中指指腹抵住针身下段，中指末端紧靠腧穴皮肤，当拇指、食指向下用力按压时，中指随之屈曲，将针刺入腧穴皮下（图1-28）。

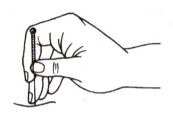

图1-28　夹持针柄进针法

【技术要领】拇指、食指用力下压时，中指随之屈曲。

【操作流程】夹持针柄进针法的操作流程见图1-29。

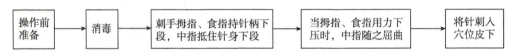

图1-29　夹持针柄进针法操作流程

【注意事项】

1. 夹持针柄进针法适用于1～1.5寸的短针进针。实训时可先用较粗的短针练习，因为当指力不够时细短针容易弯针，待指力增强后再用细短针练习。

2. 本法对指力的要求较高，指力不够者很难顺利透皮。因此，平时必须坚持纸垫练针，以提高指力。

（二）夹持针身进针法

【操作方法】取曲池穴，局部皮肤常规消毒，使用1.5寸毫针，术者右手拇指、食指末节指腹捏一消毒干棉球，握紧针身下段，露出针尖1～2分，对准腧穴，运用指力、腕力将毫针快速刺入腧穴皮下（图1-30）。

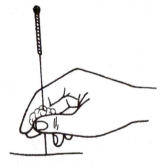

图1-30　夹持针身进针法

【技术要领】运用指力、腕力将针快速刺入。

【操作流程】夹持针身进针法的操作流程见图1-31。

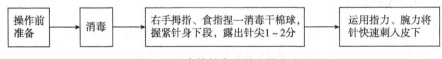

图1-31　夹持针身进针法操作流程

【注意事项】夹持针身进针法用于长短不等的各种毫针进针，尤其是长针的进针。

三、管针进针法

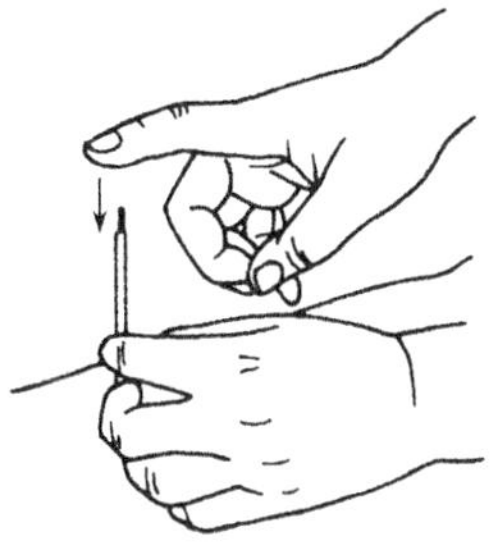

【操作方法】取手三里穴，局部皮肤常规消毒，将比毫针略短2~3分的针管置于腧穴皮肤上，把毫针放入管内，左手压紧针管，右手食指对准针柄拍击，将针刺入腧穴皮下，然后取出针管（图1-32）。

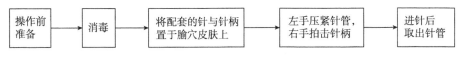

图1-32 管针进针法

【技术要领】左手压紧针管，右手食指准确拍击针柄。

【操作流程】管针进针法的操作流程见图1-33。

操作前准备 → 消毒 → 将配套的针与针柄置于腧穴皮肤上 → 左手压紧针管，右手拍击针柄 → 进针后取出针管

图1-33 管针进针法操作流程

【注意事项】
1. 管针进针法进针不痛，多用于儿童与畏针者。
2. 为提高右手食指拍击的力度和准确度，平时可加强右手拍击物体的练习。

四、快速进针法

（一）插入速刺法

本法与单手进针法中的夹持针身进针法操作相同，只是更强调进针速度，详见夹持针身进针法。

（二）弹入速刺法

【操作方法】取孔最穴，局部皮肤常规消毒，使用1寸毫针，左手拇指、食指末节指腹捏一消毒干棉球握住针身下段，留出针尖2~3分，对准腧穴；右手食指屈曲，呈待发之弩状对准针尾弹击，将针快速刺入皮下（图1-34）。

【技术要领】左手固定针身，右手食指呈待发之弩状弹击针尾。

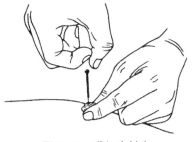

图1-34 弹入速刺法

【操作流程】弹入速刺法的操作流程见图1-35。

操作前准备 → 消毒 → 左手握住针身，露出针尖，对准腧穴 → 右手食指呈待发之弩状弹击针尾 → 将针快速刺入皮下

图1-35 弹入速刺法操作流程

【注意事项】
1. 本法适用于小儿与畏针者。
2. 为了提高右手食指弹击的力度与准确度，平时可加强右手食指弹击物体的练习。

（三）飞入法

【操作方法】取手三里穴，局部皮肤常规消毒，使用1~1.5寸毫针，右手拇指、食指末节指腹捏持针柄，将针尖抵于腧穴皮肤上，运用指力以拇指、食指捻动针柄，拇指后退随即将针尖刺入皮下，同时五指放开做飞鸟状。

【技术要领】运用指力以拇指、食指捻动针柄，拇指后退随即将针尖刺入皮下，同时五指放开做飞鸟状。

【操作流程】飞入法的操作流程见图1-36。

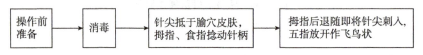

图1-36 飞入法操作流程

【注意事项】
1. 飞入法适用于1~1.5寸的短针进针。
2. 局部有重要组织器官或大血管等部位的腧穴，不宜使用本法。
3. 本法需要良好的指力和手指协调性，平时须坚持纸垫练针。

五、压针缓进法

【操作方法】取睛明穴，局部皮肤常规消毒，使用1寸毫针，左手固定眼球，右手拇指、食指末节指腹持针柄，中指指腹抵住针身，运用拇指、食指指力和腕力缓慢将针压入腧穴（图1-37）。

【技术要领】运用右手拇指、食指指力和腕力缓慢将针压入。

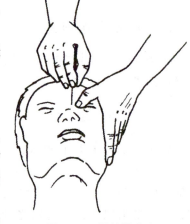

图1-37 压针缓进法

【操作流程】压针缓进法的操作流程见图1-38。

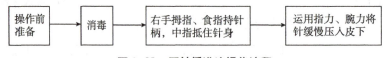

图1-38 压针缓进法操作流程

【注意事项】
1. 压针缓进法适用于局部血管丰富或有重要组织器官，需要缓慢进针、控制深度的腧穴，如眼眶内腧穴、天突、哑门、风府等穴。

2. 本法适用于 1~1.5 寸的短针进针。
3. 本法需要良好的指力，平时必须坚持纸垫练针。

六、针刺角度

（一）直刺

【操作方法】腧穴局部皮肤常规消毒，使用 1.5 寸毫针，针身与腧穴皮肤表面呈 90°角将毫针垂直刺入 1~1.5 寸（图1-39）。

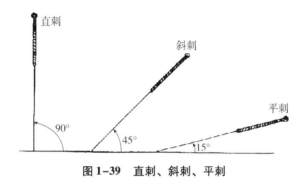

图 1-39　直刺、斜刺、平刺

【技术要领】针身保持垂直不弯。
【操作流程】直刺的操作流程见图1-40。

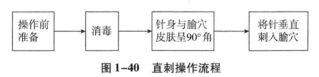

图 1-40　直刺操作流程

【注意事项】直刺适用于全身大部分腧穴，尤其是肌肉丰厚处，如腹部、四肢部、腰臀部的腧穴。

（二）斜刺

【操作方法】腧穴局部皮肤常规消毒，使用 1 寸毫针，针身与腧穴皮肤表面呈 45°角左右，将针倾斜刺入腧穴 0.5~0.8 寸（图1-39）。

【技术要领】针身倾斜角度为 35°~55°，针体不弯。
【操作流程】斜刺的操作流程见图1-41。

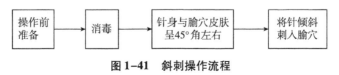

图 1-41　斜刺操作流程

【注意事项】
1. 本法适用于肌肉浅薄处或内有重要脏器处的腧穴，如颈项部、背部的腧穴进针。

背部膀胱经第一侧线腧穴向内斜刺 0.5~0.8 寸，第二侧线腧穴向外斜刺 0.5~0.8 寸。

2. 为避开血管、骨骼、肌腱等组织，或施行调气、行气手法使气至病所时，也可采用斜刺法。

（三）平刺

【操作方法】腧穴局部皮肤常规消毒，使用 1.5 寸毫针，针身与腧穴皮肤表面呈 15°角左右，将针沿皮下平刺 0.5~1 寸（图 1-39）。

【技术要领】针身与腧穴皮肤保持 15°角左右，针体尽量贴近皮肤。

【操作流程】平刺的操作流程见图 1-42。

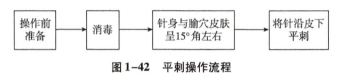

图 1-42 平刺操作流程

【注意事项】

1. 本法适用于皮薄肉少处的腧穴，如头面部、胸背部的腧穴进针。
2. 本法亦可用于某些特殊针法，如腕踝针法、头针法。

第五节 行针基本手法

【实训目的与要求】

1. 掌握提插法和捻转法的基本操作技术。
2. 掌握导气法和平补平泻法的基本操作技术。
3. 熟悉提插法和捻转法的基本知识。

【实训内容与方法】

1. 提插法、捻转法、导气法、平补平泻法的基本知识，包括定义、刺激量的大小、作用与临床应用等。
2. 提插法和捻转法的基本操作技术，包括操作方法、技术要领、注意事项等。
3. 导气法和平补平泻法的基本操作技术，包括操作方法、技术要领、注意事项等。

【实训器材】

1.5 寸毫针、75% 酒精、消毒干棉球、消毒棉签、棉球缸、针盘、镊子或止血钳等。

基本知识

1. 提插法 提插法是将毫针刺入腧穴一定深度后，施以上提下插动作的操作方法，是毫针行针的基本手法。该法包括针体上提、下插两个动作，是针体在腧穴空间内上下进退的纵向运动。提插法多用于肌肉丰厚部位的腧穴行针，在针刺未得气时，提插法可用于催气；在针刺已得气时，提插法又可用于行气，使针感扩散，促使气至病所。提插幅度大

（3~5分），频率快（120~160次/分），用力重，操作时间长，则刺激量大；提插幅度小（1~2分），频率慢（60~80次/分），用力轻，操作时间短，则刺激量小。刺激量大小一般根据患者的体质与年龄、腧穴部位深浅、病情轻重缓急、接受针刺次数等情况酌情选择。

2. 捻转法 捻转法指将毫针刺入腧穴一定深度后，捻动针柄使针体左右均匀旋转的操作，是毫针行针的基本手法。该法包括针体向前、向后持续均匀来回捻动两个动作，是针体在腧穴基点上的左右旋转运动。捻转法适用于人体大多数部位的腧穴行针，也可用于进针、催气与行气，还可用于针感保留与消减。捻转角度大（360°），频率快（120~160次/分），用力重，操作时间长，则刺激量较大；捻转角度小（180°），频率慢（60~80次/分），用力轻，操作时间短，则刺激量较小。刺激量大小一般根据患者的体质、年龄、病情、对针刺的敏感度等情况酌情选择。

3. 导气法 导气法出于《灵枢·五乱》，云："徐入徐出，谓之导气，补泻无形，谓之同精，是非有余不足也，乱气之相逆也。"导气法采用"徐入徐出"的手法，意在纠正脏腑经络逆乱之气，恢复阴阳平衡，适用于治疗因机体气血紊乱而产生的疾病，如扭伤、失眠、痹证等，也可治疗虚实不明显或虚实夹杂的病证，还可用于初诊患者不耐较强针刺手法者，并且具有催气、守气的作用。

平补平泻法指进针得气后，均匀地捻转提插的针刺手法。平补平泻的名称始见于明代陈会的《神应经》，云："平补平泻，须先泻后补，谓之先泻邪气，后补真气。"可见《神应经》的"平补平泻"是一种"先泻后补"的针刺手法，并非今人所称的平补平泻。杨继洲《针灸大成》中也有"平补平泻"手法，是一种与"大补大泻"相应的小补小泻，属于一种剂量小的补泻手法，也不是今人所称之平补平泻。今人所称的平补平泻法，较早见于南京中医学院主编的《针灸学讲义》。在邱茂良教授主编的高等医药院校教材《针灸学》（上海科学技术出版社1985年版）中对平补平泻法的定义较为权威，即"进针得气后，均匀地提插、捻转后即可出针"。平补平泻法适用于虚实不太明显或虚实夹杂的病证，也可用于气血紊乱所产生的病证，并且具有守气、行气作用。

基本技能

一、提插法

【操作方法】腧穴局部皮肤常规消毒，快速进针，透皮后缓慢直刺插入，当针下出现酸麻胀重感时，将针由深层上提至浅层，再由浅层下插至深层，上下进退反复操作，操作时间约1分钟（图1-43）。

【技术要领】提插幅度均匀（3~5分），频率一致（60次/分），用力轻重一致，保持针身垂直。

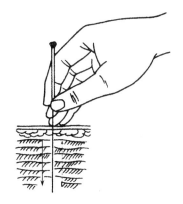

图1-43 提插法

【操作流程】提插法的操作流程见图1-44。

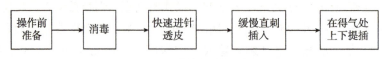

图1-44 提插法操作流程

【注意事项】

1. 本法实训时采用的是中等刺激量，训练时注意上提时不要提出腧穴皮肤，下插时不要刺伤脏器与筋骨。

2. 本法用于催气时，亦可与捻转法结合，以促进得气。

3. 本法用于行气时，提插幅度宜小（1分左右），以利于针感的扩散传导。

4. 肌肉浅薄部位一般不用提插法，需行针时，可用捻转法代替或采用小幅度的提插（1分之内）。

二、捻转法

【操作方法】腧穴局部皮肤常规消毒，快速进针，透皮后缓慢刺入，当针下出现酸麻胀重感时，用拇指、食指、中指三指或拇指、食指二指末节指腹持针，通过拇指、食指来回旋转捻动针柄，使针体始终处于旋转状态，操作时间约1分钟（图1-45）。

【技术要领】捻转角度均匀（180°~360°），频率一致（80~120次/分），轻重一致，双向捻转，自然、连贯。

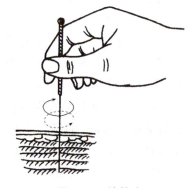

图1-45 捻转法

【操作流程】捻转法的操作流程见图1-46。

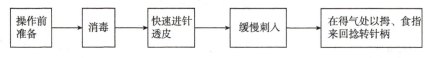

图1-46 捻转法操作流程

【注意事项】

1. 本法实训时采用的是中等刺激量，训练时注意保持来回双向捻转，中途不要停顿，切忌单向捻转。

2. 本法用于催气时，可结合提插法，即小幅度捻转提插，以促使针下得气。

3. 本法用于行气时，可将针尖朝向病所，连续捻转，使气至病所。

4. 欲使针感保留，可在出针前单向捻转后迅速出针；若针感过强，可轻微均匀地反复捻转针体以减弱针感。

三、导气法

【操作方法】腧穴局部皮肤常规消毒,进针透皮之后,用拇指、食指、中指三指或拇指、食指末节指腹夹持针柄,提插捻转结合,缓慢、均匀、小幅度地将针由浅层插至深层,再从深层提至浅层,反复操作,待针下得气即止,待留针后出针(图1-47)。

【技术要领】提插捻转结合,缓慢、均匀、小幅度地进针、退针。

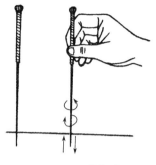

图1-47 导气法

【操作流程】导气法的操作流程见图1-48。

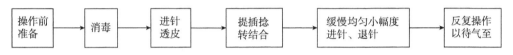

图1-48 导气法操作流程

【注意事项】

1. 本法操作时注意速度缓慢、用力均匀、幅度宜小,使患者感觉针下柔和舒适。

2. 留针时间一般为20~30分钟。

四、平补平泻法

【操作方法】腧穴局部皮肤常规消毒,进针得气之后,用拇指、食指、中指三指末节指腹夹持针柄,用均匀力度、中等幅度与速度提插捻转,提插幅度2~3分,捻转角度为180°~360°,频率80~120次/分,酌情留针后出针(图1-49)。

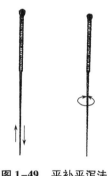

图1-49 平补平泻法

【技术要领】得气后用均匀力度、中等幅度与速度提插捻转。

【操作流程】平补平泻法的操作流程见图1-50。

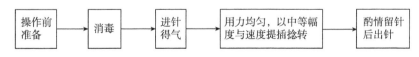

图1-50 平补平泻法操作流程

【注意事项】

1. 本法操作时务求自然、连贯,针感舒适,不宜过强或过弱。临床应用时可留针20~30分钟,实训时可酌情留针。

2. 平补平泻法要点在于中等幅度与速度提插捻转,而导气法则是缓慢、小幅度提插捻转,这是二者的区别。

3. 本法用于守气时，注意针尖不要脱离得气处，提插捻转的幅度宜小；本法用于行气时，注意针尖朝向病所以得气，提插捻转的幅度宜小。

第六节　留针法和出针法

【实训目的与要求】
1. 掌握留针法的基本操作技术，熟悉留针法的基本知识。
2. 掌握出针法的基本操作技术，熟悉出针法的基本知识。

【实训内容与方法】
1. 留针法和出针法的基本知识，包括定义、分类与临床应用。
2. 留针法和出针法的基本操作技术，包括操作方法、技术要领、注意事项等。

【实训器材】
1.5 寸毫针、75% 酒精、消毒干棉球、消毒棉签、棉球缸、针盘、镊子或止血钳等。

基本知识

留针法指针刺得气、施行补泻后，将针在腧穴内停留一段时间后出针的方法。留针对提高针刺疗效有重要意义，可以加强针刺感应，延长刺激时间，并且能候气、守气与行气。留针的方法有静留针法和动留针法两种，临床上可根据病情、患者的体质及其对针刺的敏感程度等酌情选用，对不适宜留针者（如小儿），可不留针。留针的时间一般为 20～30 分钟，临床上亦应视具体情况而定。急性病或慢性病急性发作，可采用长时间动留针法；顽固性病症，可采用长时间静留针法；慢性病患者，一般采用静留针法；体弱不耐针刺者，可采用短时间静留针法。

出针法指针刺达到治疗要求后将针取出的方法，是毫针操作过程的最后步骤。出针前应注意针下感觉，针下松动滑利时方可出针；若针下仍然沉紧，为邪气未退，真气未至，不宜出针，待针下空虚后方可出针。出针时注意用力轻巧，即缓慢捻动针柄后将针取出。出针后应注意止血，尤其是对头皮、眼眶等容易出血的部位，出针后应用消毒干棉球按压针孔较长时间止血，必要时冷敷止血。出针后若针孔局部胀痛难忍，可在局部按摩，或循经按摩，或在局部热敷、施灸以消除胀痛感。

基本技能

一、留针法

（一）静留针法

【操作方法】取支沟穴，局部皮肤常规消毒，进针得气、施行补泻后，留针 20～30 分钟，期间不施行任何针刺手法，到时出针。

【技术要领】在针刺得气、补泻之后留针，留针期间不施行任何针刺手法。

【操作流程】静留针法的操作流程见图1-51。

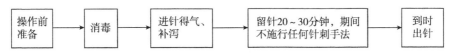

图1-51 静留针法操作流程

【注意事项】
1. 本法实训时可酌情留针2~3分钟，期间不施行任何针刺手法。
2. 临床应用时对特殊病症可留针几小时甚至更长时间，或者采用皮内或皮下埋针。
3. 留针期间务必保持环境安静，温度适宜，体位舒适，不得随意移动体位；施术者还必须密切观察受术者，如发生针刺异常情况需及时处理。

（二）动留针法

【操作方法】取手三里穴，局部皮肤常规消毒，进针得气，施行补泻后，留针20~30分钟，期间每隔5~10分钟行针1次，到时出针。

【技术要领】在针刺得气、补泻之后留针，期间每隔5~10分钟行针1次。

【操作流程】动留针法的操作流程见图1-52。

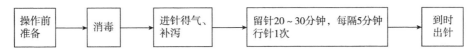

图1-52 动留针法操作流程

【注意事项】
临床应用时，对特殊病症可留针几小时或更长时间，期间每隔5~10分钟行针1次，或者在症状发作时及时行针。
2. 留针期间的其他注意事项同"静留针法注意事项"。

二、出针法

【操作方法】出针前，用刺手拇指、食指、中指三指末节指腹稍捻针柄，待针下松动滑利时方可出针；出针时刺手、押手配合，刺手持针柄捻针退出皮肤，押手随即持消毒干棉球按压针孔防止出血。

【技术要领】双手配合，刺手捻针退出，押手随即持消毒干棉球按压针孔。

【操作流程】出针法的操作流程见图1-53。

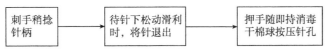

图1-53 出针法操作流程

【注意事项】

1. 出针顺序：一般而言，应"先上后下，先内后外"。也就是说，先取上部的针，后取下部的针；先取邻近医生一侧的针，再取另一侧的针。

2. 补法出针时宜疾按针孔；泻法出针时宜摇大针孔，不按针孔。

3. 出针后注意核对针数，尤其是头部常因毛发掩盖而容易遗漏，防止受术者带针离开而出现异常情况。

第二章 毫针刺法的临床应用

第一节 临床常用刺法

【实训目的与要求】

1. 掌握毫针常用刺法的基本操作技术。
2. 熟悉毫针常用刺法的基本知识。

【实训内容与方法】

1. 毫针常用刺法的基本知识，包括定义、分类与适用范围。
2. 毫针刺法的基本操作技术，包括透穴刺法、局部多针刺法、病位深浅刺法、运动针刺法。

【实训器材】

1. 针具，一般选用 28~30 号、1~3 寸的毫针。
2. 其他用具，包括 75% 酒精、消毒干棉球、消毒棉签、镊子或止血钳、棉球缸、针盘等。

基本知识

本章主要内容包括透穴刺法、局部多针刺法、病位深浅刺法和运动针刺法等临床常用刺法的操作。

1. 透穴刺法 亦名透刺法、透针刺法，指一针刺入透达两个或两个以上腧穴，以治疗疾病的一种针刺方法。此法特点为取穴少，易得气，疗效好。临床上根据针刺角度不同，可以分为直透法、斜透法和横透法三种。透穴刺法主要用于病程长，病情顽固者，如顽固性面瘫、三叉神经痛、中风偏瘫、血管神经性头痛、肩周炎等。本法施术应当因人而异，体壮或感觉麻木者可用，体弱或针感强者慎用，孕妇及婴幼儿忌用。手法以轻柔为主，以得气为度。注意避开相关脏器、血管，不宜在溃疡及瘢痕组织面透穴。

2. 局部多针刺法 是用多支毫针刺入病变部位或腧穴处的针刺方法。此法具有针感强、刺激量大、疗效好的特点。临床根据病情的需要，可以分为傍针刺法、齐刺法、扬刺法和围刺法四种。本法多用于各种痛症及肿块结节等。

3. 病位深浅刺法 是根据病变部位的不同而实施深浅不同的针刺方法。此法具有针对性强、疗效好的特点。临床上根据实际病情的需要，可以分为：直针刺法和半刺法；分刺法、合谷刺法和浮刺法；恢刺法和关刺法；短刺法和输刺法。病位深浅刺法多根据皮、脉、肉、筋、骨的不同而采用不同刺法。

4. 运动针刺法 指针刺得气后，医师在实施手法的同时，指导患者活动患处或者相关处，以期达到预期治疗效果的一种治疗方法。特点为：互动性强，疗效佳，注重患者针刺期间的守神。运动针刺法主要用于运动系统软组织损伤，如急性腰扭伤等。

基本技能

一、透穴刺法

（一）直透法

直透法是指直刺进针，从一侧腧穴刺入后，向着其对侧腧穴透刺，刺入腧穴得气后，继续行针透刺直至对侧腧穴得气，达到一针两穴的效果，然后继续实施相关手法。

【操作方法】

1. 直刺前，可在被刺部位及需要透刺的腧穴周围用推、揉、挤、捋等方法，宣散局部气血，减轻针刺疼痛感，以期针感速至。

2. 直刺时，用一手固定并揣捏被刺部位，另一手持针，露出针尖3~5mm，对准所刺部位快速而轻柔刺入。刺入皮肤后，进针宜缓而柔和，提插捻转的幅度和力度都不宜太大，透刺过程中应将押手置于针刺对侧皮肤处感知针刺深度，防止刺透对侧皮肤（图2-1）。在透刺腧穴得气后，小幅度地提插捻转以保持针感，同时避免滞针或给患者带来不必要的痛苦。

3. 留针期间不间断行针，以保证被刺腧穴及被透刺腧穴的针感，以期提高疗效。

4. 出针时，用消毒干棉球紧压针孔片刻。

【技术要领】针向垂直，快刺慢入，得气则止。

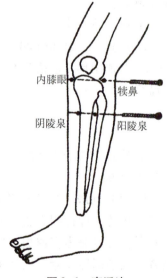

图2-1 直透法

【操作流程】直透法的操作流程见图2-2。

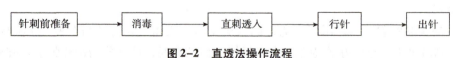

图2-2 直透法操作流程

【临床应用】直透法的临床应用见表2-1。

表 2-1 直透法临床应用举例

常见病症	针刺腧穴
膝痛，胆道疾患	阳陵泉透阴陵泉
偏头痛	三阴交透悬钟
肾虚牙痛，跟痛	太溪透昆仑
胸胁挫伤	内关透外关
足趾痛	内庭透里内庭

【注意事项】
1. 直透法主要用于涉及表里阴阳两经的病变。
2. 透刺腧穴的选取不宜太多。
3. 操作手法要反复练习，做到快、轻、柔、稳。

（二）斜透法

斜透法是指斜刺进针，从一个腧穴透至与病变的经络、脏腑相关的腧穴，被透刺腧穴得气后，继续施行相关手法，以达到治疗疾病的目的。

【操作方法】
1. 针刺前，在被刺腧穴及被透刺的腧穴周围推揉按压数次，宣散气血，引经气速至，增强针感。
2. 进针时，针身与皮肤表面呈45°角或60°角左右倾斜刺入，操作时从一个腧穴斜刺进针，透向另一个腧穴（图2-3）。进针时宜快、稳、轻、柔；进针后，向着透刺腧穴方向行针。行针时应该得气而止，不强求针刺深度，手法应当柔和，避免滞针，减轻患者痛苦。
3. 留针期间不间断行针，行针手法以柔和为主，以保证被刺腧穴及被透刺腧穴的针感，以期提高疗效。
4. 出针时，缓慢出针并配合提插捻转手法，用消毒干棉球紧压针孔片刻。

【技术要领】针向倾斜，手法柔和，得气则止。

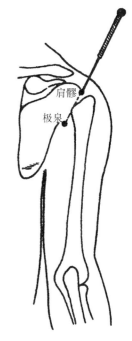

图 2-3 斜透法

【操作流程】斜透法的操作流程见图2-4。

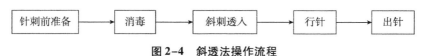

图 2-4 斜透法操作流程

【临床应用】斜透法的临床应用见表2-2。

表 2-2　斜透法临床应用举例

常见病症	施灸腧穴
呕吐泛酸	阳陵泉投足三里
肘痹	曲池透手三里
肩痹	条口透承山，肩髎透极泉
瘫痹	秩边透水道

【注意事项】

1. 斜透法主要用于涉及相邻经脉腧穴的病变。
2. 腧穴的选取宜少而精。
3. 进针和行针应当轻柔缓慢。
4. 注意避开相邻神经、血管、脏器。

（三）横透法

横透法是指针身与皮肤表面呈15°角左右横刺刺入，由一穴向相关腧穴透刺，在得气的基础上施行相关手法，以达到治疗疾病的目的。此法亦名平刺、沿皮刺。

【操作方法】

1. 针刺前，在被刺腧穴及被透刺的腧穴周围推揉按压数次，宣散气血，引经气速至，增强针感。
2. 针尖与皮肤呈10°角或20°角进针透刺，操作时从一个腧穴倾斜进针，针体横卧小于15°角缓缓向第二穴推进（图2-5），用于病位浅表或肌肉浅薄的部位。进针时宜轻柔缓和，强调指力的运用；进针后，向着透刺腧穴方向行针，得气则止。行针时手法应当柔和，避免滞针，减轻患者痛苦。

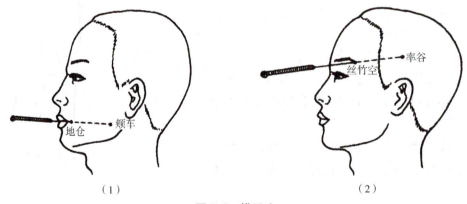

（1）　　　　　　　　　　（2）

图 2-5　横透法

3. 留针期间不间断行针，行针手法强调以柔和为主，避免强刺激，保持针感，以期提高临床疗效。
4. 出针时，缓慢出针并配合捻转手法，勿提插，用消毒干棉球紧压针孔片刻。

【技术要领】针向横卧，手法柔和，运用指力，得气则止。

【操作流程】横透法的操作流程见图2-6。

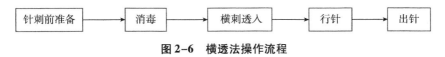

图2-6 横透法操作流程

【临床应用】横透法的临床应用见表2-3。

表2-3 横透法临床应用举例

常见病症	针刺腧穴
鼻塞	上星透神庭
巅顶痛	百会透前顶
口眼㖞斜	地仓透颊车
腰痛	肾俞透志室
手臂肿痛	中渚透液门

【注意事项】

1. 横透法主要用于头面、四肢、胸背皮肉浅薄处及临近血管、重要脏器的部位，亦可用于病位表浅的疾患。

2. 腧穴的选取宜少而精。

3. 进针和行针应当轻柔缓慢，注重指力的施加，以捻转为主，勿提插。

4. 注意避开相邻神经、血管、脏器。

二、局部多针刺法

（一）傍针刺法

傍针刺法是指先在病变部位或腧穴上直刺一针，再在其旁斜刺一针的针刺方法。

【操作方法】

1. 针刺前，医生仔细在患者身上寻找阳性反应点或阳性反应结节及临近的腧穴。确定部位后，用手揩捏按压以宣散气血，引经气速至，增强针感。

2. 直刺时，用一手固定并揩捏被刺部位，另一手持针，对准所刺部位快速而轻柔刺入，若在胸背部则需注意针刺深度。刺入皮肤后，进针宜缓而柔和，提插捻转的幅度和力度因施术部位而异。得气后，继续提插捻转以保持针感，以患者能够耐受为度。

3. 再在其旁5分左右处斜刺一针，针尖刺向第一针的方向，捻转提插得气后勿再深入，做到针向病所，力求得气部位与前针一致。两根针的针刺深度基本相同（图2-7）。

4. 留针期间不间断行针，保持针感，留针时间可以稍长，配合艾灸或TDP（特定电磁波治疗仪）照射。

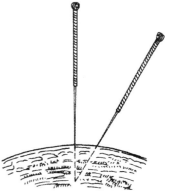

图2-7 傍针刺法

5. 出针时，配合提插捻转手法缓慢出针，用消毒干棉球紧压针孔片刻。

【技术要领】选准部位，先直后斜，针向一致，气至病所。

【操作流程】傍针刺法的操作流程见图2-8。

针刺前准备 → 消毒 → 先直后斜，针向一致 → 行针 → 出针

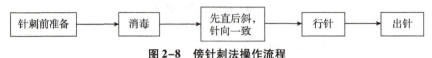

图2-8 傍针刺法操作流程

【临床应用】傍针刺法的临床应用见表2-4。

表2-4 傍针刺法临床应用举例

常见病症	针刺腧穴
足跟痛	阿是穴傍针刺法
胃火牙痛	颊车傍针刺法
落枕	阿是穴傍针刺法
肩背痛	肩井、天宗傍针刺法

【注意事项】

1. 傍针刺法主要用于压痛明显、位置固定、经久不愈的痹证和疼痛，病位较深者亦用之。
2. 仔细检查以后方可选取针刺部位，部位不宜太多，一至两处即可。
3. 进针时注意顺序，先直后斜，注意两针的针刺方向，进针后注意深度，勿针刺太深。
4. 行针时力求气至病所，让两针的针向一致。
5. 明确针刺部位的解剖，勿伤及血管、神经、脏器。

（二）齐刺法

齐刺法是指先在病变局部中心或腧穴中心直刺一针，再在其上下或左右各斜刺一针的方法，用三针集合或平行直刺腧穴和反应点，亦称三刺法。

【操作方法】

1. 针刺前，医生仔细在患者身上寻找阳性反应点或阳性反应结节及附近有明显压痛的腧穴或压痛点。确定部位后，用手掐捏按揉以宣散气血，引经气速至，增强针感。

2. 直刺时，选取三支等长的毫针，用一手固定并掐捏被刺部位，另一手持针，对准所选部位的中心快速而轻柔刺入，注意针刺深度，轻柔进针，行针手法因施术部位而异，得气后，继续行针以保持针感，以患者能够耐受为度。

3. 再在其上下或左右1～1.5寸处各斜刺一针，针尖刺向主针直刺的方向，分别捻转提插，得气后勿再深入，做到针向病所，并使针感能够向四周和深层扩散为佳，加大刺激量，以期提高疗效（图2-9）。

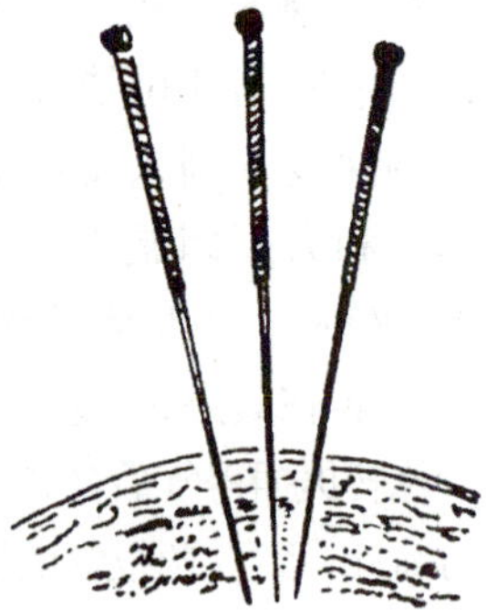

图2-9 齐刺法

4. 留针期间不间断行针，保持针感，留针时间稍长，配合艾灸或 TDP 照射局部。

5. 出针时，配合提插捻转手法缓慢出针，以出针后仍有很强针感为佳，并用消毒干棉球紧压针孔片刻。

【技术要领】选准部位，中心直刺，两旁斜刺，扩散针感。

【操作流程】齐刺法的操作流程见图 2-10。

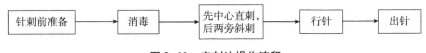

图 2-10　齐刺法操作流程

【临床应用】齐刺法的临床应用见表 2-5。

表 2-5　齐刺法临床应用举例

常见病症	针刺腧穴
梨状肌损伤	环跳齐刺法
肩周炎	肩髃齐刺法
三叉神经痛	扳机点齐刺法
腰三横突综合征	压痛点齐刺法

【注意事项】

1. 齐刺法主要用于久居寒湿之地引起的痛处固定不移、有明显压痛又缠绵不愈的疼痛和痹证，多用于病变面积较大且肌肉丰厚的部位。

2. 针刺前仔细寻找病变部位的阳性反应点或阳性结节及附近有明显压痛的腧穴或压痛点。

3. 进针时注意顺序，先中心直刺然后两旁斜刺，进针后注意深度，勿针刺太深。

4. 行针时力求气至病所，让三针的针向一致并能使针感向深层和四周扩散。

5. 明确针刺部位的解剖，勿伤及血管、神经或脏器。切忌重手法长时间刺激，以免给患者带来痛苦。

（三）扬刺法

扬刺法是指在病变部位中心先直刺一针，然后在其上下左右各刺一针的方法。

【操作方法】

1. 针刺前，医生应仔细给患者做检查，明确病变部位及其性质。确定部位及病性后，用手指或掌根按揉以宣散气血，引经气速至，增强针感。

2. 针刺时，选取五支等长的 1~1.5 寸的毫针，用押手固定被刺部位，刺手对准所选部位的中心直刺刺入。不宜针刺过深，行针手法因施术部位及病变性质而异。得气后，不间断行针以保持针感，以患者能够耐受为度。

3. 在其上下左右1~1.5寸处各斜刺一针，各针尖刺向主针直刺的方向，分别捻转提插，得气后勿再深入，做到针向病所，适当加大刺激量，以期提高疗效（图2-11）。

4. 留针期间不间断行针，保持针感，留针15~20分钟，配合艾灸或TDP照射局部。

5. 出针时，配合提插捻转手法缓慢出针，并用消毒干棉球紧压针孔片刻。

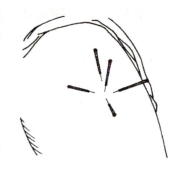

图2-11 扬刺法

【技术要领】选定部位，中心直刺，四周斜刺，浅而勿深。

【操作流程】扬刺法的操作流程见图2-12。

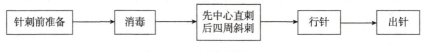

图2-12 扬刺法操作流程

【临床应用】扬刺法的临床应用见表2-6。

表2-6 扬刺法临床应用举例

常见病症	针刺腧穴
腱鞘囊肿	囊肿局部扬刺法
腱鞘炎	局部扬刺法
风湿痛	局部扬刺法

【注意事项】

1. 扬刺法适用于寒邪凝滞、经络气血闭阻的疼痛、麻木、肿胀，病变部位大而表浅者。

2. 针刺前仔细寻找并确定病变部位，明确病变性质。

3. 进针时注意顺序，先中心直刺然后四周斜刺，进针后注意深度，浅而勿深。

4. 行针时注意行针手法和行针方向，扩大针感范围。

5. 明确针刺部位的解剖，勿伤及血管、神经、脏器。根据解剖部位灵活选择相关手法。

（四）围刺法

围刺法是指用多根针向病变中心刺入，似多军围剿敌寇之状的针刺方法。

【操作方法】

1. 针刺前，先明确病变部位及其范围；然后用掌根按揉患处以宣散气血，引经气速至，增强针感。

2. 针刺时，选取5支以上1~1.5寸毫针，用一手选取并固定被刺部位，另一手持针，分别由患处边缘斜刺或沿皮刺入，刺向病变中心；行针得气后，再在病变中心直刺一针（图2-13）。针刺深浅由具体的病变部位和病性而定。

3. 留针期间注意行针以保持针感，用提插捻转手法行针3~5次，配合使用导气法，留针20~30分钟，留针期间配合艾灸或TDP照射局部。

4. 出针时，配合提插捻转手法，根据病情选择快速或缓慢出针。根据病情可以选择在针孔处拔罐，或者用消毒干棉球紧压针孔片刻。

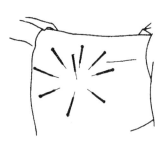

图2-13 围刺法压针孔片刻

【技术要领】选准部位，四周先围，中心后刺，注意深度。

【操作流程】围刺法的操作流程见图2-14。

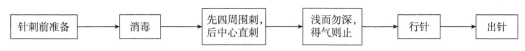

图2-14 围刺法操作流程

【临床应用】围刺法的临床应用见表2-7。

表2-7 围刺法临床应用举例

常见病症	针刺腧穴
甲状腺肿瘤	肿瘤局部围刺
带状疱疹	皮损局部围刺
乳房小叶增生	乳房局部围刺

【注意事项】

1. 围刺法适用于局限性的肿块、结节及麻木疼痛等病症。
2. 针刺前应明确病变部位及其范围，然后确定针刺方法。
3. 进针时注意顺序，先四周斜刺或沿皮刺，再在病变中心直刺。进针后注意深度，浅而勿深，得气则止。
4. 根据病情需要及病变部位的解剖结构不同，分别施以相应手法。行针时注意行针方向，扩大针感范围，以期提高疗效。

三、病位深浅刺法

（一）直针刺法和半刺法

直针刺法是指先捏起腧穴或者被刺部位两侧的皮肤，然后持针沿皮刺入，沿着皮下组织深入的针刺方法。半刺法是指以短毫针迅速浅刺透皮，勿伤肌肉血络，然后迅速出针，捻转得气留针后再出针亦可。

【操作方法】

1. 直针刺法

（1）针刺前，应先明确病位、病性以确定针刺方法；然后以手指按揉所选针刺腧穴或病变部位，宣散气血，引经气速至，增强针感。

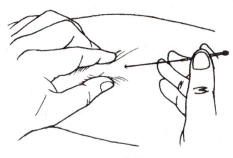

图 2-15 直针刺法

（2）针刺时，选取 1 支 1~1.5 寸的毫针，用一手选取并固定被刺部位，捏起两侧皮肤，使其隆起，另一手持针，对准隆起的皮肤沿皮刺入，不宜针刺过深，深度以 3~5 分为佳，使针在皮下组织内深入（图 2-15）。

（3）行针手法宜轻快，刺激量不宜过大。得气后，不间断行针以保持针感，以患者能够耐受为度，留针时间不宜太长。

（4）出针时，配合提插捻转手法，快速出针，不按压针孔或用消毒干棉球缓慢按压针孔。

2. 半刺法

（1）针刺前，先明确病位、病性以确定针刺方法；然后以手指按揉所选腧穴或病变部位，以宣散气血，引经气速至，增强针感。

（2）针刺时，选取 1 支 1 寸毫针，用一手选取并固定被刺部位，另一手持针迅速浅刺透皮（图 2-16），勿伤肌肉血络，不留针而快速出针，以泻其浅在表皮之邪气。临床上根据病情需要，亦可以捻转得气后留针片刻。

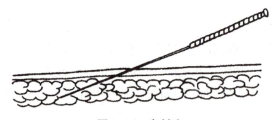

图 2-16 半刺法

（3）进针手法和行针手法宜轻快，刺激量宜小。

（4）出针时，配合捻转手法，快速出针，不按压针孔或用消毒干棉球缓慢按压针孔。

【技术要领】选准部位，浅刺疾出，勿伤肌肉血络。

【操作流程】直针刺法与半刺法的操作流程见图 2-17。

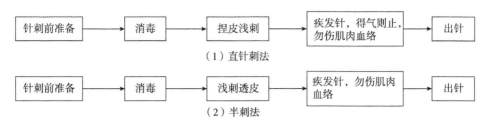

图 2-17 直针刺法与半刺法操作流程

【临床应用】直针刺法、半刺法的临床应用见表 2-8。

表 2-8 直针刺法、半刺法临床应用举例

常见病症	针刺腧穴
脂溢性脱发	浅刺百会、上星、头维等
小儿腹泻	浅疾点刺足三里、水分、天枢等
小儿感冒发热	浅疾点刺大椎、曲池等

【注意事项】

1. 此两种刺法适用于小儿感冒发热、腹泻、哮喘发作、急性扭伤、面瘫等病位表浅的疾病。

2. 针刺前应明确病位病性，以确定针刺方法。

3. 进针时注意深浅，宁浅勿深，勿伤肌肉血络；疾发针，少留针或不留针。小儿患者或病位浅者宜浅疾进针和快速出针；难治病症应多穴而浅刺并适当留针，以保持针感。急性期或实证者宜少穴或独穴浅刺，缓解期或虚证者宜多穴浅刺并留针。

（二）分刺法、合谷刺法及浮刺法

分刺法是指毫针直刺肌肉层，在肌间隙内行针以治疗疾病的方法。合谷刺法是指毫针直刺入肌肉深处，依次向左右两旁行针斜刺如鸡足样。浮刺法是指毫针沿皮刺入肌肉浅层的方法。

【操作方法】

1. 分刺法

（1）针刺前，应先明确病位在肌肉层；然后以手指或掌根按揉所选针刺腧穴或病变部位，宣散气血，引经气速至，增强针感。

（2）针刺时，根据部位选取 1 支长度合适的毫针，用一手选取并固定被刺部位，另一手持针，对准病变部位直刺入肌肉层，在肌肉间隙内行针（图 2-18），配合提插捻转手法，根据具体病位深浅及病情轻重，适当调节针刺的方向和深浅。

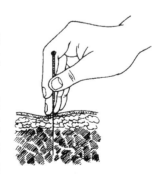

图 2-18 分刺法

(3) 行针手法宜稍重，刺激量根据病变深浅而定。得气后，不间断行针以保持针感，以患者能够耐受为度，留针时间20～30分钟。留针期间可以配合艾灸或TDP照射局部。

(4) 出针时，配合提插捻转手法，缓慢出针，用消毒干棉球按压针孔片刻。

2. 合谷刺法

(1) 应先明确病位在肌肉深层。若病因为寒湿闭阻，以掌根按揉病变部位片刻，以局部有温热感渗透为宜，取"寒者热之"之意。

(2) 根据病位，选取1支长度合适的毫针，一手固定被针刺部位，另一手持针，直刺入被刺部位的肌肉深层，施提插捻转手法以得气；之后退针至浅层，调整针向，分别依次向左右两旁斜刺，同样刺入肌肉深层，分别施以手法，使之得气，使针刺痕迹成鸡足样（图2-19）。留针期间不间断操作此方法，以尽去其阴邪。留针时间为30分钟左右，期间配用灸法或TDP照射局部。

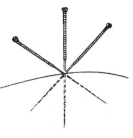

图2-19　合谷刺法

(3) 出针时，再行此针法一次，以进一步激发并延长针感，后缓慢出针，出针后及时遮蔽患处，以防风寒邪气再次深入。

3. 浮刺法

(1) 确定病位在肌肉浅层。若病因是风寒闭表，可先用TDP照射或用掌根揉按直至病变局部有温热感渗透为宜。

(2) 选取1支长度合适的毫针，一手固定并揉捏待刺部位，另一手持针，快速沿皮刺入或者斜刺入肌肉浅层，行快速的捻转手法以得气（图2-20）。因为病位较浅，留针时间无需过长，以15～20分钟为宜，留针期间以捻转手法不间断行针，以保持针感。

(3) 快速出针，不按压或者用消毒干棉球缓慢按压针孔。

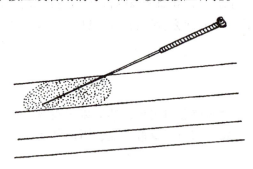

图2-20　浮刺法

【技术要领】明确病性病位，针刺肌肉，勿伤血络。

【操作流程】分刺法、合谷刺法、浮刺法的操作流程见图2-21。

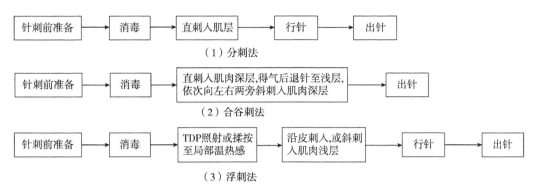

图 2-21 分刺法、合谷刺法、浮刺法操作流程

【临床应用】分刺法、合谷刺法、浮刺法的临床应用见表 2-9。

表 2-9 分刺法、合谷刺法、浮刺法临床应用举例

常见病症	针刺腧穴
重症肌无力	足三里合谷刺法
肌肉痉挛	病变部位分刺法
肌肉拘急	病变部位浮刺法

【注意事项】

1. 此三种刺法都是刺肉之法，临床上常用来治疗各种肌肉和软组织损伤。浮刺法用于病位较浅者，合谷刺法用于病位较深者，分刺法居于两者之中。

2. 针刺前首先明确病位病性，以选择适当的针刺方法。

3. 进针深浅依据病情、针刺方法及进针部位的解剖结构而定。浮刺法宜浅刺，分刺法与合谷刺法宜深刺，后两者不用于肌肉浅薄处。

（三）恢刺法和关刺法

恢刺法是指以毫针从受损肌腱旁斜刺进针，提插捻转行针得气后，提针至皮下，配合关节的屈伸运动。关刺法是指以毫针直刺进针，刺入肌肉附着关节处的压痛点。

【操作方法】

1. 恢刺法

（1）针刺前，仔细检查病变部位，明确具体的受损肌腱，并用手指轻微掐捏按揉该处。

（2）针刺时，根据受损肌腱的具体情况选取 1 支粗细长短合适的毫针，一手固定被刺部位，另一手持针，对准病变部位，从受损的肌腱旁边斜刺进针，并施行提插捻转手法；得气后，提针至皮下，以不妨碍关节运动为度，同时配合关节的屈伸运动（图 2-22）。

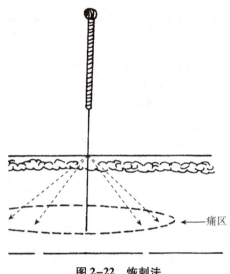

图 2-22 恢刺法

（3）行针手法因施术部位而异，一般而言，肌肉丰厚处应施重手法，肌肉浅薄处施以轻手法，以患者能够耐受为度，留针时间 20~30 分钟。留针期间可以配合温针灸。

（4）出针时，配合提插捻转手法，以延长针感，出针后用消毒干棉球按压针孔片刻。

2. 关刺法

（1）针刺之前仔细检查病变部位，确定受损的肌肉、关节、肌腱，并在该处轻微按揉片刻。

（2）针刺时，选取 1 支粗细长短合适的毫针，一手掐捏固定被刺部位，另一手持针，对准病变部位，直刺进针，刺入肌肉附着于关节处的压痛点上（图 2-23）。施以捻转手法，使被刺部位得气。

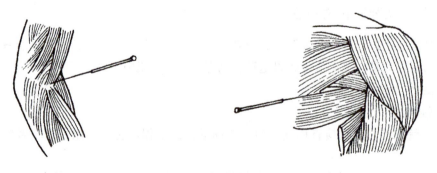

图 2-23 关刺法

（3）行针手法以轻柔为佳，避免强手法刺激，留针 20 分钟左右，留针期间配合温针灸。

（4）出针时配合捻转手法，以延长针感，出针后用消毒干棉球紧压针孔片刻。

【技术要领】确定受损部位，刺筋勿伤血络。

【操作流程】恢刺法、关刺法的操作流程见图2-24。

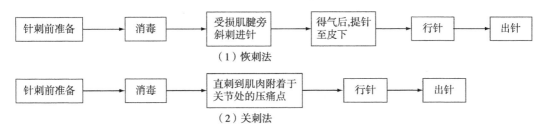

图2-24 恢刺法、关刺法操作流程

【临床应用】恢刺法、关刺法的临床应用见表2-10。

表2-10 恢刺法、关刺法临床应用举例

常见病症	针刺腧穴
肌腱拉伤	受损肌腱恢刺法
肱二头肌长头肌腱炎	病变肌腱恢刺法
退行性膝关节炎	相关部位关刺法

【注意事项】

1. 上述刺筋之法临床上主要用于肌腱、关节及韧带病变，如肌腱拉伤所导致的疼痛、活动受限等。

2. 针刺前首先明确病变部位，以选择适当的针刺方法。

3. 进针时注意深浅及针刺方向。由于韧带和肌腱常附着于四肢关节处，而此处的解剖特点是血管丰富、有滑囊和关节软骨等组织，针刺时稍有不慎即会刺伤这些组织引起出血、疼痛，甚至会导致关节活动障碍。

4. 在使用恢刺法的时候，一定要将针退至浅层后再活动关节，以避免弯针、滞针甚至断针。

（四）短刺法和输刺法

短刺法是指进针时，由浅入深，直至深刺至骨部，并在骨膜上做捣动之状。输刺法是指针刺时深刺至骨，得气后逐步退针。

【操作方法】

1. 短刺法

（1）针刺前，应首先明确病位在骨，按揉或用TDP照射片刻，以有温热感渗透为佳。

（2）针刺时，选准进针部位，进针时由浅入深，进针的时候结合摇动针柄，一边摇动，一边逐步深入，直至深刺至骨部，并在该骨骨膜上做上下捣动，以患者能够忍受为度，犹如刮骨摩骨状（图2-25）。

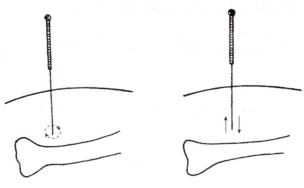

图 2-25 短刺法

（3）留针期间，应配合温针灸，留针时间 30 分钟左右或稍长。

（4）出针时，使用捻转手法，缓慢出针，出针后用消毒干棉球按压针孔以防止寒邪循针孔深入骨部。

2. 输刺法

（1）针刺前，先确定病位在骨，配合按揉或用 TDP 照射，直至局部有温热感或热感向下渗透为佳。

（2）针刺时，确定进针部位，直刺进针，直接深入至骨部，在病变处行提插捻转手法，使之得气，然后逐步退针，边退针边行气（图 2-26）。留针期间可以反复操作数次，也可加用温针灸。留针时间宜长，至少 30 分钟。

（3）出针时，使用提插捻转手法，缓慢出针，并用消毒干棉球紧压针孔片刻。

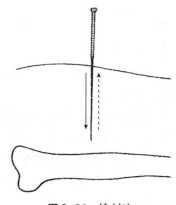

图 2-26 输刺法

【技术要领】针刺深至骨，针骨而勿伤筋肉、血络。

【操作流程】短刺法与输刺法的操作流程见图 2-27。

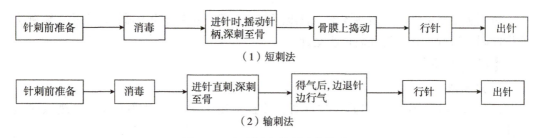

图 2-27 短刺法与输刺法操作流程

【临床应用】短刺法、输刺法的临床应用见表 2-11。

表 2-11 短刺法、输刺法临床应用举例

常见病症	针刺腧穴
跟骨骨刺	骨刺部位短刺法
腰椎增生	相关部位输刺法
颈椎痛	相关部位输刺法

【注意事项】

1. 刺骨之法主要用于各种骨病，以及骨病所引起的肢体疼痛、麻木、痿痹等症状。
2. 针刺前必须明确病位在骨。
3. 针刺取穴以骨病局部或者其邻近部位腧穴为主，针刺方向和深度都应以至骨为度，行针得气以患者能够忍受为度。

四、运动针刺法

【操作方法】

1. 针刺方法

（1）仔细询问患者病史，了解发病的具体情况，仔细检查患处，结合中医辨证论治，选择针刺部位。

（2）根据针刺的不同部位，选择进针的快慢与深度。针刺后，施以相应的提插捻转手法，行针得气后，持续实施行气手法 1~3 分钟，以能够气至病所为佳；然后指导患者活动患处，并询问症状的变化情况；5~10 分钟后再次实施行气手法。实施手法的时候，应该由弱至强，刺激量逐渐增大，切忌一开始就施用强刺激手法；行针时应密切注意患者的反应，刺激量以患者能够忍受为度，避免患者出现晕针。留针时间视具体病情而定。

2. 活动方法

（1）运动针法的活动方式根据病变部位的不同而异。一般而言，颈、腰、腿、肩、臂、腕、踝、膝乃至手指、足趾等关节肢体部位，以屈伸、旋转的活动方式为主，如慢步行走、适度抬肩举臂、手指屈曲握拳、足趾向下弯曲等。

（2）眼部、鼻咽部、口腔部、肛门部等处，以其生理活动为主，如闭眼、转动眼球、吞咽、咬齿、提肛等。

（3）各种原因导致语言障碍者，针刺后，由医生指导其发音。

（4）脏腑或者胸腹部疾患者，指导其进行胸式呼吸或者腹式呼吸，以达到运动的目的。

（5）无论什么部位，无论何种活动方式，活动的幅度都不应太大，活动的速度也应由慢而快，避免滞针、弯针甚至断针。

3. 选穴方法　本法常与远道刺法、交经缪刺法、巨刺法相互结合使用。一般而言，上病下取，下病上取，左病取右，右病取左，病在中则取之外。

【临床应用】运动针刺法的临床应用见表 2-12。

表 2-12 运动针刺法临床应用举例

常见病症	施灸腧穴
急性腰扭伤	针刺对侧手三里，行运动针法
肩周炎	选取对侧腧穴，条口透承山，行运动针法
踝关节扭伤	针刺对侧后溪，行运动针法

【注意事项】

1. 体位的选择要与患处的活动相适应。

2. 运动时一定要保持针刺部位的相对恒定，并且活动幅度宜小不宜大，避免滞针、弯针甚至断针。

第二节　分部腧穴毫针刺法

【实训目的与要求】

1. 掌握各部腧穴常用刺法的基本操作技术。

2. 熟悉各部腧穴的解剖特点。

【实训内容与方法】

1. 分部针刺的意义。

2. 各部腧穴常用刺法的操作方法。

【实训器材】

1~3 寸毫针、75% 酒精、消毒干棉球、消毒棉签、棉球缸、针盘、镊子或止血钳等。

基本知识

人体各部的腧穴，根据其所在部位解剖特点的不同，其针刺的具体方法与要求也不尽相同。一般而言，临床上应根据腧穴所在部位与患者的病情选择相应的刺法。部位临近的腧穴，其针刺方法大体相似。若腧穴邻近重要脏器、神经、大血管，或者腧穴位于关节等特殊解剖结构之处，针刺时若稍有不当，极易发生意外。因此对这类腧穴，临床上有其特定的操作方法。

基本技能

一、眼部腧穴

【体位选择】仰卧位，全身放松，取承泣、睛明、球后、上明等穴。

【操作方法】

1. 选取 1 支粗细长短合适的毫针，以 1~1.5 寸为宜，以较细的 1 寸针最为安全。

2. 进针前嘱患者闭目。医生一手将待刺的眼球推开并固定，露出待刺部位，另一手持针。

3. 进针时，强调指力的运用，使针沿着眶骨边缘压针缓进，刺入 0.3~1 寸，最深不能超过 1.5 寸，以得气为度，不可强求深度。

4. 进针后，禁用提插捻转手法，如未得气，一般采用留针候气法。

5. 出针时，动作宜缓慢轻柔，慢慢出针，且勿施行针手法。

6. 出针后，立即用消毒干棉球紧压针孔 2~3 分钟，勿揉针孔，防止出血。

【技术要领】轻、慢、压、浅。

【注意事项】

1. 消毒用酒精棉球不可太湿，以防酒精入眼。

2. 眼区腧穴针刺越深，手法越重，就越危险。

3. 眼区腧穴解剖结构特殊，其皮下组织疏松，而且血管丰富，移动性大，深处有视神经，故针刺不宜过深，手法不宜过重。

4. 针刺眼周腧穴的时候，若进针过快并施以提插捻转手法，则极易刺伤血管，导致不同程度的皮下出血，使针刺局部呈现青紫色或肿胀。若针刺时未固定待刺眼球，或者进针时针尖过于贴近眼球，则极易刺伤眼球。正常进针时，针下应出现空而松的感觉。医生应仔细体会针下感觉，若出现滞针感，则为刺中巩膜表层，应及时退针。

5. 进针时，医生还应仔细询问患者的感受，若患者自诉眼内火光闪发、头晕头痛、恶心呕吐时，则是刺中视神经的表现。

6. 若针刺过深，则针尖可能穿过眶上裂直至海绵窦，引起颅内出血，患者可出现剧烈头痛、喷射状呕吐，甚至死亡。

二、耳部腧穴

【体位选择】仰卧或坐位，取耳门、听宫、听会、翳风、完骨等穴。

【操作方法】

1. 选取 1 支粗细长短合适的毫针，以 1~1.5 寸为宜。

2. 针刺耳门、听宫、听会穴时，进针前嘱患者张口，医生一手固定患者头部，另一手持针，针尖由前外向后内刺入，也可直刺刺入。一般而言，刺入 0.5~1 寸为宜，不可强求深度，以患者得气为度。

3. 进针时，强调指力的运用，可减轻针刺时疼痛感。进针得气后，嘱患者缓慢将口闭上。

4. 进针后，使用提插捻转手法，提插捻转的幅度不宜过大；如未得气，可采用留针候气法。

5. 出针时，动作宜缓慢轻柔，可配合行针手法，保持针感，提高疗效。

6. 出针后，用消毒干棉球紧压针孔，勿揉针孔，防止出血。

【技术要领】稳缓为宜，得气为度。

【注意事项】

1. 耳部腧穴针刺均不宜过深，耳前三穴均以刺入 0.5~1 寸为宜；耳后完骨、头窍阴等穴斜刺 0.5~0.8 寸；翳风穴处采用直刺法，刺入 0.8~1 寸，此穴深部正当面神经，针刺过深易刺伤面神经，尤其是面瘫初期，刺激手法不宜过强。

2. 针刺后，嘱患者不要说话、咀嚼等，以免滞针、弯针，甚至折针。

3. 根据病情，留针期间可配合使用温针灸、电针或 TDP 照射局部，提高疗效。

三、项部腧穴

【体位选择】俯伏坐位或者俯卧位，取风池、风府、哑门、颈夹脊等穴。

【操作方法】

1. 选取 1 支粗细长短合适的毫针，以 1 寸针最为安全。

2. 进针时，强调进针的方向。风府、哑门穴以向下颌方向进针 0.8~1 寸较为安全（图 2-28）；风池穴以向鼻尖方向进针 1 寸较为安全（图 2-29）；颈夹脊穴进针时，先用押手确定颈椎棘突，然后在棘突两旁进针，进针 0.5~1 寸。

3. 进针后，采用小幅度捻转手法，慎用提插手法，切忌在腧穴局部捣刺。留针期间，风府、哑门穴忌用电针。

4. 出针时，动作宜缓慢轻柔，可配合捻转手法，勿提插，保持针感，提高疗效。

5. 出针后，根据病情选择是否按压针孔。

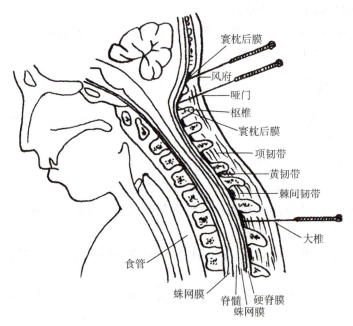

图 2-28 项部腧穴刺法

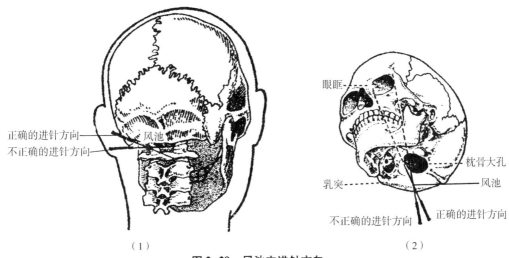

图 2-29 风池穴进针方向

【技术要领】严控针向,宁下勿上。

【注意事项】

1. 针刺哑门、风府穴时,要严格掌握针刺深度和针刺方向。以 1 寸针最为安全,切忌超过 1.5 寸,不可向上斜刺,否则针可能穿过寰枕后膜、硬脊膜伤延髓,从而危及生命。当针进至寰枕后膜时,医生可感觉阻力增大;刺入蛛网膜下腔时,可有突破感。若继续进针,则极易刺伤延髓,针下出现松软感,此时患者自诉全身有触电感,伴有惊慌惊叫、精神异常。轻者出现头痛、头晕、眼花、心慌、出汗、呕吐等症;重者出现呼吸困难、昏迷,甚至死亡。

2. 针刺双侧风池穴时,应严格掌握针刺深度和针刺方向。腧穴深部是寰枕关节,关节囊比较松弛,关节囊内侧是延髓的起始部,外侧有椎动脉通过。延髓和椎动脉与皮肤的距离一般在 1.5 寸以上,因此针刺深度以不超过 1.2 寸较为安全,尽量控制在 0.5～1 寸范围内,切忌向上斜刺。

四、颈部腧穴

【体位选择】仰卧位或仰靠坐位,取天突、人迎、廉泉等穴。

【操作方法】

1. 选取 1 支粗细长短合适的毫针,以 1 寸针最为安全。

2. 进针时,强调进针深度与方向,避开颈动脉缓缓刺入 0.3～0.8 寸。针刺人迎穴时,用押手扪住搏动的颈总动脉,根据搏动的范围,在指尖的引导下,于动脉内侧缓缓刺入 0.2～0.5 寸,最深不能超过 1 寸。针刺天突穴时,应先直刺 0.2～0.3 寸,再将针尖转向下,紧贴胸骨柄后缘、气管前缘缓慢刺入 0.5～1 寸,以得气为度(图 2-30)。针刺廉泉穴时,针尖向舌根方向刺入 0.5～0.8 寸。

3. 进针后,不能强求深度,可缓慢轻柔地施行捻转手法,忌用提插手法。以得气为度,如未得气,留针候气。

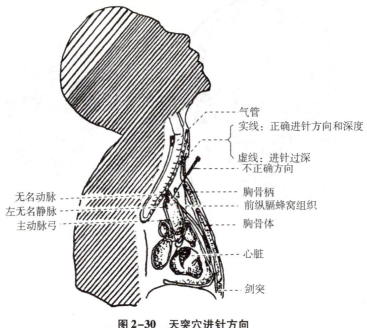

图2-30 天突穴进针方向

4. 出针时，动作宜缓慢轻柔，可以配合捻转手法，勿提插，保持针感，提高疗效。

5. 出针后，根据病情选择是否按压针孔。

【技术要领】严控深度，把握针向，缓慢刺入。

【注意事项】

1. 针刺天突穴时，应严格掌握针刺深度和针刺方向。若直刺过深，则易刺伤气管；若未贴胸骨柄后缘，则易刺中气管和主动脉弓等大血管；若针尖偏向两侧，则易刺中肺脏。若感觉针下坚韧而有弹性，同时患者自诉喉中发痒，此时已刺中气管；若患者出现咳血或剧烈咳嗽，此时已刺中血管；若患者自诉针处剧痛，医生感觉针下有弹性，针身搏动明显，此时已刺中大血管；若患者感觉呼吸困难，则是刺中肺脏，造成气胸。

2. 人迎穴深部有颈总动脉、颈内动脉、迷走神经等重要解剖组织，因此进针时要严格把握进针方向和深度。若进针过快，易刺中颈总动脉；若进针时过于偏外，则易刺中颈内静脉和迷走神经。刺中迷走神经时，可导致心率减慢，冠状动脉收缩，患者面色苍白、自觉心悸、胸闷等，常可危及生命。

五、胸部腧穴

【体位选择】仰卧位，取膻中、彧中、大包等穴。

【操作方法】

1. 选取1支粗细合适的1寸毫针，以确保针刺安全。

2. 进针时，强调进针深度与针刺角度。一般采取斜刺或平刺进针，以进针0.5～0.8寸为宜。针刺时，针身与被刺部位皮肤的夹角小于25°最为安全。位于肋间隙中的腧穴，一般沿肋间隙向外平刺或斜刺。

3. 进针后，施行捻转手法以获得并保持针感，动作幅度不宜太大。切忌提插，以免针刺过深刺伤脏器。

4. 出针时，配合捻转手法，保持针感，提高疗效，忌用提插法。

5. 出针后，用消毒干棉球紧压针孔。

【技术要领】斜而勿直，浅而勿深，得气则止。

【注意事项】

1. 胸部大部分腧穴紧邻心、肺等重要脏器，若未按照安全方法操作，则极易刺伤心、肺。

2. 乳根穴应向上方斜刺，乳中穴不针不灸，只作为定位标志。

3. 肋部有肝、脾等脏器，故章门、京门穴不宜深刺、直刺，尤其不应向上斜刺，应向下斜刺0.5~0.8寸，针刺肝脾肿大患者时应慎用。

4. 任脉上部的腧穴紧贴胸骨，故应平刺。根据病情，选择具体的平刺方向。如膻中穴，一般向下平刺，治疗乳疾时则向外平刺。

5. 若患者呼吸困难，则多半已刺中肺脏，造成气胸；若刺中心脏，则出现剧烈的刺痛或撕裂痛，甚至导致休克、死亡；若刺中肝、脾，可引起内出血，患者自觉肝区和脾区疼痛，可向背部放射，出血多者可引起急腹症。

六、腹部腧穴

【体位选择】仰卧位，取中脘、神阙、关元等穴。

【操作方法】

1. 选取1支粗细合适、长短在1~1.5寸之间的毫针。

2. 进针时，大部分上腹部腧穴可以采用直刺法，深度在0.5~1.5寸之间。不宜过度深刺，以得气为度，切忌强求深度。下腹部腧穴向下斜刺透刺比较安全，亦能提高疗效。

3. 进针后，宜用捻转手法，保持针感，慎用提插法，切忌大幅度提插。

4. 出针时，配合捻转行针手法，保持针感，提高疗效。

5. 出针后，用消毒干棉球紧压针孔。

【技术要领】上直下斜，宁浅勿深。

【注意事项】

1. 上腹部近胸部的腧穴，不宜深刺；若深刺，则可刺入腹膜腔而刺中胃；若深刺伴大幅度提插，则可把胃内容物带入腹腔，引起腹膜炎。若向上斜刺，则可刺伤肝脏，甚至心脏。饱食者禁针。

2. 神阙穴，因其解剖结构特殊，且消毒不便，多用灸法，如隔盐灸、隔姜灸。

3. 下腹部腧穴，孕妇慎用或禁用。下腹部腧穴进针宜缓慢，切忌大幅度提插，防止刺破肠壁。小腹部的腧穴进针前，应嘱患者先小便排空膀胱，以免针刺时因膀胱充盈而刺伤膀胱。针刺小腹部的腧穴，如曲骨、中极、气海穴时，应用透刺法或斜刺法，既可保证安全，又可以提高疗效。

七、背部腧穴

【体位选择】俯卧位或俯伏坐位，取大椎、华佗夹脊、天宗等穴。

【操作方法】

1. 选取1支粗细合适、长短为1~1.5寸的毫针。

2. 进针时，注意进针的深度和角度，忌用直刺法，多采用斜刺法或平刺法，深度在0.5~1寸之间较为合适。若患者体型偏胖，可适当深刺，以得气为度，不可强求深度。

3. 进针后，慎用提插法，切忌捣插腧穴，以免针刺过深伤及脊髓或内脏。宜用捻转手法，以得气为度。

4. 出针时，配合捻转手法，保持针感，提高疗效。

5. 出针后，用消毒干棉球紧压针孔。

【技术要领】斜而勿直，浅而勿深，捻而勿捣。

【注意事项】

1. 位于胸椎棘突下的督脉腧穴都应向上斜刺（图2-31），针刺深度为0.5~1寸。针刺透皮后，医生应感觉针下比较松。若感觉阻力增大，则已到达棘间韧带；若阻力突然消失，则已穿过黄韧带到达椎管，此时应立即停止进针，以免刺伤脊髓。

2. 膀胱经背部两条侧线的上部腧穴深部有肺脏，故绝对不可直刺或者深刺，以免造成气胸。一般向内斜刺或者平刺0.5~0.8寸。针刺时，针身与皮肤夹角小于25°最为安全。

3. 背部尤其是督脉的腧穴慎用电针，以防刺入过深造成危险。

八、腰部腧穴

【体位选择】俯卧位，取命门、腰阳关、肾俞等穴。

【操作方法】

1. 选取1支粗细合适、长短为1~1.5寸的毫针。

2. 进针时，一般采用直刺法，深度为0.5~1.5寸，以患者得气为度，切勿强求深度。若患者体型偏胖，可适当深刺，仍以得气为度。

3. 进针后，施以提插捻转手法，保持针感。提插幅度

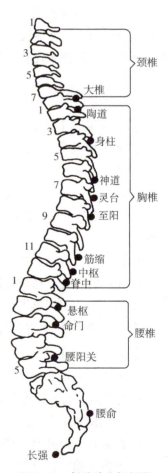

图2-31 督脉腧穴解剖图

不宜太大，切忌捣插腧穴，以免伤及脏器。

4. 出针时，配合施以行针手法，保持针感，提高疗效。

5. 出针后，用消毒干棉球紧压针孔。

【技术要领】腰部直刺，切勿深刺。

【注意事项】

1. 腰椎棘突呈垂直板状，几乎水平凸向后方，因此位于腰椎棘突下的督脉腧穴可以直刺进针。

2. 脊髓圆锥下端平齐第 1 腰椎椎体下端，故悬枢穴不能深刺，以免刺伤脊髓。命门穴也不可向上斜刺过深。

3. 第 12 胸椎至第 2 腰椎两侧的腧穴，如胃俞、三焦俞、肾俞、志室等穴，不可深刺，以免刺伤腹腔后壁而损伤肾脏。

九、骶部腧穴

【体位选择】俯卧位，取八髎、长强、腰俞等穴。

【操作方法】

1. 选取 1 支粗细合适、长短为 1~1.5 寸的毫针。

2. 进针时，根据具体腧穴，采用直刺法或斜刺法。深度控制在 0.5~1.5 寸之间，以得气为度，不可针刺过深，以免发生意外。

3. 进针后，配合施以行针手法，保持针感，行针手法的幅度不宜太大。

4. 出针时，施以行针手法，保持针感，提高疗效。

5. 出针后，用消毒干棉球紧压针孔。

【技术要领】以穴选向，宁浅勿深。

【注意事项】

1. 八髎穴与骶后孔相对应，但第 1 骶后孔没有直对体表，而是稍向内下方偏斜，故针刺上髎穴时，应当向内下方即耻骨联合方向进针。针刺不可过深，以免刺伤直肠。

2. 次髎、中髎、下髎穴可直刺 1 寸左右，以得气为度，刺到骶后孔为宜。

3. 长强、腰俞穴均向上斜刺 0.5~1 寸。根据解剖结构，针刺长强穴时，针尖向上与尾骨相平，在直肠和尾骨之间进针，避免刺穿直肠引起感染。

4. 针刺腰俞穴时不可针刺过深，因蛛网膜下腔下端止于第 2 骶椎平面，若针刺过深可引起蛛网膜下腔出血。

十、四肢部腧穴

【体位选择】俯卧位、仰卧位或仰靠坐位，取曲池、外关、环跳、承山等穴。

【操作方法】

1. 上肢部腧穴

（1）肩腋部腧穴　嘱患者取仰卧位或仰靠坐位，全身放松，选取 1 支粗细合适、长

1.5寸的毫针，根据具体腧穴的不同而采取不同的针刺方式。由于肩部肌肉较厚，故针刺1~1.5寸。进针后，根据不同腧穴选取适当的行针方式，保持针感，行针手法不宜过大。出针后，用消毒干棉球紧压针孔。

肩井穴不可直刺和深刺，因为腧穴深部正对肺尖，故应斜刺进针，进针深度以0.5~1寸较为安全。进针后慎用提插手法，以防刺伤肺尖。孕妇忌用。

极泉穴下正当腋动脉，针刺的时候应当避开动脉（图2-32）。进针前，医生用押手扪住患者腋动脉，然后在指尖指导下，避开动脉刺入0.5~1寸，以得气为度，不可强求深度。进针后，不可以大幅度地提插捻转，以免刺伤血管造成血肿。

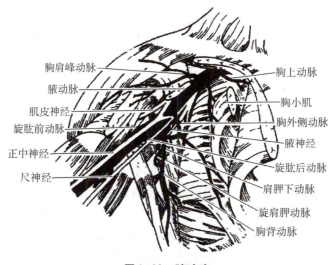

图2-32　腋动脉

（2）上臂部腧穴　嘱患者取仰卧位或仰靠坐位，全身放松，选取1支粗细合适、长1.5寸的毫针。由于肌肉丰厚，此处腧穴可直刺0.8~1.5寸，进针后配合提插捻转手法，保持针感，以提高疗效。出针时用消毒干棉球按压针孔。

肩髃、臂臑、肩髎穴等处，由于肌肉丰厚，故可深刺1~1.5寸。进针后，配合提插捻转行针手法，手法不宜过大，防止刺伤深部动脉。

前臂关节处，如肘窝处腧穴尺泽、曲泽等，在针刺时，应先用押手在腧穴处寻扪，避开动脉进针。进行点刺出血时，也应点刺浅小静脉而非动脉。

（3）前臂部腧穴　嘱患者取仰靠坐位，全身放松。选取1支粗细合适、长短为1~1.5寸的毫针。直刺0.5~1.2寸。针刺时注意避开神经、血管，进针后施以提插捻转手法，促使得气，提高疗效。出针时配合行针手法，用消毒干棉球紧压针孔。

列缺穴位于前臂桡侧缘，桡骨茎突上方，此处肌肉浅薄，故针刺时应捏皮斜刺。

养老穴位于尺骨小头近端桡侧凹陷中，故针刺时，被刺手应当选取以掌心向胸的姿势，直刺0.5~0.8寸。

偏历穴位于前臂背面桡侧，靠近骨的边缘，故应直刺或斜刺0.5~0.8寸。

心包经前臂部的腧穴，如内关、间使等，针刺时若出现触电样感觉，则已刺中正中神经，应立即退针，改变针向重新刺入。

（4）手部腧穴　嘱患者取仰卧位或仰靠坐位，全身放松。选取粗细合适的1寸毫针，根据腧穴的具体位置选择针刺的方向和深度，针刺深度一般不超过1寸。行针时根据具体腧穴选择不同的行针方法，不可针刺过深，以免刺伤血管。出针时施以行针手法，紧压针孔。

太渊、经渠等穴应先扪住动脉，避开动脉进针。

合谷、后溪等穴进行透刺时，切忌针刺过深，以免刺伤掌深弓。

指端的腧穴宜采取浅刺疾出针或点刺出血。

2. 下肢部腧穴

（1）大腿部腧穴　嘱患者取仰卧位或俯卧位，全身放松，选取1支粗细合适、长1.5~3寸的毫针，根据具体腧穴的不同而采取不同的针刺方式。由于大腿部肌肉丰厚，可适度深刺，深度控制在1~3寸较为安全。进针时，长针可采用夹持进针法，进针后配合提插捻转手法，促使得气，并保持针感。出针时，结合行针手法并用消毒干棉球紧压针孔。

针刺环跳穴时，患者应取侧卧屈股、伸下足、屈上足体位，针刺深度1.5~3寸，行针时注意控制针感方向。治疗腰腿疾患时，针感向足跟部放射者较好。

针刺气冲、冲门、箕门、阴廉、急脉等腧穴时，应注意解剖结构（图2-33），避开动脉进针。

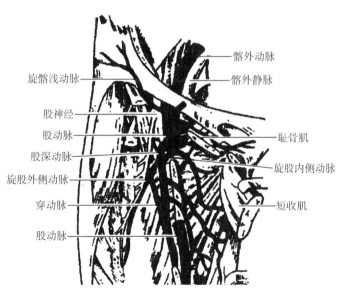

图2-33　髂窝解剖

（2）小腿部腧穴　患者取仰卧位、俯卧位或屈膝位，全身放松，选取1支粗细合适、长1~3寸的毫针，根据具体的腧穴不同，采取不同的进针方法。一般可针刺0.5~2寸，进针后采取提插捻转的行针手法，促使得气并保持针感。出针时，配合行针手法并用消毒干棉球紧压针孔。

针刺犊鼻穴时，患者应取屈膝位，由外稍向内，向关节腔刺入或向内膝眼透 0.5～1.5 寸。出针前不可做伸膝动作，以防折针。凡是刺入关节腔的腧穴，针刺时应严格掌握手法的轻重，注意针刺的深度，以防损伤关节面导致关节液流出。要严格消毒，避免感染。

针刺位于胫骨面的腧穴时，宜采用平刺进针。

（3）足部腧穴　嘱患者选取相应体位，除去鞋袜，全身放松，选取 1 支粗细合适、长 1 寸的毫针。进针时根据腧穴所在部位的具体情况决定针刺方向，针刺深度一般不超过 1 寸。进针后，采取捻转手法行针，手法不宜过重，以免给患者带来痛苦。出针时配合捻转手法。出针后用消毒干棉球按压针孔。

针刺冲阳穴时应避开足背动脉，针刺照海穴时应避免向后侧偏刺，以免刺伤胫后动静脉。

足部的井穴、荥穴、八风等穴应浅刺疾出或者点刺出血。

第三节　针刺异常情况

一般情况下，针刺治疗是一种既简便又安全的方法，但由于种种原因有时也会出现某种异常情况，如晕针、滞针、弯针、折针、针后异常感、损伤内脏等。一旦出现上述情况，立即进行有效的处理；否则，会给患者造成不必要的痛苦，甚至危及生命。针灸医生应提高警惕，加以预防。现将常见的针刺异常情况分述如下。

一、晕针

晕针是指在针刺过程中，患者发生晕厥的现象。一般来说，晕针多为轻症，但也有症状严重者。特别是一些延迟晕针患者，更应引起注意。另外，临床中晕针多见于青壮年，女性较男性多见。

【现象】针刺过程中患者突然出现精神疲倦，头晕目眩，恶心欲吐；重者心慌气短，面色苍白，出冷汗，四肢厥冷，脉沉细；甚者神志昏迷，猝然仆倒，唇甲青紫，大汗淋漓，二便失禁，脉细微欲绝。

临床中晕针的发生具有时间短、恢复快的特点，一般历经 2～5 分钟。大致可分为：

1. 先兆期　患者多自述有头晕眼花、心悸、心慌、恶心欲吐、四肢无力、上腹部或全身不适、视力模糊、耳鸣、出冷汗、打呵欠，可见面色苍白等。这一时期十分短暂，有些患者可无先兆期直接发展为发作期。

2. 发作期　轻者头晕胸闷，恶心欲呕，肢体发软、冰凼、摇晃不稳欲倒；或意识恍惚，面色苍白，血压偏低，心率减慢，脉搏细弱等；重者可突然意识丧失，昏仆倒地，唇甲青紫，大汗淋漓，面色灰白，双眼上翻，二便失禁，血压迅速下降。少数可伴惊厥发作。

3. 恢复期　经及时处理后，患者可有神志清楚、全身乏力、四肢酸软、面色由白转红、四肢转温、心率恢复正常、脉搏和缓有力等恢复表现。

【原因】

1. 心理原因 为主要原因。多见于初次针灸者，由于缺乏体验，而产生恐惧、畏痛、紧张等情绪。以忧郁质人格患者发生晕针者最多。此类患者性格内向，情感压抑，遇刺激既易兴奋，又易抑制，易发生自主神经调节功能紊乱，可能是易出现晕针的原因。

2. 体质原因 为主要的诱因之一。临床上体质虚弱、饥饿、疲劳者多易发生晕针。《内经》记载"无刺大醉""已醉勿刺"，故醉酒后不宜针刺。其次是过敏体质、血管神经功能能不稳定者。

3. 病理原因 平素有自主神经功能紊乱者，特别是有直立性低血压或神经官能症病史者多易发生晕针。

4. 体位原因 以立位或正坐位发生晕针者多见，但也有卧位晕针的。临床上卧位晕针的症状多较重，持续时间也较长。

5. 刺激原因 腧穴刺激过强，可致晕针。所谓过强，因各人情况不一，很难度量比较。一般在敏感点施针，或采用特殊手法，如气至病所手法等都能诱发晕针。

6. 环境原因 环境和气候因素也可致晕针，如气压低之闷热季节，诊室中空气混浊、声浪喧杂等。

【处理】

1. 立即停止针刺，将已刺之针迅速取出。
2. 使患者平卧，头部放低，松开衣带，保持空气流通，注意保暖。
3. 意识清楚者静卧片刻，给饮茶水、温开水或糖水后会逐渐恢复常态，其间注意防备患者自身原有疾病被诱发。
4. 神志昏迷者，选用急救穴，如水沟、合谷、素髎、内关、涌泉等穴指掐或针刺；肢厥虚脱者，选用强壮穴，如百会、神阙、关元、气海、足三里等穴施用灸法。
5. 必要时配合西医学急救措施。

【预防】

1. 初次接受针灸治疗和精神紧张者，要先做好解释工作，消除恐惧心理。
2. 体质虚弱或年迈者取穴应简要，手法宜轻；饥饿、过度疲劳者，应待其进食，体力恢复后再针刺。
3. 尽可能选取卧位治疗，体位应舒适自然。
4. 保持室内空气清新流通，消除过热、过冷因素。
5. 医生在施术过程中，应集中精神，谨慎细心，密切观察患者的神态变化，注意询问其感觉，避免晕针现象的发生。

二、滞针

滞针是指在行针时或留针后医生感觉针下滞涩，捻转、提插、出针均感困难，患者渐感疼痛的现象。

【现象】行针时或留针后，针在穴内捻转、提插和退针均感困难，若勉强行针，患者痛不可忍。

【原因】
1. **精神原因**　患者精神紧张，或因病痛，或当针刺入腧穴后，引起局部肌肉痉挛。
2. **手法原因**　行针手法不当，单向捻针太过，肌纤维缠绕于针体。
3. **体位原因**　针后患者移动体位。

此外，若留针时间过长，有时也可出现滞针。

【处理】
1. 因精神紧张使肌肉痉挛致滞针者，须消除其紧张情绪。
2. 用手指在邻近部位做循按手法，或弹动针柄，以求松解。
3. 在邻近针刺的部位再刺一针，以宣散气血、缓解痉挛。
4. 单向捻转过度者，需向反方向捻转。
5. 若因患者体位移动引起的滞针，需帮助其恢复原来体位。切忌强力硬拔。

【预防】
1. 对于初诊患者和精神紧张者，要做好针前解释工作，消除紧张情绪。
2. 进针时应避开肌腱，行针时手法宜轻巧，不可捻转幅度过大或单向捻转，用搓法时注意与提插法的配合，则可避免肌纤维缠绕针身。
3. 选择较舒适体位，避免留针时移动体位。

三、弯针

弯针是指进针和行针时，或当针刺入腧穴及留针后，针身在体内形成弯曲的现象。

【现象】针柄在进针时或刺入留针时的方向和角度发生了改变，针身在体内形成弯曲，伴有提插、捻转和出针滞涩困难，患者针刺部位疼痛。

【原因】
1. **手法原因**　医生进针手法不熟练，用力过猛、过速。
2. **体位原因**　进针后患者因体位不适而移动。
3. **外部原因**　外力碰击针柄。

此外，滞针处理不当，亦可造成弯针。

【处理】
1. 出现弯针后，不得再行提插、捻转等手法。
2. 弯曲度较小的，可随弯针的角度将针慢慢退出。
3. 弯曲度大的，顺着弯曲的方向轻微地摇动退针。
4. 体位移动所致的弯针，须协助患者恢复原来体位，使局部肌肉放松之后方可退出。
5. 如针体弯曲不止一处，须根据针柄扭转倾斜的方向逐次分段退出。总之，要避免强拔猛抽，以防引起折针、出血等。

【预防】
1. 医生手法要熟练、轻巧，避免进针过猛、过速。

2. 患者体位舒适，留针期间不可移动体位。
3. 防止针刺部位和针柄受外力碰压。

四、折针

折针又称断针，是指针体折断在体内的一种情况。

【现象】在行针时或出针后发现针体折断，或部分针体浮露于皮肤之外，或全部没于皮肤之下。

【原因】
1. 针前检查工作疏忽，使用了质量不佳或有隐患的针具。
2. 针刺时将针身全部刺入，行针时强力提插、捻转，引起肌肉痉挛。
3. 留针时患者体位移动。
4. 弯针、滞针等情况处理不当，并强力抽拔。
5. 外物碰撞，压迫针柄。

【处理】
1. 医生冷静、沉着，告诫患者不要恐惧，保持原有体位，以防残端向深层陷入。
2. 若残端尚有部分露于皮肤之外，可用镊子钳出。
3. 若残端与皮肤相平或稍低，而折面仍可见，可用左手拇指、食指二指在针旁按压皮肤，使残端露出皮肤之外，右手持镊子将针拔出。
4. 若残端深入皮下，须在 X 线下定位后采用外科手术取出。

【预防】
1. 针前必须仔细检查针具，尤其是针根部分。
2. 凡接过电针机的毫针，应定期更换淘汰。
3. 选针长度必须比刺入深度稍长，针刺时切勿将针体全部刺入腧穴。
4. 行针和退针时，若发现有弯针、滞针等异常情况，应按前述方法及时处理，不可强力硬拔。

五、针后异常感

针后异常感是指出针后针刺局部或被针肢体遗留过强的酸痛、沉重、麻木、酸胀等感觉，并妨碍正常生活的一种情况。

【现象】出针后患者不能挪动体位，或酸痛、沉重、麻木、酸胀等不适感过强。

【原因】
1. 行针手法过重。
2. 留针时间过长。
3. 体位不适。

【处理】
1. 出针后让患者休息片刻，不要急于离去。

2. 休息后不适感仍不消失者，可用手指在局部上下循按，或加艾条局部施灸，或局部热敷或按摩数次，后遗感即可消失或改善。

【预防】

1. 行针手法要匀称适当，避免手法过强。
2. 留针时间不宜过长。
3. 选择舒适体位。

六、出血和皮下血肿

出血是指出针后针刺部位出血；皮下血肿是指针刺部位因皮下出血而引起的肿痛现象。

【现象】出针后针刺部位出血；针刺部位肿胀疼痛，继则皮肤呈现青紫。

【原因】

1. 针刺过程中刺伤血管。
2. 患者凝血机制障碍。

【处理】

1. 出血处，可用消毒干棉球长时间按压。
2. 若微量的皮下出血而出现局部小块青紫时，一般不必处理，可自行消退。
3. 若局部肿胀疼痛较剧，青紫面积大且影响活动功能时，可先冷敷止血，24小时后再行热敷，以促使局部瘀血消散吸收。

【预防】

1. 仔细检查针具，熟悉人体解剖结构，尽量避开血管针刺。
2. 避免针刺手法过重，并嘱患者不可随便移动体位。
3. 出针时立即用消毒干棉球紧压针孔。

七、针穴疼痛

针穴疼痛是指针刺部位出现疼痛。

【现象】在进针、行针或留针时，针刺部位出现疼痛。

【原因】

1. 针前失于检查，针尖带有钩毛。
2. 进针时针尖停留在皮肤上的时间过长，操作手法不熟练，行针手法过重。
3. 刺及血管、肌腱、骨骼。
4. 针刺时患者移动体位，或外物碰压针柄。

【处理】

1. 停止使用不当手法，调整针刺的深浅和方向。
2. 将针退出，用手指在针刺部位上下循按。
3. 若有滞针、弯针现象，则用相应处理方法处理。

【预防】
1. 针前要仔细检查针具。
2. 进针要迅速,手法要熟练,不可过强。
3. 熟悉腧穴局部解剖,避免刺及血管、肌腱或骨骼。
4. 嘱患者不可随意改变体位,防止外物碰压针柄。

八、创伤性气胸

针刺引起创伤性气胸是指针具刺穿胸腔,伤及肺组织,造成气胸,出现呼吸困难等现象。

【现象】患者突感胸闷、胸痛、气短、心悸,严重者呼吸困难、发绀、冷汗、烦躁、恐惧,病情发展到一定程度会发生血压下降、休克等危急现象。

检查:患侧肋间隙变宽、胸廓饱满,叩诊鼓音,听诊肺呼吸音减弱或消失,气管可向健侧移位。如气窜至皮下,患侧胸部、颈部可出现握雪音,X线胸部透视可见肺组织被压缩现象。部分患者出针后并不立即出现症状,而是一段时间后才逐渐感到胸闷、疼痛、呼吸困难等。

【原因】胸部、背部及缺盆部附近针刺过深,刺伤胸膜及肺,空气进入胸膜腔,从而使肺被压缩,造成气胸。

【处理】

1. 一般治疗 卧床休息,高浓度吸氧。镇咳、消炎以防止破裂处因咳嗽等压力增高而扩大创孔,加重病情和感染的程度,同时密切观察病情变化。

2. 排气疗法 包括穿刺抽气法、闭式引流排气法和负压吸引排气法等。

3. 手术治疗 经上述治疗无效,移送相关科室,考虑手术治疗。

【预防】
1. 针刺治疗时注意力必须集中,应选择正确体位以保证选穴的准确性。
2. 根据患者体型肥瘦掌握进针深度,提插手法的幅度不宜过大。对于胸部、背部及缺盆部位的腧穴,最好采用平刺或斜刺,且不宜太深。
3. 若有四肢部位的同效穴,则少用胸背部腧穴。

九、神经损伤

(一) 刺伤脑脊髓

刺伤脑脊髓是指针刺颈项、背部脊柱附近的腧穴过深,针具刺入脑脊髓,引起头痛、恶心、呕吐等现象。

【现象】刺伤延髓时,可出现头痛、恶心、呕吐、抽搐、呼吸困难、休克和神志昏迷等,有时可危及生命。如刺伤脊髓时,可出现触电样感觉向肢端放射、暂时性瘫痪等。

【原因】督脉及其两侧处腧穴，如风府、哑门、大椎、风池、华佗夹脊穴等，针刺过深或角度不当，均可刺伤脑脊髓，造成严重后果。

【处理】

1. 立即出针。
2. 轻者加强观察，安静休息，渐能恢复。
3. 重者应配合有关科室如神经外科，及时进行抢救。

【预防】

1. 凡针刺督脉腧穴（12胸椎以上的项、背部）及华佗夹脊穴，要严格掌握进针深度、方向和角度。
2. 针刺风府、哑门及两旁的风池、颈夹脊等穴时，不可向上斜刺，也不可针刺过深。
3. 针刺悬枢穴以上的督脉穴及华佗夹脊穴均不可过深。
4. 行针中必须随时注意针刺感应，选用捻转手法，尽量避免提插，不可捣刺腧穴。

（二）刺伤周围神经

刺伤周围神经是指针刺引起的周围神经损伤，出现损伤部位感觉异常、肌肉萎缩、运动障碍等现象。

【现象】刺伤周围神经后，立即出现触电样的放射感觉，如再反复针刺，有可能损伤神经组织，沿神经分布路线发生麻木、灼热、疼痛等感觉异常，以及程度不等的运动障碍、肌肉萎缩等。

【原因】在有神经干或其主要分支分布的腧穴上，行针手法过重，刺激时间过长，留针时间过长。

【处理】

应在损伤后24小时内立即采取治疗措施。

1. 轻者按摩局部可缓解。
2. 重者可采用维生素B类做腧穴注射。
3. 嘱患者加强功能锻炼。

【预防】在有神经干或其主要分支分布的腧穴上，行针手法不宜过重，刺激和留针时间不宜过长。

十、损伤重要内脏组织

针刺引起内脏损伤是指针刺内脏周围腧穴过深，针具刺入内脏引起内脏损伤而出现的各种症状。

【现象】刺伤肝、脾时，可引起内出血，患者可感到肝区或脾区疼痛，可向背部放射；若出血过多，腹膜受到刺激，可出现腹痛、腹肌紧张，并有压痛及反跳痛等急腹症症状。

刺伤心脏时，轻者可出现强烈的刺痛；重者可有剧烈的撕裂痛，引起心外射血，立即导致休克、死亡。

刺伤肾脏时，可有腰痛、肾区压痛及叩击痛，并出现血尿；严重时血压下降、休克。

刺伤胆囊、膀胱、胃、肠等空腔脏器时，可引起局部疼痛、腹膜刺激征等急腹症症状。

【原因】医生对腧穴解剖结构和脏器的部位不熟悉，进针过深或者角度不当而引起。

【原因】损伤轻者，卧床休息后一般即可自愈。若损伤严重或出血征象明显者，应密切观察，注意病情及血压变化，必要时加用止血药或局部做冷敷止血。出现休克、腹膜刺激征者，应立即采取相应措施进行急救处理。

【预防】

1. 熟悉腧穴学和解剖学知识，掌握腧穴的解剖结构，明确穴下的脏器组织。
2. 针刺时，脏器组织、大血管、神经干处均应注意针刺方向，避免深刺。
3. 注意不同体位下体表标志的改变。尤其在某些病理状态下，如肝、脾、胆囊肿大、心脏扩大、尿潴留、肠粘连时，针刺其附近的腧穴应小心谨慎。

第三章 针刺得气和相关技法

第一节 治神法和针刺得气

【实训目的与要求】
1. 掌握医生守神和患者守神的操作方法，思考患者守神的可操作性和具体内容。
2. 掌握针刺得气的操作方法。
3. 熟悉针刺得气的基本知识。

【实训内容与方法】
1. 治神法的基本知识。
2. 针刺得气的基本操作方法，包括候气法、催气法、守气法等。

【实训器材】
1. 针具，一般选用28~30号、1.5~2寸毫针。
2. 其他用具，包括2%碘酒或碘伏、75%酒精、安尔碘、消毒干棉球、消毒棉签、镊子或止血钳、棉球缸、针盘等。

基本知识

治神，又称守神，包括医生守神和患者守神。医生守神指医生必须集中精力于操作全过程，并体察患者的反应。患者守神指患者全神贯注于医生的指导，体会针刺感应，专心注意病所的变化。在临床上，医生守神和患者守神是相辅相成的。实训中可模拟临床情况，将二者相结合进行练习。

针刺得气是指毫针进针后施以一定的行针手法，使针刺腧穴部位产生针刺感应，这种针刺感应就是得气，又可称为气至。医生感觉到针下阻力突然增大即针下突然涩滞，为医生得气。同时，患者产生酸、麻、胀、重、痛、凉、热、蚁走感或触电感等感觉，为患者得气。常用的针刺得气的方法有候气法、催气法、守气法等。

基本技能

一、治神法

【操作方法】
1. 医生
（1）患者采取仰卧位，暴露下肢，定取足三里穴。

(2)直刺,单双手进针均可,快速将针刺入皮下。
(3)缓缓进针。施术者(医生)体察针感的细微变化和受术者(患者)的反应。
(4)针下得气。
(5)实施相关治疗过程。

2. 患者
(1)体会针感(自医生缓缓进针开始)。
(2)活动相关部位和(或)调节精神活动。
(3)体察病所的变化。
(4)体察机体的反应。

【技术要领】针刺前必须定神,治神要重视心理安慰,进针要注意守神,行针宜移神制神,治神可守气行气,并可诱导针下凉热感,针后要注意养神。

【操作流程】治神法的操作流程见图3-1。

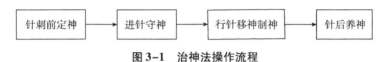

图3-1 治神法操作流程

【注意事项】治神法应当始终贯穿于针刺过程之中。治神法的应用得当与否,直接影响到临床疗效。

二、针刺得气的方法

(一)候气法

【操作方法】
1. 患者采取仰卧位,暴露下肢,定取阳陵泉穴。
2. 直刺,单双手进针均可,快速将针刺入皮下。
3. 缓缓进针,仔细寻找得气感。
4. 若气仍未至,可留针穴内,安静等候,以待气至;或间歇运针,施以提插、捻转等手法,以待气至。

【技术要领】留针不行针,或留针时施以小幅度提插或捻转手法,以待气至。

【操作流程】候气法的操作流程见图3-2。

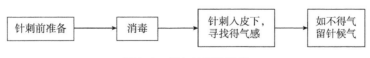

图3-2 候气法操作流程

【注意事项】候气时,可安静等待较长时间,也可以间歇地运针,施以各种催气手法,直到气至为止。

（二）催气法

1. 搜气法

【操作方法】

（1）患者采取仰卧位，暴露下肢，定取足三里穴。

（2）直刺，单双手进针均可，快速将针刺入皮下。

（3）缓缓进针，仔细寻找得气感。

（4）若针刺入一定深度仍不得气，先将针尖提至皮下，再改变针尖方向反复搜寻。

（5）仍不得气，针刺一定深度后，转入候气法。

【技术要领】进针须缓慢，细心寻找得气感，不得气时，改变针刺方向反复搜寻。

【操作流程】搜气法的操作流程见图3-3。

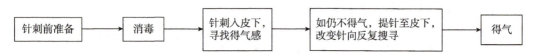

图3-3 搜气法操作流程

【注意事项】应细心寻找得气感，切忌焦躁。如反复寻找仍不得气，则可针刺入一定深度后候气。

2. 循摄法　具体内容参见本章第二节辅助针刺手法中的"循法"和"摄法"部分。

3. 弹震法

【操作方法】

（1）患者采取仰卧位，暴露上肢，定取曲池穴。

（2）直刺，单双手进针均可，快速将针刺入皮下。

（3）缓缓进针，仔细寻找得气感。

（4）若刺入一定深度而仍未得气，可用手指弹动针柄，促其气至，使针下沉紧；或用右手半握拳状将中指突出，敲震腧穴周围，或用手指弹震，以激发经气促使气至。

【技术要领】弹法不宜过猛，弹动针柄以针尾微微颤动为度；敲震腧穴周围皮肤用力应适度。

【操作流程】弹震法的操作流程见图3-4。

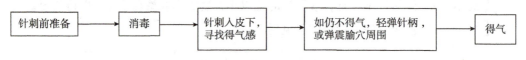

图3-4 弹震法操作流程

【注意事项】弹震均不可用力过猛，以免将针弹出；亦不可过频，以免产生相反作用而使经气速去。

（三）守气法

1. 推弩法

【操作方法】

（1）患者采取仰卧位，暴露上肢，定取手三里穴。

（2）直刺，单双手进针均可，快速将针刺入皮下。

（3）缓缓进针，仔细寻找得气感。

（4）针刺得气后，将针尖顶住有针感的部位，推弩针柄，或用拇指向前或向后捻住针柄，不使针尖脱离经气感应处，稍待片刻，以保持针感。

【技术要领】推弩针柄，或用拇指向前或向后捻住针柄，不使针尖脱离经气感应处。

【操作流程】推弩法的操作流程见图3-5。

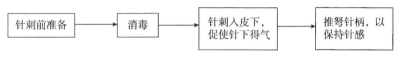

图3-5　推弩法操作流程

【注意事项】推弩法应在得气的基础上施术，以保持针感。

2. 搬垫法

【操作方法】

（1）患者采取仰卧位，暴露下肢，定取足三里穴。

（2）直刺，单双手进针均可，快速将针刺入皮下。

（3）缓缓进针，仔细寻找得气感。

（4）针刺得气后，用拇指将针柄搬向一方，食指垫在针体与被针腧穴之间；或用食指搬针，拇指垫针亦可；或一手将针柄搬向一方，将另一手手指垫在针体与被针腧穴皮肤之间，顶住有针感的部位，以增强针感（图3-6）。

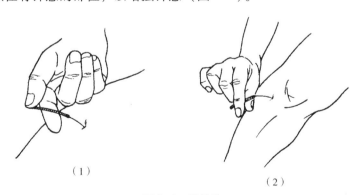

图3-6　搬垫法

【技术要领】将针柄搬向一方，用一手指垫在针体与被针腧穴皮肤之间，顶住有针感的部位。

【操作流程】搬垫法的操作流程见图3-7。

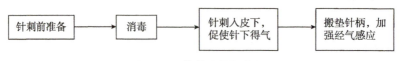

图3-7 搬垫法操作流程

【注意事项】若配合补泻者，用于补法时，针尖要往里按，搬垫角度要小；用于泻法时，针尖要往外提，搬垫角度要大。

（四）行气法

1. 循摄法 具体内容参见本章第二节辅助针刺手法中的"循法"和"摄法"部分。

2. 逼针法

【操作方法】

（1）患者采取仰卧位，暴露下肢，定取足三里穴。

（2）直刺，单双手进针均可，快速将针刺入皮下。

（3）缓缓进针，仔细寻找得气感。

（4）得气后若气不行或气行不远，可将针尖于得气处压住不动，欲使经气向上行时，针尖略朝向上方；欲使经气向下行时，针尖略朝向下方。

【技术要领】得气后施此法，针尖朝向意欲行气的方向。

【操作流程】逼针法的操作流程见图3-8。

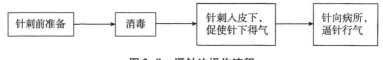

图3-8 逼针法操作流程

【注意事项】医生施术时，要集中精神，意守于针，停留片刻以逼使经气运行。

3. 推气法

【操作方法】

（1）患者采取仰卧位，暴露下肢，定取足三里穴。

（2）直刺，单双手进针均可，快速将针刺入皮下。

（3）缓缓进针，仔细寻找得气感。

（4）得气后，若气行不远，可用拇指、食指将针由得气处轻轻提起，使针尖朝向意欲行气的方向，拇指向前均匀而有力地推捻针柄；当拇指推至指腹后横纹时，即轻轻退后，然后再用力向前推第2次。

（5）反复施术，直至气至病所。

【技术要领】得气后施此法，针尖朝向意欲行气的方向，并推捻针柄，反复施行。

【操作流程】推气法的操作流程见图3-9。

【注意事项】医生施术时，要集中精神，意守于针，手法要均匀有力。

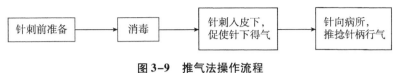

图 3-9 推气法操作流程

4. 按截法

【操作方法】

（1）患者采取仰卧位，暴露上肢，定取手三里穴。

（2）直刺，单双手进针均可，快速将针刺入皮下。

（3）缓缓进针，仔细寻找得气感。

（4）针刺得气后，左手按压针穴的上方，右手握住针柄，施以捻转、提插等手法，可使经气下行；反之，按压针穴下方，可使经气上行（图3-10）。

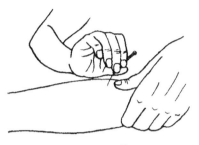

图 3-10 按截法

【技术要领】欲使针感下传，则按住腧穴上方，同时右手捻针；反之亦然。

【操作流程】按截法的操作流程见图3-11。

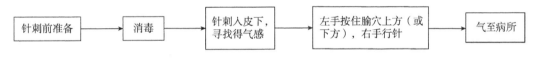

图 3-11 按截法操作流程

【注意事项】按腧穴时不要紧靠针身，以免影响行针或引起滞针。也不要用力太大，反致气血郁滞。

第二节 辅助针刺手法

【实训目的与要求】

掌握各种辅助针刺手法的操作方法。

【实训内容与方法】

1. 辅助针刺手法的基本知识。

3. 各种辅助针刺手法的操作技术，包括作用于经脉、腧穴的辅助针刺手法，如爪法、循法、摄法、按法、扣法，以及作用于毫针的辅助针刺手法，如搓法、刮法、弹法、飞法、颤法、摇法、盘法、弩法等。

【实训器材】

1. 针具，一般选用28～30号、1.5～2寸的毫针。

2. 其他用具，包括2%碘酒或碘伏、安尔碘、75%酒精、消毒干棉球、棉球缸。

基本知识

辅助针刺手法又称辅助手法，是辅助基本手法和补泻手法以促使针下得气、行气而气至病所，诱导凉热针感的针刺手法。常用的辅助针刺手法包括作用于经脉、腧穴的辅助针刺手法，如爪法、循法、摄法、按法、扪法，以及作用于毫针的辅助针刺手法，如搓法、刮法、弹法、飞法、颤法、摇法、盘法、弩法等。

基本技能

一、作用于经脉、腧穴的辅助针刺手法

（一）爪法

【操作方法】
1. 患者采取仰卧位，暴露上肢，定取合谷穴。
2. 用指甲在腧穴处掐按，并掐成"十"字痕。
3. 在"十"字交叉处进针（图3-12）。

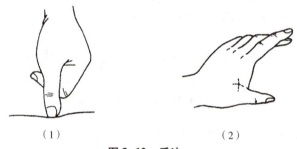

（1） （2）

图3-12 爪法

【技术要领】选准腧穴，掐按力度适度，右手快速进针。

【操作流程】爪法的操作流程见图3-13。

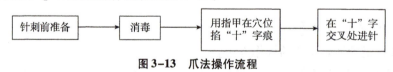

图3-13 爪法操作流程

【注意事项】爪前应清洁指甲；爪时不宜用力过猛，以免伤及皮肉。

（二）循法

【操作方法】
1. 患者采取仰卧位，暴露上肢，定取合谷穴。
2. 直刺，单双手进针均可，快速将针刺入皮下。
3. 缓缓进针，仔细寻找得气感。

4. 如一时无法得气，用拇指指腹或使第二、三、四指基本平直（屈曲第一指间关节）以指尖沿针刺腧穴所属经脉的循行路线均匀地揉按、循摄或叩打，以结束后仍有沿按压或叩打方向的传导感存在为度（图3-14）。

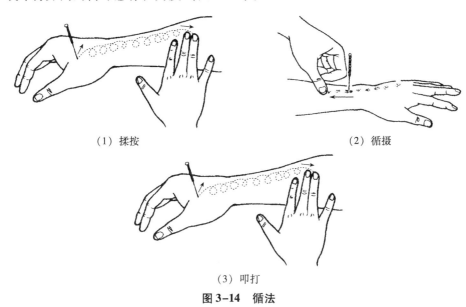

（1）揉按　　　　　　　　　　　（2）循摄

（3）叩打

图 3-14　循法

【技术要领】沿所属经脉循行路线，轻轻揉按、循摄或叩打。

【操作流程】循法的操作流程见图3-15。

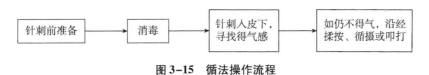

图 3-15　循法操作流程

【注意事项】循时用力要适度，用力过重则阻碍经气循行，使肌肉紧张度增加，产生疼痛；用力过轻则达不到目的。

（三）摄法

【操作方法】

1. 采取仰卧位，暴露上肢，定取外关穴。
2. 直刺，单双手进针均可，快速将针刺入皮下。
3. 缓缓进针，仔细寻找得气感。
4. 如不得气，用拇指、食指、中指三指相合，以三指指甲在针刺腧穴所在的经脉上下，沿经脉循行走向在经脉线上分段切压片刻，以切压结束后，仍有沿按压方向传导的感觉存在为度（图3-16）。

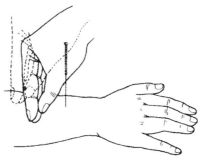

图 3-16　摄法

【技术要领】沿针刺腧穴所属经脉循行路线分段切压片刻。

【操作流程】摄法的操作流程见图3-17。

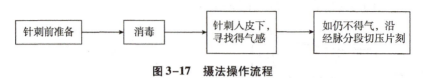

图3-17 摄法操作流程

【注意事项】注意指甲不宜过长，要修理平整、光滑。用力宜柔和，沿经脉循行走向在经脉线上切压。

（四）按法

【操作方法】

1. 患者采取仰卧位，暴露上肢，定取手三里穴。
2. 直刺，单双手进针均可，快速将针刺入皮下。
3. 缓缓进针，仔细寻找得气感。
4. 针刺得气后片刻，欲使针感向下传导，可用左手手指按压所刺腧穴的上方，右手捻针；反之亦然。

【技术要领】欲使针感下传，则按住腧穴上方，同时右手捻针；反之亦然。

【操作流程】按法的操作流程见图3-18。

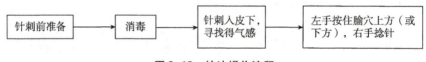

图3-18 按法操作流程

【注意事项】按腧穴时不要紧靠针身，以免影响行针或引起滞针；也不要用力太大，反致气血郁滞。

（五）扪法

【操作方法】

1. 患者采取仰卧位，暴露上肢，定取臂臑穴。
2. 直刺，单双手进针均可，快速将针刺入皮下。
3. 缓缓进针，仔细寻找得气感，得气后留针。
4. 出针后手持消毒干棉球按揉针孔，使针孔闭合（图3-19）。

【技术要领】出针后按揉针孔，使针孔闭合。

【操作流程】扪法的操作流程见图3-20。

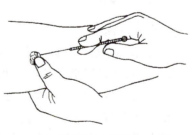

图3-19 扪法

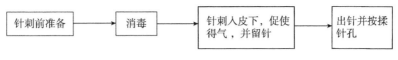

图3-20 扪法操作流程

【注意事项】扪时用力适宜，不宜过重。本法适用于虚寒性病证。

二、作用于毫针的辅助针刺手法

（一）搓法

【操作方法】
1. 患者采取仰卧位，暴露上肢，定取曲池穴。
2. 直刺，单双手进针均可，快速将针刺入皮下。
3. 缓缓进针，仔细寻找得气感。
4. 若刺入一定深度而未得气，以拇指、食指持针柄，由食指末节横纹开始，用拇指、食指如搓棉线样向前搓动至食指端，以针下沉紧有被肌肉缠着感为度（图3-21）。

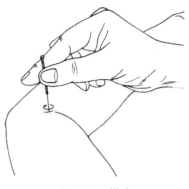

图3-21 搓法

【技术要领】用力均匀，向一个方向搓捻。

【操作流程】搓法的操作流程见图3-22。

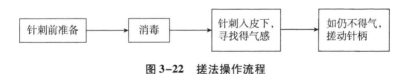

图3-22 搓法操作流程

【注意事项】搓时勿太过、太紧，搓3~5周即可，可配合提插法，以免引起滞针。

（二）刮法

【操作方法】
1. 患者采取仰卧位，暴露上肢，定取合谷穴。
2. 直刺，单双手进针均可，快速将针刺入皮下。
3. 缓缓进针，仔细寻找得气感。
4. 若刺入一定深度而未得气，以拇指的指腹抵住针尾，用食指指甲由针柄的针根部自下而上频频刮动；或食指的指腹抵住针尾，用拇指指甲自针柄的针根部自下而上频频刮动；亦可用食指、中指夹持针柄，以拇指指甲由上向下或由下向上轻刮针柄。以患者感觉针尖微微震颤为度（图3-23）。

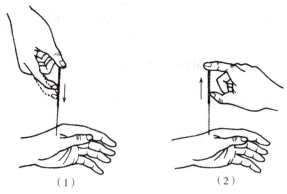

图3-23 刮法

【技术要领】手指灵活,用力均匀,力度适中。以患者感觉针尖微微震动为度。

【操作流程】刮法的操作流程见图3-24。

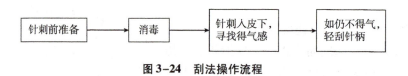

图3-24 刮法操作流程

【注意事项】医生的指甲要修理平整、光滑,不宜过长或过短。

(三)弹法

【操作方法】

1. 患者采取仰卧位,暴露上肢,定取曲池穴。
2. 直刺,单双手进针均可,快速将针刺入皮下。
3. 缓缓进针,仔细寻找得气感。
4. 若刺入一定深度而未得气,以食指或中指指甲轻弹针柄,以患者感觉针尖微微震颤为度(图3-25)。

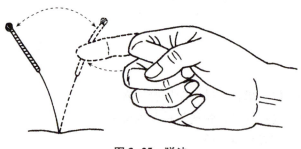

图3-25 弹法

【技术要领】在留针期间轻轻弹叩针柄,以针身微微颤动为度。一般7~10次即可。

【操作流程】弹法的操作流程见图3-26。

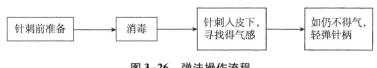

图 3-26 弹法操作流程

【注意事项】运用弹法时用力不可过猛，以免引起弯针、滞针；不可过频，以免产生相反作用而使经气速去。

（四）飞法

【操作方法】

1. 患者采取仰卧位，暴露上肢，定取曲池穴。
2. 直刺，单双手进针均可，快速将针刺入皮下。
3. 缓缓进针，仔细寻找得气感。
4. 若刺入一定深度未得气，弯曲食指，以食指第一或第二节桡侧和拇指指腹夹持针柄近针根部，细细捻转，然后突然张开两指，医生手形似飞鸟状（图3-27），反复数次。

【技术要领】拇指、食指轻轻搓摩针柄，然后突然张开，使针体颤动，用力要缓而匀。

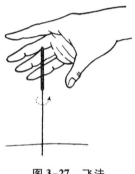

图 3-27 飞法

【操作流程】飞法的操作流程见图3-28。

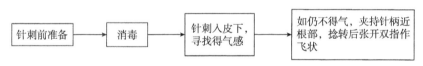

图 3-28 飞法操作流程

【注意事项】用力不宜过猛，过猛易引起滞针疼痛。

（五）颤法

【操作方法】

1. 患者采取仰卧位，暴露下肢，定取足三里穴。
2. 直刺，单双手进针均可，快速将针刺入皮下。
3. 缓缓进针，仔细寻找得气感。
4. 如针刺入一定深度而未得气，右手拇指、食指、中指三指持针柄，将小幅度、快频率的提插、捻转手法结合，如手颤之状，以患者感觉针尖微微颤动为度（图3-29）。

【技术要领】小幅度、快速提插兼捻转，使针

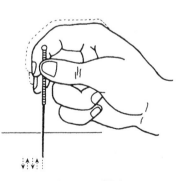

图 3-29 颤法

尖微微颤动为度；贵在用力轻柔。

【操作流程】颤法的操作流程见图3-30。

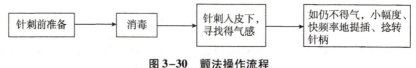

图 3-30 颤法操作流程

【注意事项】不宜大幅度地颤动和震摇，以免引起疼痛或滞针。

（六）摇法

【操作方法】

1. 患者采取仰卧位，暴露下肢，定取足三里穴。
2. 直刺，单双手进针均可，快速将针刺入皮下。
3. 缓缓进针，仔细寻找得气感。
4. 若针刺入一定深度而未得气，以拇指、食指、中指三指持针柄，将针轻轻摇动，以患者感觉针尖微微颤动为度（图3-31）。

【技术要领】轻轻摇动针柄，使针体微微颤动为度。

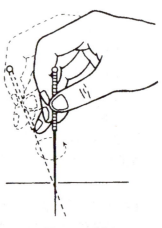

图 3-31 摇法

【操作流程】摇法的操作流程见图3-32。

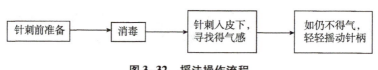

图 3-32 摇法操作流程

【注意事项】用力要轻，忌过猛引起疼痛。

（七）盘法

【操作方法】

1. 患者采取仰卧位，暴露腹部，定取中脘穴。
2. 直刺，单双手进针均可，快速将针刺入皮下。
3. 缓缓进针，仔细寻找得气感。
4. 针刺得气后片刻，用拇指、食指、中指三指扣住针尾，或用拇指、食指两指掐住针尾，将针向一个方向盘转（每盘360°）（图3-33）。向左盘或右盘，每盘3~5次，也可左右交替。

【技术要领】扣住针尾，向一个方向做360°盘法，也可左右交替。

【操作流程】盘法的操作流程见图3-34。

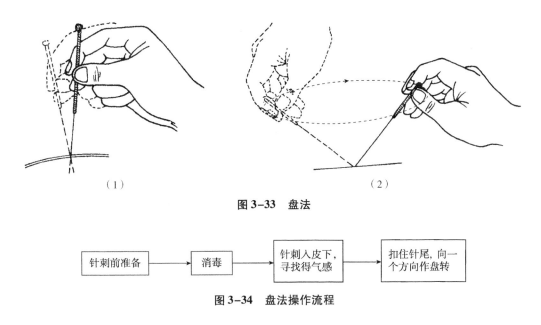

图 3-33 盘法

针刺前准备 → 消毒 → 针刺入皮下，寻找得气感 → 扣住针尾，向一个方向作盘转

图 3-34 盘法操作流程

【注意事项】不宜用拙力，不能行之太快，过速过猛容易引起弯针、滞针。

（八）弩法

【操作方法】

1. 患者采取仰卧位，暴露上肢，定取手三里穴。

2. 直刺，单双手进针均可，快速将针刺入皮下。

3. 缓缓进针，仔细寻找得气感。

4. 针刺得气后，用右手拇指、食指指腹夹持针柄，侧压针身使之弯曲，使针尖向前或向后；针尖方向与欲使经气传导方向一致（图 3-35）。

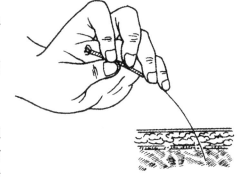

图 3-35 弩法

【技术要领】拇指、食指指腹夹持针柄，侧压针身，使针尖朝向患处，才能促使气至病所。

【操作流程】弩法的操作流程见图 3-36。

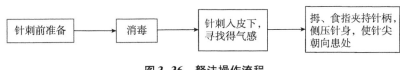

图 3-36 弩法操作流程

【注意事项】弩法应在得气、守气的基础上施术，才能使针下之气沿经脉传导，直达病所。

第四章　针刺补泻手法

第一节　单式针刺补泻手法

【实训目的与要求】
1. 掌握单式针刺补泻手法的基本操作技术。
2. 熟悉针刺补泻手法的基本知识。

【实训内容与方法】
1. 针刺补泻手法的基本知识，包括定义、分类、适用范围与注意事项。
2. 单式针刺补泻手法的基本操作技术，包括提插补泻法、捻转补泻法、徐疾补泻法、呼吸补泻法、开阖补泻法、迎随补泻法。

【实训器材】
1. 针具，一般选用28～30号、1～2寸的毫针。
2. 其他器材，包括75%酒精、消毒干棉球、消毒棉签、镊子或止血钳、针盘、棉球缸。

基本知识

疾病有虚实，针刺也应分补泻。基于这一理念古人创立了多种多样的针刺补泻手法。针刺补泻手法，即针刺治疗的补法与泻法，是指针对病证虚实和患者的具体反应而实施的两类针刺手法，是决定针刺疗效的一个重要因素。补法即凡是能扶助正气，促使低下的功能恢复正常的手法。泻法即凡是能疏泻邪气，使亢进的功能恢复正常的手法。

针刺补泻手法必须在针刺得气的基础上进行，而且要在针刺过程中获得补虚泻实的临床效应。决定临床针刺效应的主要因素有三个方面：一是机体反应状态；二是腧穴的特性；三是针刺手法。针刺的基本手法和补泻手法在临床上都能达到补虚泻实的效应。但是两者是有区别的，针刺基本手法的补泻效应多是依据机体的反应状态和腧穴的特性来达到的，尤其是通过机体的双向良性调节反应。而依据病证的虚实能够正确地应用针刺补泻手法，不仅可以使这种良性的调节作用得以加强，更可有效地改善机体的反应状态，引出更适宜于调整机体阴阳平衡的针刺感应。

针刺补泻手法依据操作术式的简单与复杂，可分为单式补泻手法和复式补泻手法。单式补泻手法操作术式简单或单一，即分别用提插、捻转、呼吸或徐疾等术式，通过其相反的操作术式来区分补法与泻法。常用的单式补泻手法有六种，即提插补泻、捻转补泻、徐疾补泻、呼吸补泻、开阖补泻、迎随补泻。复式补泻手法是将几种单式补泻手法综合起来而设立的。

基本技能

一、提插补泻法

提插补泻法主要是根据针体在穴内上提、下插手法的轻重来区分补泻的针刺手法。

【操作方法】

1. 采取仰卧位，取曲池穴或足三里穴。
2. 直刺，单双手进针均可，快速将针刺入皮下。
3. 进针后先行捻转或提插基本手法，得气后再进行补法和泻法的操作。
4. 补法：在得气处，进行重插轻提的行针手法，即紧按慢提，针下插时用力宜重，针上提时用力宜轻。如此反复操作练习（图4-1）。

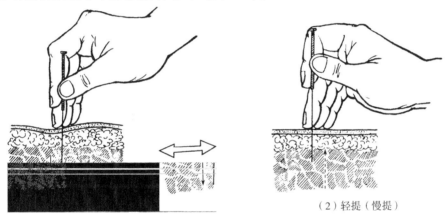

（2）轻提（慢提）

图4-1 提插补法

5. 泻法：在得气处，进行轻插重提的行针手法，即紧提慢按，针下插时用力宜轻，针上提用力宜重。如此反复操作练习（图4-2）。

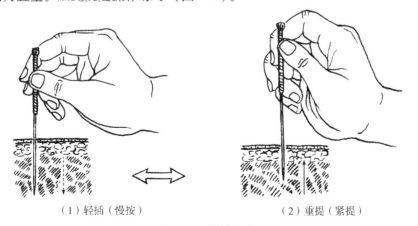

（1）轻插（慢按） （2）重提（紧提）

图4-2 提插泻法

【技术要领】根据腧穴可刺的深度来决定插针和提针的幅度；插针和提针的幅度要一致；重插轻提和轻插重提的手法操作要能明显地体现出来。

【操作流程】提插补泻法的操作流程见图4-3。

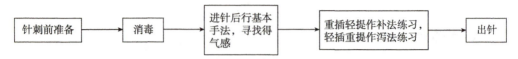

图4-3 提插补泻法操作流程

【临床应用】提插补泻法的临床应用见表4-1。

表4-1 提插补泻法临床应用举例

常见病症	针刺腧穴
胸胁痛	支沟（辨虚实、用补或泻）
胃痛	足三里（辨虚实、用补或泻）
腰痛	肾俞、委中（辨虚实、用补或泻）

【注意事项】

1. 开始练习时先用1.0~1.5寸的毫针，待操作技术熟练后再用1.5寸以上的毫针进行练习。

2. 开始练习时先在四肢部肌肉较丰厚处的腧穴上练习，不要在胸背部选择腧穴练习，以免因手法不熟练针刺过深而导致气胸。

二、捻转补泻法

捻转补泻法主要是根据针体在腧穴内捻转的方向、用力的轻重来区分补泻的手法。

【操作方法】

1. 采取仰卧位，取曲池穴或足三里穴。

2. 直刺，单双手进针均可，快速将针刺入皮下。

3. 进针后先行捻转或提插基本手法，得气后再进行补法和泻法的操作。

4. 补法：在针下得气处小幅度捻转，拇指向前左转时用力重，指力沉落向下；拇指向后右转还原时用力较轻，反复操作训练（图4-4）。

5. 泻法：在针下得气处小幅度捻转，拇指向后右转时用力重，指力浮起向上；拇指向前左转还原时用力较轻，反复操作训练（图4-5）。

【技术要领】捻转力度的轻重要分明，要从指力和速度两方面体现出来。

【操作流程】捻转补泻法的操作流程见图4-6。

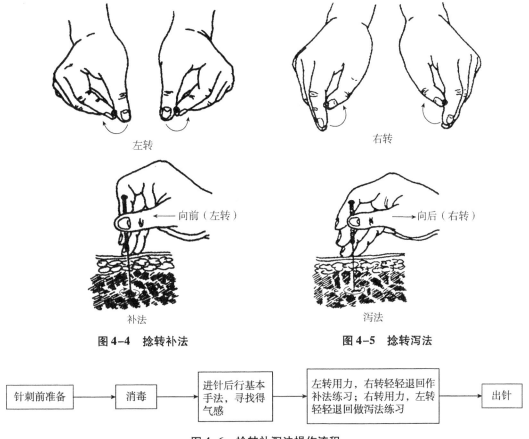

图 4-4　捻转补法　　　　　　图 4-5　捻转泻法

图 4-6　捻转补泻法操作流程

【临床应用】捻转补泻法的临床应用见表 4-2。

表 4-2　捻转补泻法临床应用举例

常见病症	针刺腧穴
头痛	列缺、风池（辨虚实、用补或泻）
面痛	下关、四白（辨虚实、用补或泻）
胃脘痛	中脘、足三里（辨虚实、用补或泻）

【注意事项】

1. 实施本手法时，须注意针体的还原，不要向一个方向捻针。

2. 捻转的角度不宜过大，一般掌握在 360° 以内；开始训练时频率也不宜过快，一般掌握在每 3 秒一次。

三、徐疾补泻法

徐疾补泻法是指针体在穴内，依据腧穴的深浅、进内与退外动作的快慢，以及出针与按穴动作的快慢，以区分补泻的针刺手法。

【操作方法】

1. 采取仰卧位，取曲池穴或足三里穴。
2. 直刺，单双手进针均可，快速将针刺入皮下。
3. 进针后先行捻转或提插基本手法，得气后再进行补法和泻法的操作。
4. 补法：在浅层得气，随之将针徐徐地向内推进到一定深度，再疾速退针至皮下，如此反复操作。出针时，快速出针并疾按其穴（图4-7）。重在徐入。
5. 泻法：将针快速刺入皮肤后，再疾速插入深层得气，随之徐徐地向外退针至皮下；反复操作数次。出针时，缓缓出针并且不按其穴或缓按其穴（图4-8）。重在徐出。

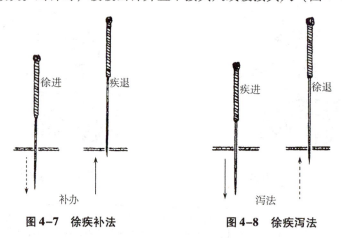

图4-7 徐疾补法　　　　　图4-8 徐疾泻法

【技术要领】本法的补法重在徐入，即缓慢地向下推针；本法的泻法重在徐出，即缓慢地向上提针。

【操作流程】徐疾补泻法的操作流程见图4-9。

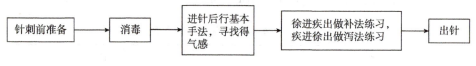

图4-9 徐疾补泻法操作流程

【临床应用】徐疾补泻法的临床应用见表4-3。

表4-3 徐疾补泻法临床应用举例

常见病症	针刺腧穴
癫狂	丰隆、太冲（辨虚实，用补或泻）
月经不调	关元、三阴交（辨虚实，用补或泻）
黄疸	阳陵泉、阴陵泉（辨虚实，用补或泻）

【注意事项】

1. 注意本法与提插补泻法的区别，徐疾补泻是以进针、退针的速度为标准，指导思想是纳气入内与引气外出；提插补泻则在针下得气处小幅度上下提插，以提或插手法的轻重为标准，指导思想是调理阴阳之气，增强针刺感应，为热补凉泻打下坚固的基础。

2. 徐与疾的手法，必须能明确区分。

四、呼吸补泻法

呼吸补泻法是指在运用针刺手法时，配合患者的呼吸以区分补泻的方法。

【操作方法】

1. 采取仰卧位，取内关穴或足三里穴。术者持针按如下的方法进行补法和泻法的操作。

2. 补法：患者呼气时将针刺入腧穴，得气后，当患者呼气时插针，吸气时提针，最后吸气时出针（图4-10）。

3. 泻法：患者吸气时将针刺入腧穴，得气后，当患者吸气时插针，呼气时提针，最后呼气时出针（图4-11）。

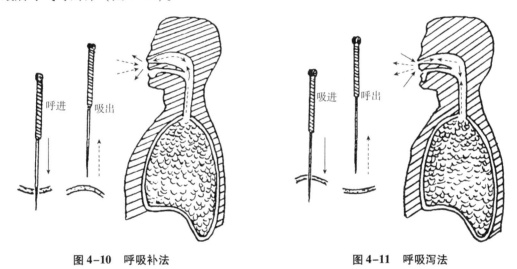

图4-10　呼吸补法　　　　　　图4-11　呼吸泻法

【技术要领】呼进吸出为补；吸进呼出为泻。若观察患者呼吸不明显时，术者可用语言指示患者进行呼气和吸气，然后再随患者的呼吸进行操作。

【操作流程】呼吸补泻法的操作流程见图4-12。

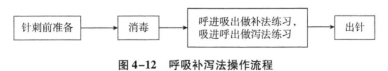

图4-12　呼吸补泻法操作流程

【临床应用】呼吸补泻法的临床应用见表4-4。

表 4-4 呼吸补泻法临床应用举例

常见病症	针刺腧穴
胃痛	梁丘（辨虚实，用补或泻）
胸痛	支沟（辨虚实，用补或泻）
痛经	地机、三阴交（辨虚实，用补或泻）

【注意事项】实施本法时，应令患者作深而徐缓的呼吸调息，术者最好也应同时进行呼吸调息，与患者的呼吸调息保持一致。

五、开阖补泻法

开阖补泻法是指针刺过程中，在出针时是否按闭针孔以区分补泻的方法。

【操作方法】
1. 采取仰卧位，取合谷穴。
2. 用爪切进针法进针。
3. 用基本手法得气后，再进行补法和泻法的操作。
4. 补法：缓慢出针，疾按闭针孔，用押手揉按针孔片刻（图4-13）。
5. 泻法：疾速出针，出针时摇大针孔，出针后不按压针孔，或缓按针孔（图4-14）。

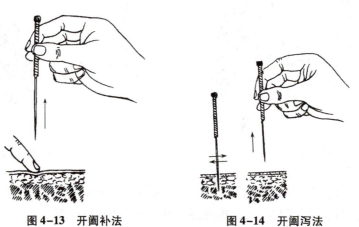

图 4-13 开阖补法　　　　图 4-14 开阖泻法

【技术要领】补法缓出针疾按针孔；泻法则疾出针不（缓）按针孔。

【操作流程】开阖补泻法的操作流程见图4-15。

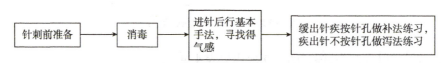

图 4-15 开阖补泻法操作流程

【临床应用】开阖补泻法的临床应用见表4-5。

表 4-5 开阖补泻法临床应用举例

常见病症	针刺腧穴
鼻渊	合谷（与其他补泻手法并用）
牙痛	下关、内庭（与其他补泻手法并用）
咽喉肿痛	尺泽、外关（与其他补泻手法并用）

【注意事项】临床较少单独应用，多在复式补泻手法中使用。

六、迎随补泻法

迎随补泻法是以针向顺经而刺、逆经而刺来区分补泻的针刺手法。

【操作方法】

1. 患者采取仰卧位，取手三里穴。

2. 补法：用提捏进针法，针尖朝向肘部方向斜针浅刺 1 寸左右，即顺经而刺（图 4-16）。

3. 泻法：用提捏进针法，针尖朝向手腕方向斜针浅刺 1 寸左右，即逆经而刺（图 4-16）。

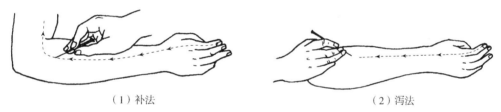

（1）补法　　　　　　　　　　　　（2）泻法

图 4-16　迎随补泻法

【技术要领】顺经而刺为补，逆经而刺为泻。

【操作流程】迎随补泻法的操作流程见图 4-17。

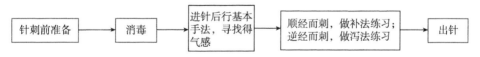

图 4-17　迎随补泻法操作流程

【临床应用】迎随补泻法的临床应用见表 4-6。

表 4-6　迎随补泻法临床应用举例

常见病症	针刺腧穴
乳痈	足三里（逆经而刺泻法）
落枕	绝骨（逆经而刺泻法）
咳嗽实证	列缺（逆经而刺泻法）

【注意事项】要熟记十四经脉的循行方向。

第二节 复式针刺补泻手法

【实训目的与要求】
1. 掌握复式针刺补泻手法的基本操作技术。
2. 熟悉复式针刺补泻手法的基本知识。

【实训内容与方法】
1. 复式针刺补泻手法的基本知识,包括定义、分类、适用范围。
2. 复式针刺补泻手法的基本操作技术,包括烧山火、透天凉、阳中隐阴、阴中隐阳四种手法。

【实训器材】
1. 针具,一般选用28~30号、1.5~2.0寸的毫针。
2. 其他器材,包括75%酒精、消毒干棉球、消毒棉签、镊子或止血钳、针盘、棉球缸。

基本知识

复式针刺补泻手法,是将多种单式补泻手法综合应用,操作较为复杂的针刺补泻手法。这些手法多由金元时期以后的针灸医家所创立。

复式针刺补泻手法可以分为补法、泻法和补泻兼施三类。补法类以烧山火为代表,泻法类以透天凉为代表,补泻兼施类以阳中隐阴和阴中隐阳为代表。

补法类具有补虚的作用,用于阳气虚所致的阴寒证;泻法类具有泻实的作用,用于实热火邪所致的阳热证。补泻兼施类具有补泻兼施的作用,用于虚实夹杂的病证。

基本技能

一、烧山火

烧山火是一种热补法,是由几种单式补法如呼吸、徐疾、提插、开阖等组成,以针下产生热感为效应指标。通过施行手法,使机体阳气渐隆,热感渐生,阴寒自除,起到补虚的作用。

【操作方法】患者采取仰卧位,选取足三里穴,按常规进行消毒,将足三里穴的可刺深度分为浅、中、深三层(天、人、地三部),每层0.5寸。然后按如下步骤和方法进行手法操作:

1. 进针时,术者重用押手指切。
2. 令患者自然地鼻吸口呼,随其呼气,将针直刺入穴内0.5寸处,即浅层(天部),可用基本手法得气。
3. 得气后,采用提插补泻的补法——重插轻提,连续重复9次(行九阳数)。
4. 再将针刺入1.0寸处,即中层(人部),再用提插补泻的补法——重插轻提,连续重复9次(行九阳数)。

5. 其后将针刺入 1.5 寸处，即深层（地部），再用提插补泻的补法——重插轻提，连续重复 9 次（行九阳数）。此时，若针下产生热感，稍待片刻。

6. 随患者吸气时将针 1 次提到 0.5 寸处（浅层），此为一度。如针下未产生热感，可随患者呼气时再如前法实施，一般不超过三度。

7. 手法操作完毕后，留针 15～20 分钟，待针下松弛时，候患者吸气时将针快速拔出，疾按针孔（图 4-18）。

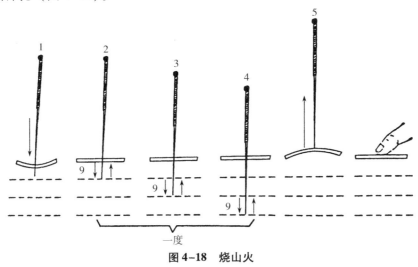

图 4-18　烧山火

【技术要领】分三层操作，先浅后深，三进一退，每层均在得气后用提插补法。进针和出针配合呼吸补法，出针用开阖补法。

【操作流程】烧山火的操作流程见图 4-19。

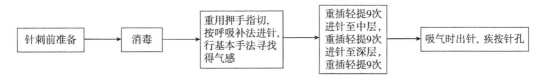

图 4-19　烧山火操作流程

【临床应用】烧山火的临床应用见表 4-7。

表 4-7　烧山火临床应用举例

常见病症	针刺腧穴
漏肩风	肩髃、条口
胃痛寒证	中脘、关元、内关
痛经寒证	地机、三阴交、中极

【注意事项】

1. 烧山火手法一般选用肌肉丰厚处的腧穴。四肢末端或肌肉浅薄处，或有重要脏器、器官、血管、肌腱部位的腧穴则不宜采用此法。

2. 分层要清晰，可通过留在体外针体的长度来判断刺入的深度和层次。

3. 分层手法的操作，可用捻转补法代替提插补法。

4. 当热感在天部或人部出现时（患者自觉皮肤发热或出汗），即不必做完全程，应结束操作。施术适可而止，不可强求热感。一般情况下操作三度即可停止。

5. 施术时，术者和患者均应保持安静，注意力集中，细心体会针感。术者不宜暗示患者。

二、透天凉

透天凉是一种凉泻法，是由几种单式泻法如呼吸、徐疾、提插、开阖等组成，以针下产生凉感为效应指标。通过施行手法，使体内阴气渐隆，凉感渐生，邪热得消，而起到泻实的作用。

【操作方法】患者采取仰卧位，选取足三里穴，按常规进行消毒，将足三里穴的可刺深度分为浅、中、深三层（天、人、地三部），每层0.5寸。然后按如下步骤和方法进行手法操作：

1. 进针时，术者轻用押手指切。

2. 令患者自然地鼻呼口吸，随其吸气将针直刺入穴内1.5寸处即深层（地部），可用基本手法得气。

3. 得气后，用提插补泻的泻法——轻插重提，如此反复6次（行六阴数）。

4. 再将针提至1.0寸处即中层（人部），继用提插补泻的泻法——轻插重提，如此反复6次（行六阴数）。

5. 再将针提至0.5寸处即浅层（天部），继用提插补泻的泻法——轻插重提，如此反复6次（行六阴数）。此为一度，针下可产生凉感。若针下未产生凉感，可将针一次下插至1.5寸处，再按前法实施。但一般不超过三度。凉感不论在地部、人部、天部出现，均可停止手法操作。

6. 手法操作完毕后，可随患者呼气将针边摇边缓慢拔出，不按针孔或缓按针孔（图4-20）。

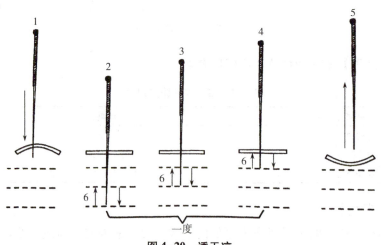

图4-20 透天凉

【技术要领】分三层操作，先深后浅，一进三退，每层均在得气后用提插泻法。进针和出针配合呼吸泻法，出针用开阖泻法。

【操作流程】透天凉的操作流程见图4-21。

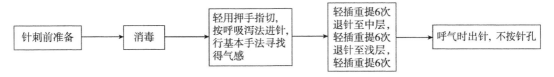

图4-21 透天凉操作流程

【临床应用】透天凉的临床应用见表4-8。

表4-8 透天凉临床应用举例

常见病症	针刺腧穴
感冒高热	曲池
痰热咳嗽	孔最
中风闭证	足三里、丰隆

【注意事项】

1. 透天凉手法一般选用肌肉丰厚处的腧穴。四肢末端或肌肉浅薄处，或有重要脏器、器官、血管、肌腱部位的腧穴则不宜采用此法。

2. 分层要清晰，可通过留在体外针体的长度来判断刺入的深度和层次。

3. 分层手法操作，可用捻转泻法代替提插泻法。

4. 当凉感在地部或人部出现时（患者自感皮肤发凉或全身凉爽），即不必做完全程，应结束操作。施术适可而止，不可强求凉感。一般情况下操作三度即可停止。

5. 施术时，术者和患者均应保持安静，注意力集中，细心体会针感。术者不宜暗示患者。

三、阳中隐阴

阳中隐阴是补泻兼施的一种补泻手法，为先补后泻法，即先在浅层行补法，再在深层行泻法。用于治疗先寒后热证。

【操作方法】患者采取仰卧位，选取曲池穴，按常规进行消毒，将曲池穴的可刺深度分为浅、深两层，每层0.5寸。然后按如下步骤和方法进行手法操作：

1. 押手指切进针。

2. 将针直刺入0.5寸处（浅层），行基本手法得气。

3. 得气后，行提插补法或捻转补法9次。

4. 将针直刺入1.0寸处（深层），行基本手法得气。

5. 得气后，行提插泻法或捻转泻法6次。

6. 手法结束后，按常规出针（图4-22）。

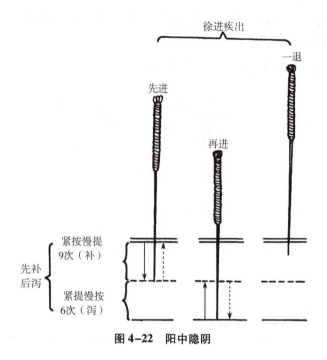

图4-22 阳中隐阴

【技术要领】分两层操作,先浅后深,浅层行补法,深层行泻法。

【操作流程】阳中隐阴的操作流程见图4-23。

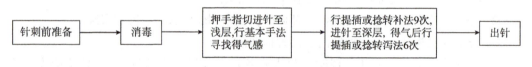

图4-23 阳中隐阴操作流程

【临床应用】阳中隐阴的临床应用见表4-9。

表4-9 阳中隐阴临床应用举例

常见病症	针刺腧穴
先寒后热证	曲池
瘾疹	风市、足三里
咽喉肿痛（内实外虚）	合谷

【注意事项】分清层次与补泻次序。

四、阴中隐阳

阴中隐阳也是补泻兼施的一种补泻手法,为先泻后补法,即先在深层行泻法,再在浅层行补法。此法用于治疗先热后寒证。

【操作方法】患者采取仰卧位,选取曲池穴,按常规进行消毒,将曲池穴的可刺深度分为浅、深两层,每层0.5寸。然后按如下步骤和方法进行手法操作:

1. 押手指切快速进针。
2. 将针直刺入 1.0 寸处（深层），行基本手法得气。
3. 得气后，行提插泻法或捻转泻法 6 次。
4. 将针提至 0.5 寸处（浅层），行基本手法得气。
5. 得气后，行提插补法或捻转补法 9 次。
6. 手法结束后，按常规缓慢出针（图 4-24）。

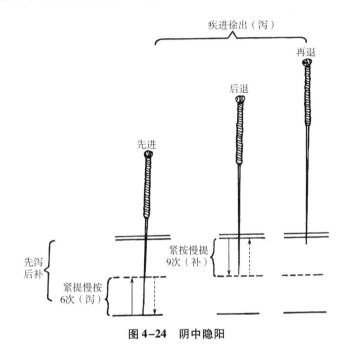

图 4-24 阴中隐阳

【技术要领】分两层操作，先深后浅，深层行泻法，浅层行补法。

【操作流程】阴中隐阳的操作流程见图 4-25。

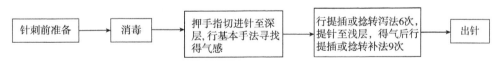

图 4-25 阴中隐阳操作流程

【临床应用】阴中隐阳的临床应用见表 4-10。

表 4-10 阴中隐阳临床应用举例

常见病症	针刺腧穴
先热后寒证	合谷
水肿	水分、阴陵泉
月经病有瘀血者	三阴交

【注意事项】分清层次与补泻次序。

第三节　飞经走气四法

【实训目的与要求】
1. 掌握毫针飞经走气四法的基本操作技术。
2. 熟悉毫针飞经走气四法的基本知识。

【实训内容与方法】
1. 飞经走气四法的基本知识。
2. 飞经走气四法的基本操作技术，包括青龙摆尾法、白虎摇头法、苍龟探穴法、赤凤迎源法。

【实训器材】
1. 针具，一般选用28~30号、1.5~2.0寸的毫针。
2. 其他器材，包括75%酒精、消毒干棉球、消毒棉签、镊子或止血钳、针盘、棉球缸。

基本知识

飞经走气四法是四种行气手法的统称。此四法出于明代泉石心《金针赋》，目的是使气行能够通关过节，多用于一般行气手法中气行在关节处受阻涩时，此四法被《金针赋》称为行气的"大段之法"。

基本技能

一、青龙摆尾法

青龙摆尾法是一种行气手法，是在腧穴浅层以针向行气，并摇摆针柄而组成的手法。在《金针赋》飞经走气四法中列为第一法，即"青龙摆尾，如扶船舵，不进不退，一左一右，慢慢拨动"。

【操作方法】采取仰卧位，选取内关穴，按常规进行消毒，术者持针，按如下步骤与方法进行操作：

1. 用指切进针法将针直刺入1.0寸左右处，行基本手法得气。
2. 得气后，将针提至0.5寸左右处（浅层），按倒针身，以针尖指向上方（肘部）。
3. 持针柄不进不退，左右（在45°角内）慢慢摆动，往返摆针如扶船舵之状，一般左右摆动9次。
4. 让患者细细体会是否有气通过肘关节向腋下或胸部运行的感觉，如有，可停止操作，缓缓将针拔出，疾闭针孔。如没有气向上运行的感觉，可再将针柄左右摆动9次，如仍不出现气向上运行的感觉，可停止操作出针，不可一味强求（图4-26）。

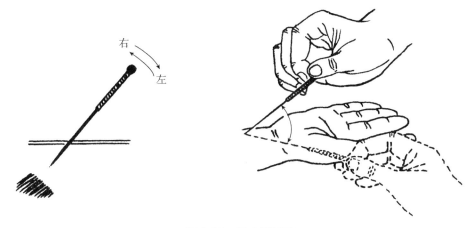

图 4-26 青龙摆尾法

【技术要领】先直刺求得气,提针至浅层,将针按倒,针向病所,一左一右,慢慢摆动。

【操作流程】青龙摆尾法的操作流程见图 4-27。

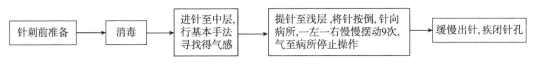

图 4-27 青龙摆尾法操作流程

【临床应用】青龙摆尾法的临床应用见表 4-11。

表 4-11 青龙摆尾法临床应用举例

常见病症	针刺腧穴
胃脘痛	足三里（欲使经气上行至腹部）
肘劳	手三里（欲使经气上行至肘部）
偏头痛	外关（欲使经气上行至侧头部）

【注意事项】

1. 本法必须在浅层操作,针体不进不退,动作均匀自然,左右对称,幅度不可忽大忽小,速度宜慢不宜快。

2. 要达到气至病所的效果,其影响因素是多方面的,除与手法的准确和熟练程度有关外,还与患者的体质、疾病的情况等多种因素有密切关系。因此在训练时,如未达到预期的效果,不可灰心,也不能强行反复操作,造成腧穴局部的不适感或后遗疼痛感。

二、白虎摇头法

白虎摇头法是一种行气手法,是在深层得气后向外退针时,结合直立针身左右摇针的手法。在《金针赋》飞经走气四法中列为第二法,即"白虎摇头,似手摇铃,退方进圆,兼之左右,摇而振之"。

【操作方法】采取仰卧位,选取足三里穴,按常规进行消毒,术者持针,按如下步骤与方法进行操作:

1. 可用指切法直刺进针至腧穴深层(地部),行基本手法得气。
2. 得气后用拇、食指夹持针柄向外退针,随患者呼吸边转边摇动针体:左转一呼一摇,呈半圆形,由右下方摇着进至左上方(进圆);再右转一吸一摇,呈半方形,由左上方退至右下方(退方)。如此反复数次(图4-28)。
3. 再左右摇动针体,如手摇铃,期间要有停顿,以使针体振动。边左右摇边退针至浅层。
4. 手法结束后,按常规出针。

临床也有按以下方法操作者:先直刺捻转进针,直达深层(地部),得气后,用中指拨动针身,使针快速左右摇动,如手摇铃一样,边摇边提针;与此同时,于所针腧穴经脉的一端,用左手按压,让此端经脉关闭,使经气沿经脉向另一端传导运行,直达病所(图4-29)。

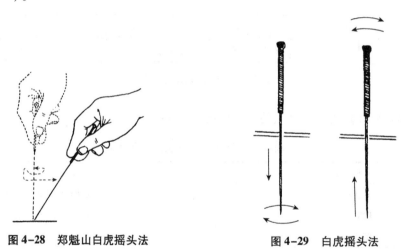

图 4-28 郑魁山白虎摇头法　　　　图 4-29 白虎摇头法

【技术要领】深层得气,边退边摇,边摇边转,一左一右,配合呼吸,左转一呼,右转一吸,退方进圆,似手摇铃,摇而振之。

【操作流程】白虎摇头法的操作流程见图4-30。

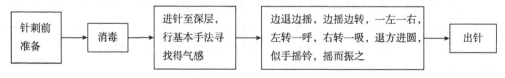

图 4-30 白虎摇头法操作流程

【临床应用】白虎摇头法的临床应用见表4-12。

表 4-12 白虎摇头法临床应用举例

常见病症	针刺腧穴
腰痛	委中（欲使经气上行）
膝关节痛	秩边（欲使经气上行）
痔疮	承山（欲使经气上行）

【注意事项】左右摇针的动作必须均匀自然，幅度不可忽大忽小，速度不可忽快忽慢。

三、苍龟探穴法

苍龟探穴法是一种行气手法，是直刺得气后再向上下左右一退三进以搜气的针刺手法。本法在《金针赋》中列为飞经走气第三法，即"苍龟探穴，如入土之象，一退三进，钻剔四方"。

【操作方法】采取俯卧或侧卧位，选取环跳穴，按常规进行消毒，术者持针，按如下步骤与方法进行操作：

1. 用夹持法进针至深层，得气后一次将针退至浅层。
2. 先向上方斜刺进针，由浅入深，分三部徐徐而行，待针刺得到新的针感时，再一次退至浅层。
3. 再向下方斜刺进针，由浅入深，分三部徐徐而行，待针刺得到新的针感时，再一次退至浅层。
4. 再向左方斜刺进针，由浅入深，分三部徐徐而行，待针刺得到新的针感时，再一次退至浅层。
5. 再向右方斜刺进针，由浅入深，分三部徐徐而行，待针刺得到新的针感时，再一次退至浅层。
6. 手法操作结束后，按常规出针（图4-31）。

【技术要领】先深后浅，一退三进，上下左右依次而行，浅中深三部，徐徐而进，深部得气而止。

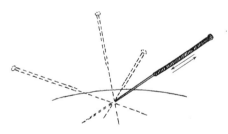

图 4-31 苍龟探穴法

【操作流程】苍龟探穴法的操作流程见图4-23。

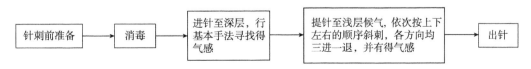

图 4-32 苍龟探穴法操作流程

【临床应用】苍龟探穴法的临床应用见表4-13。

表 4-13　苍龟探穴法临床应用举例

常见病症	针刺腧穴
坐骨神经痛、梨状肌损伤	环跳（使针感在臀大肌扩散并下行）
肩周炎	肩髃、肩髎（使针感在三角肌扩散）
肘关节痛	曲池（使针感在肘关节局部扩散）

【注意事项】本法适宜四肢肌肉丰厚处的腧穴。肌肉浅薄处不宜用，胸腹和背部禁用，以免刺伤脏器。

四、赤凤迎源法

赤凤迎源法是针刺行气手法的一种，是以飞法为主要特征的针刺手法。在《金针赋》中列为飞经走气第四法，即"赤凤迎源，展翅之仪，入针至地，提针至天，候针自摇，复进其原，上下左右，四围飞旋"。

【操作方法】采取仰卧位，选取曲池穴，按常规进行消毒，术者持针，按如下步骤与方法进行操作：

1. 用押手指切法进针，先直刺进针至深层。
2. 退针至浅层，待针下得气，针体自然摇动。
3. 进针至中层，然后边提插，边捻转。
4. 用刺手拇、食两指呈交互状，拇指头向前，食指头向后，将两指弯曲，由针根部用拇指指腹及食指第一节桡侧由下而上呈螺旋式搓摩。两指一搓一放，使针颤抖。反复数次（图4-33）。

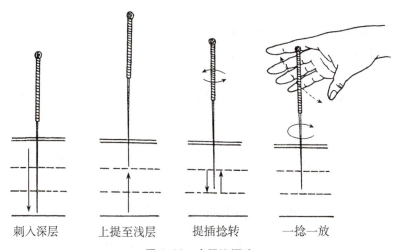

刺入深层　　上提至浅层　　提插捻转　　一捻一放

图 4-33　赤凤迎源法

5. 手法操作结束，按常规出针。

【技术要领】先深后浅再进中层，拇指、食指二指一搓一放，使针颤抖。

【操作流程】赤凤迎源法的操作流程见图4-34。

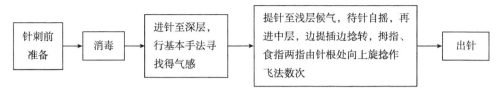

图 4-34 赤凤迎源法操作流程

【临床应用】赤凤迎源法的临床应用见表 4-14。

表 4-14 赤凤迎源法临床应用举例

常见病症	针刺腧穴
落枕	悬钟
腹痛	足三里、上巨虚、下巨虚
膝关节痛	阴陵泉、阳陵泉

【注意事项】

1. 做两指一搓一放手法时,力度要均匀一致,使指感犹如转针,但针体不能上提。
2. 手法宜缓,不宜过猛,过猛易引起滞针或疼痛。

第五章　灸　法

第一节　艾灸法

【实训目的与要求】
1. 掌握艾灸法的基本操作技术。
2. 熟悉艾灸法的基本知识。

【实训内容与方法】
1. 艾灸法的基本知识，包括定义、适用范围、作用与分类等。
2. 艾灸法基本操作技术，艾炷灸法、艾条灸法、温针灸法、温灸器灸法。

【实训器材】
1. 灸材与灸具，包括艾绒、艾炷器、艾条、温灸器、温灸盒、毫针。
2. 其他用具，包括75%酒精、消毒干棉球、消毒棉签、棉球缸、胶布、镊子、手术剪、凡士林膏、火柴、线香、万花油、酒精灯、大蒜、鲜生姜、精细盐、附子饮片、砧板、刀具、捣蒜杵臼、白棉布等。

基本知识

灸法是指利用艾叶等易燃材料或药物，在腧穴上或患处进行烧灼和熏熨，借其温热性刺激及药物的药理作用，以达到防病治病目的的一种外治方法。

灸法是针灸学的重要组成部分。同针法一样，灸法也是建立在脏腑、经络、腧穴等基础上，通过刺激腧穴而起到防病治病的作用，其临床适用范围非常广泛。它既可以治疗体表的病证，也能够治疗脏腑气血的病证；既可以治疗慢性病证，也可以治疗某些急性病证；既可以治疗虚寒性病证，也可以治疗实热性病证。但由于灸法的刺激因素、作用方式与针法有着明显的不同，因此，灸法可弥补针法的不足，在临床上，对针法治疗无效或效果不显著的病证，单纯使用灸法或与针法配合应用，往往能提高治疗效果。《内经》中所说的"针所不为，灸之所宜"，即概括了灸法在临床上的应用价值。

灸法的作用，归纳起来主要有四个方面：温通经络，祛寒散邪；补虚培本，回阳固脱；行气活血，消肿散结；预防保健，益寿延年。

灸法的种类十分丰富，依据施灸材料可将其分为艾灸法和非艾灸法两大类。

凡以艾叶为主要施灸材料的各种施灸方法，均属于艾灸法。艾灸法是灸法的主体，从古至今在临床上应用最为广泛。

艾叶为隰草类菊科多年生草本植物艾的干燥叶。艾叶作为灸料，具有温通经络、行气活血、祛湿逐寒、消肿散结、回阳救逆及防病保健等作用。艾叶经过加工制成细软的艾绒，优点更为突出，一是便于搓成大小不同的艾炷，易于燃烧，气味芳香；二是燃烧时热力温和，能穿透皮肤，直达组织深部。

艾灸法依据操作方式的不同，又可分为艾炷灸、艾卷灸、温灸器灸、温针灸及其他特殊的艾灸法。

基本技能

一、艾炷灸法

艾炷灸法是指将艾绒做成圆锥形的艾炷进行施灸的方法。艾炷灸法根据艾炷是否直接放置在腧穴皮肤上，又分为直接灸（着肤灸）和间接灸（隔物灸）两种，适用于不同体质与治疗要求。

艾炷规格：

小炷：如麦粒大，常作直接灸用。

中炷：如半个枣核大，相当于大炷的一半，常作间接灸用。

大炷：如半个橄榄大，炷高1cm，炷底直径约1cm，可燃烧3~5分钟，常作间接灸和化脓灸用。

艾炷无论大小，直径与高度大致相等。

（一）制作艾炷

艾炷制作方法，分为手工制作与艾炷器制作两种。

1. 手工制作艾炷法

【操作方法】

（1）根据所制艾炷的大小，撮取适量艾绒。

（2）小炷可先将艾绒搓成大小适合的艾团，夹在左手拇、食指指腹间，食指要在上，拇指要在下，再用右手拇、食指将艾团向内相对挤压，即可将圆形艾团压缩成上尖下平之三棱形艾炷。

（3）中、大炷则须将艾绒置于平板上，用拇指、食指、中指三指边捏边旋转，将艾绒捏成上尖下平的圆锥体（图5-1）。

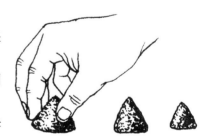

图5-1　手工制作艾炷法

【技术要领】艾炷搓捏以紧实为要，底面要平，能放置平稳，燃烧时火力由弱到强，患者易于耐受，且耐燃而不易爆。

【操作流程】手工制作艾炷法的操作流程见图5-2。

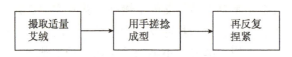

图 5-2　手工制作艾炷法操作流程

【注意事项】

（1）艾炷大小可随治疗需要而定。

（2）根据施灸所需量和所需艾炷大小，施灸前应先制作好艾炷，避免在施灸时现做现灸而致手忙脚乱，影响施灸的注意力。

2. 艾炷器制作艾炷法　艾炷器由金属、有机玻璃或木块制成，平面上钻有锥形空洞，洞下留一小孔，称为艾炷模，另配有压棒和探针。

【操作方法】将艾绒放入艾炷器空洞中，另用压棒直插孔内，紧压艾绒，按压紧实后，翻转艾炷模，用探针从背后的小孔顶出艾炷。用艾炷器制作的艾炷，艾绒紧密，大小一致，更便于使用（图 5-3）。

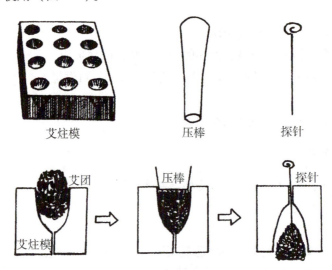

图 5-3　艾炷器制作艾炷

（二）直接灸法

艾炷直接灸，又称着肤灸，是将艾炷直接置于腧穴之上点燃施灸的方法。根据施灸程度的不同，直接灸又分为化脓灸（瘢痕灸）和非化脓灸（非瘢痕灸）两种。

1. 化脓灸　化脓灸灼伤较重，可使局部皮肤黑硬、起水泡、化脓、溃破、结痂，愈合后留永久瘢痕。本法古代盛行，现代多用于一些疑难杂症和预防中风及中老年人的保健。

【操作方法】

（1）采取仰卧位，暴露下肢膝关节以下部位，用标记笔标记足三里穴。

（2）用棉签蘸少许大蒜汁，涂于足三里穴处将艾炷黏附于腧穴皮肤上，用线香点燃艾炷顶部并待其燃烧。

（3）当艾炷燃烧至底部，患者感觉灼痛难忍时，医生可用双手拇指于腧穴两旁用力按压或于腧穴附近用力拍打以缓解疼痛。

（4）待艾炷燃尽后，用镊子夹去艾灰，再在施灸的原处涂少许蒜汁，另换一炷。如上法反复施灸至规定的壮数，一般灸 5~7 壮。

（5）灸毕后，腧穴局部皮肤呈现黑硬，周边有红晕，继而起水泡。用无菌纱布覆盖局部，外用胶布固定。

（6）一般在 7 天左右局部皮肤溃烂，出现无菌性化脓，脓液多为白色。经 35~45 天，灸疮结痂脱落，留有永久性瘢痕（图 5-4）。

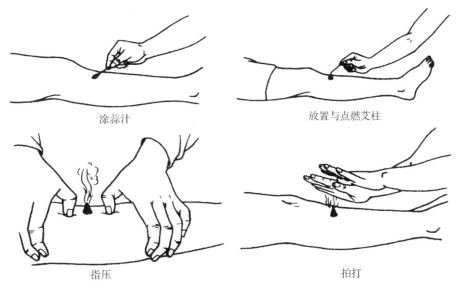

图 5-4 化脓灸

【技术要领】选用大艾炷，局部灼痛难忍时，可用指压或拍打法缓解，每炷务必燃尽，化脓期间无菌化处理灸疮，以防感染。

【操作流程】化脓灸的操作流程见图 5-5。

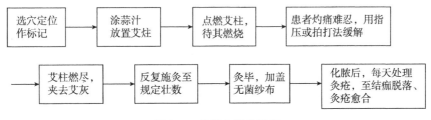

图 5-5 化脓灸操作流程

【临床应用】化脓灸的临床应用见表 5-1。

表 5-1 化脓灸临床应用举例

常见病症	施灸腧穴
预防中风	足三里、绝骨
哮喘	肺俞、风门
慢性腹泻	足三里、上巨虚
血栓闭塞性脉管炎	膈俞

【注意事项】

（1）需采用瘢痕灸时，必须先征得患者同意。艾灸火力应先小后大，灸量先少后多，程度先轻后重，以使患者逐渐适应。患者在精神紧张、大汗后、劳累后或饥饿时不适宜应用本疗法。妊娠期妇女腰骶部和少腹部不宜用瘢痕灸。

（2）选穴上，在面部、关节处、大血管处禁用此法。

（3）化脓期间禁盆浴，可淋浴，浴后应及时清洁疮面，每日更换无菌纱布。灸后10天仍未发灸疮者，可多食富含蛋白质的食物。

2. 非化脓灸 非化脓灸使腧穴局部皮肤发生红晕或轻微灼伤，灸后不化脓、不遗留瘢痕。本法适应证广泛，一般常见病均可应用。因其灸时痛苦小，且灸后不化脓、不留瘢痕，易为患者接受。

【操作方法】

（1）采取仰卧位，暴露下肢膝关节以下部位，用标记笔标记足三里穴。

（2）用棉签蘸少许凡士林软膏涂于足三里穴处，将艾炷黏附于腧穴皮肤上，用线香点燃艾炷顶部并待其燃烧。

（3）当艾炷燃烧接近其底部，患者感觉局部灼痛时，用镊子将残余的艾炷夹去或压灭（在拇指指腹上贴上胶布，用拇指压灭）。

（4）再于原施灸处涂少许凡士林，另换一炷。如上法反复施灸至规定的壮数，一般灸3~7壮。

（5）灸毕后，腧穴局部皮肤出现红晕或轻微烫伤，一般无须处理。

【技术要领】选用中、小艾炷，患者局部有灼痛感即可夹去艾炷。

【操作流程】非化脓灸的操作流程见图5-6。

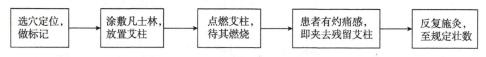

图 5-6 非化脓灸操作流程

【临床应用】非化脓灸的临床应用见表5-2。

表 5-2 非化脓灸临床应用举例

常见病症	施灸腧穴
病毒性肝炎	肝俞、太冲
膝关节痛	鹤顶、阳陵泉、阴陵泉
慢性胃肠病	中脘、足三里
水肿	水分、关元、脾俞、肾俞

【注意事项】不同的患者对灼痛的感觉度不同，感觉较迟钝者会引起严重灼伤而成化脓灸法，因此要密切观察，腧穴局部呈现红晕即可，无须再灸。

（三）间接灸法

间接灸法又称隔物灸法，是在艾炷与皮肤之间放置某种药物而施灸的一种方法。古今隔物灸法有数十种，所隔药物既可用单味药，也可用复方药，因药物的性能不同，临床应用范围也有所异。临床常用的有隔姜灸、隔盐灸、隔蒜灸、隔附子灸等。

1. 隔姜灸

【操作方法】

（1）切取生姜片，厚约 0.3cm（约 1 元硬币厚），在姜片中心处用毫针穿刺数孔，备用。

（2）患者采取仰卧位，暴露上腹部，定取中脘穴。

（3）将姜片置于中脘穴之上，中心有孔处对准腧穴。将中号或大号艾炷置于姜片上中心有孔处，用线香点燃艾炷顶部并待其燃烧。

（4）当患者感觉灼痛难忍时，医生提起姜片，稍待片刻，重新放下再灸。

（5）艾炷燃尽，除去艾灰，另换一炷依前法再灸，直到局部皮肤潮红为止，一般每穴灸 5~10 壮。

（6）灸毕，去除姜片。一般灸处无须处理，若有轻微烫伤，局部涂擦万花油即可（图 5-7）。

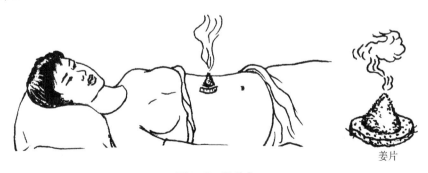

图 5-7 隔姜灸

【技术要领】姜片厚薄要均匀，选用中号或大号艾炷，患者灼痛难忍时要及时提起姜片。

【操作流程】隔姜灸的操作流程见图 5-8。

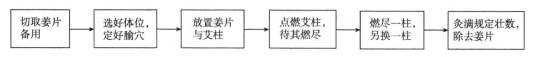

图 5-8　隔姜灸操作流程

【临床应用】隔姜灸的临床应用见表 5-3。

表 5-3　隔姜灸临床应用举例

常见病症	施灸腧穴
胃寒、胃痛	中脘、胃俞、足三里
腰背痛	压痛点
肘关节痛	曲池
腱鞘炎	患处

2. 隔盐灸

【操作方法】

（1）采取仰卧位，暴露腹部，取神阙穴。

（2）取干燥纯净食盐末适量，将脐窝填平。

（3）选中号或小号艾炷，将艾炷对准脐窝中心置于盐上，用线香点燃艾炷顶部并待其燃烧。

（4）患者感到灼痛时即用镊子夹去残炷，另换一炷再灸，如此反复施灸至灸满规定的壮数，一般灸 3~7 壮。

（5）灸毕，采取侧卧位将食盐末取出（图 5-9）。

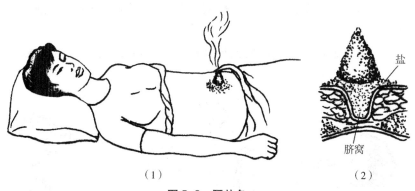

图 5-9　隔盐灸

【技术要领】艾炷对准脐窝中心放置。脐窝浅者用小艾炷，脐窝深者用中艾炷。

【操作流程】隔盐灸的操作流程见图 5-10。

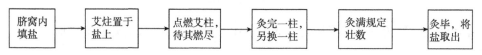

图 5-10　隔盐灸操作流程

【临床应用】隔盐灸的临床应用见表5-4。

表5-4 隔盐灸临床应用举例

常见病症	施灸腧穴
慢性腹泻	神阙
虚脱	神阙
风湿痹症	神阙
急性吐泻	神阙

【注意事项】脐窝太浅者填盐时可适当做一盐丘,增加盐的厚度,避免烫伤。

3. 隔蒜灸

【操作方法】

(1) 取独头大蒜,或较大蒜瓣横切成0.3cm厚的蒜片,中心处用毫针穿刺数孔。

(2) 采取仰卧位,暴露下腹部,定取关元穴。

(3) 将大蒜片置于关元穴处,将中号或大号艾炷置于蒜片上。

(4) 用线香点燃艾炷顶部并待其燃烧,当患者灼痛难忍时,医生可将蒜片提起,稍等片刻,重新放下再灸。

(5) 艾炷燃尽,除去艾灰,另换一炷依前法再灸,直到局部皮肤潮红为止,一般每穴灸5~7壮。

(6) 灸毕,去除蒜片。一般灸处无须处理,若有轻微烫伤,局部涂擦万花油即可(图5-11)。

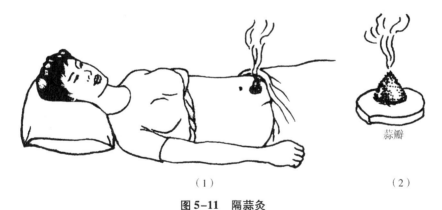

图5-11 隔蒜灸

【技术要领】蒜片厚薄要均匀,选用中号或大号艾炷,患者灼痛难忍时要及时提起蒜片。

【操作流程】

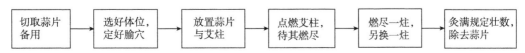

图5-12 隔蒜灸操作流程

【临床应用】隔蒜灸的临床应用见表5-5。

表5-5 隔蒜灸临床应用举例

常见病症	施灸腧穴
乳痈初期	肿块局部
肺结核	大椎、肺俞
疮疡阴证	患部
痛经	关元

4. 隔附子灸

【操作方法】

（1）选择薄厚均匀约0.3cm的附子饮片浸泡在清水中1小时左右，待泡软后，中心处用毫针穿刺数孔备用；或用小型粉碎机将附子打成细粉末，用黄酒适量制成圆饼状，直径约3cm、厚约0.3cm，中心处用毫针穿刺数孔备用。

（2）采取仰卧位，暴露下腹部，定取关元穴。

（3）将附子片或附子饼置于关元穴，中心有孔处对准腧穴。将中号或大号艾炷置于附子片或附子饼上中心处，用线香点燃艾炷顶部并待其燃烧。

（4）当患者感觉灼痛难忍时，医生将附子片或附子饼提起，稍待片刻，重新放下再灸。

（5）艾炷燃尽，除去艾灰，另换一炷依前法再灸，直到局部皮肤潮红为止，一般每穴灸5~7壮。

（6）灸毕，去除附子片或附子饼。一般灸处无须处理，若有轻微烫伤，局部涂擦万花油即可（图5-13）。

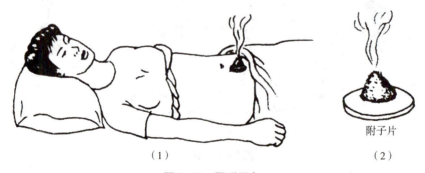

图5-13 隔附子灸

【技术要领】选用的附子饮片或所制附子饼厚薄要均匀，选用中号或大号艾炷，患者灼痛难忍时要及时提起附子片或饼。

【操作流程】隔附子灸的操作流程见图5-14。

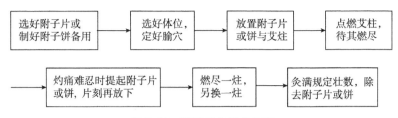

图 5-14 隔附子灸操作流程

【临床应用】隔附子灸的临床应用见表 5-6。

表 5-6 隔附子灸临床应用举例

常见病症	施灸腧穴
小腹冷痛	关元
宫寒不孕	关元、命门
阳痿	关元、命门
疮疡阴证	患处

二、艾条灸法

艾条灸法又称艾卷灸，是将艾绒用纸卷成圆柱长条进行施灸。单纯用艾绒制成的艾条称为纯艾卷；如在艾绒内放入一些中药粉末制成的艾卷，现代统称为药物艾卷，古代则根据药物处方的不同而分别称为太乙神针、雷火神针等。艾条灸可分为悬起灸和实按灸两种。前者是将艾条悬放在距离腧穴一定高度上进行熏烤，不使艾条燃端直接接触皮肤。后者是将点燃的艾条隔数层布或绵纸实按在腧穴上，使热气透入皮肉深部，火灭热减后可重新点火按灸。

（一）悬起灸法

1. 温和灸

【操作方法】

（1）采取坐位或卧位，暴露前臂，定取手三里穴。

（2）选用纯艾卷，将一端在酒精灯上点燃。

（3）医生将艾卷燃端对准手三里穴，约距该穴皮肤 3cm 进行熏烤。若患者感到局部温热舒适则固定不动，若感觉过热可提高艾卷。

（4）灸至皮肤稍显红晕即可，一般灸 5~10 分钟（图 5-15）。

【技术要领】艾卷燃端对准腧穴，距离局部皮肤约 3cm。

【操作流程】温和灸的操作流程见图 5-16。

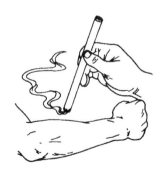

图 5-15 温和灸

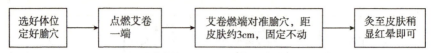

图 5-16 温和灸操作流程

【临床应用】温和灸的临床应用见表 5-7。

表 5-7 温和灸临床应用举例

常见病证	施灸腧穴
胃脘痛	中脘、足三里
膝关节冷痛	阳陵泉、阴陵泉、鹤顶
前臂麻痛	曲池、手三里
高血压	曲池、足三里、太冲

【注意事项】
(1) 施灸时要集中精神，手持艾卷不要前后左右移动。
(2) 艾卷燃端不可距局部皮肤太近，以免烫伤。

2. 雀啄灸

【操作方法】

(1) 采取坐位或卧位，暴露前臂，定取手三里穴。

(2) 选用纯艾卷，将其一端在酒精灯上点燃。

(3) 医生将艾卷燃端对准手三里穴，如麻雀啄米般一起一落、忽近忽远进行熏烤。

(4) 灸至皮肤稍显红晕即可，一般约灸5分钟，多用于小儿（图5-17）。

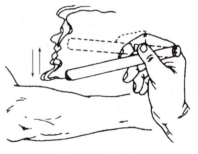

图 5-17 雀啄灸

【技术要领】艾卷燃端对准腧穴，一起一落的幅度要均匀一致。

【操作流程】雀啄灸的操作流程见图 5-18。

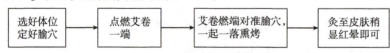

图 5-18 雀啄灸操作流程

【临床应用】雀啄灸的临床应用见表 5-8。

表 5-8 雀啄灸临床应用举例

常见病证	施灸腧穴
风寒感冒	大椎、风门
胆囊炎	胆囊穴、丘墟
小儿腹泻	足三里
网球肘	患处

【注意事项】施灸时要集中精神，手持艾卷向下移动时，不要使燃端接触到局部皮肤，以免烫伤。

3. 回旋灸

【操作方法】

（1）采取仰卧位，暴露上肢，以前臂部为施灸区域。

（2）选用纯艾卷，将其一端在酒精灯上点燃。

（3）医生将艾卷燃端距离皮肤3cm左右，以手三里穴为中心，在半径为3cm的范围内做圆周状平行往复地进行熏烤。

（4）灸至整个施灸区域的皮肤稍显红晕即可，一般灸5~10分钟（图5-19）。

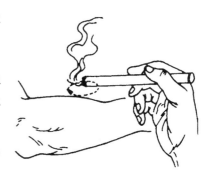

图5-19　回旋灸

【技术要领】艾卷燃端距离局部皮肤3cm左右，回旋的速度要均匀。

【操作流程】回旋灸的操作流程见图5-20。

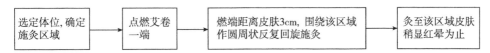

图5-20　回旋灸操作流程

【临床应用】回旋灸的临床应用见表5-9。

表5-9　回旋灸临床应用举例

常见病症	施灸腧穴
脘腹冷痛	以中脘为中心的上腹部
腰肌纤维质炎	围绕患部
肩周炎	围绕患肩部
滑膜炎	围绕患部

【注意事项】要集中精神，艾卷燃端在回旋熏烤时，与皮肤的距离和回旋的速度要均匀一致。

（二）实按灸法

【操作方法】

1. 采取坐位或卧位，暴露上臂，定取臂臑穴。
2. 将艾卷的一端在酒精灯上点燃。

3. 将6层白棉布覆盖在上臂部,左手将其固定;右手持艾卷,将艾卷燃端对准臂臑穴,实按在棉布上。

4. 当患者感觉灼痛时提起艾卷,稍待片刻,再如前法按在原处。若艾火熄灭可重新点燃再灸,也可点燃2~3支艾卷轮流使用。

5. 灸至腧穴局部出现潮红并有热力向深部传导为度,一般须灸3~5次左右(图5-21)。

【技术要领】隔布实按,灼痛即提,反复多次,使热力透达深部即止。

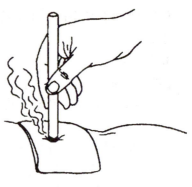

图5-21 实按灸

【操作流程】实按灸的操作流程见图5-22。

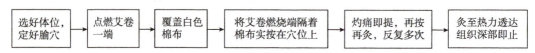

图5-22 实按灸操作流程

【临床应用】实按灸的临床应用见表5-10。

表5-10 实按灸临床应用举例

常见病证	施灸腧穴
胃脘痛	背俞穴压痛点
肩周炎	肩髃、臂臑、肩前
网球肘	肘部压痛点
足跟痛	患部

【注意事项】
1. 禁用有色棉布和化纤布。如无棉布,可用同等厚度的纸巾代替。
2. 注意及时掀开棉布观察局部皮肤烧灼情况,以避免烫伤。个别患者由于热感较迟钝,更应密切注意。

三、温针灸法

温针灸法又称针柄灸、烧针尾、针上加灸。此法即在毫针留针时,在针柄上置以艾绒(艾卷或艾团)燃烧,是针刺与艾灸结合应用的方法。

【操作方法】
1. 患者采取仰卧位,暴露膝关节以下部位,定取上巨虚穴。
2. 对上巨虚穴进行常规消毒,选用30号2寸的毫针,采用指切法垂直进针至1寸左右,得气后留针。
3. 截取2cm艾卷一段,在其中一端中心扎一小孔,深1~1.5cm,并点燃。
4. 将艾卷燃端顺着小孔向下插套在针尾和针柄上,进行施灸。艾卷燃端距离皮肤2.5~3cm。可在腧穴上隔一纸片,防止艾灰脱落时烧伤皮肤或衣物。

5. 艾卷燃尽，用纸包裹艾灰将其除去。
6. 稍停片刻，常规出针（图5-23）。

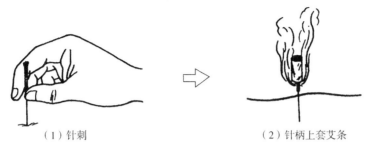

（1）针刺　　　　　　　　　（2）针柄上套艾条

图5-23　温针灸法

【技术要领】先针刺后艾灸，艾卷燃端向下插套在针尾和针柄上，艾火与皮肤的距离要适当。

【操作流程】温针灸法的操作流程见图5-24。

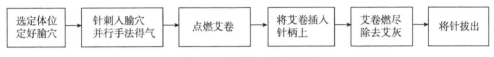

图5-24　温针灸法操作流程

【临床应用】温针灸法的临床应用见表5-11。

表5-11　温针灸法临床应用举例

常见病证	施灸腧穴
腰肌酸痛	背俞、大肠俞
胃脘冷痛	中脘
肘关节痛	曲池
下肢冷麻	伏兔、足三里

【注意事项】选用的毫针不要过细，以免艾卷压弯针体，艾卷燃端与皮肤的距离要适当，不宜过短或过长，过短易烫伤皮肤，过长影响疗效。

四、温灸器灸法

温灸器灸法即用特制的温筒、温盒、温灸架等器具，内置艾绒或艾卷进行施灸。现代临床上应用的温灸器种类与样式很多，有筒式、盒式、架式、无烟式，以及与现代电子技术相结合的电热式等。用温灸器施灸，可以较长时间地连续给患者以舒适的温热刺激，不仅能节省人力，且使用方便，因此在临床上应用越来越广泛。以下仅介绍温筒灸、温灸盒灸、温灸架灸三种方法。

（一）温筒灸

温筒是一种特制的筒状金属灸具，制作材料铜质、铝质、铁质均可。外形如圆筒形，底面设有数十个分布均匀的散热小孔,也有的在四周及顶盖设有透气孔,以利艾绒的燃烧。在筒内设有盛艾绒的小料桶,其底部距外筒底面有一定的距离。小料桶底面与四周设有分布均匀的散热小孔。从底面形式来看,此类灸器又有平面式和圆锥式之分,平面式适于较大面积的灸治,圆锥式适用于点灸腧穴用。以下仅介绍平面式温灸筒的操作方法。

【操作方法】
1. 采取俯卧位,暴露背部,选背俞穴为施灸部位。
2. 取适量艾绒,用火点燃,装入小料筒内加盖。
3. 手持筒柄,置灸筒于背俞穴局部皮肤上方3cm左右来回熏烤,也可在局部衬垫纱或毛巾,将灸筒放在其上进行温熨。
4. 若患者感觉局部皮肤过热,可适当抬高灸筒,或加厚衬垫的纱布。
5. 灸至局部皮肤出现潮红为度,一般5~10分钟。
6. 灸毕,将灸筒内的艾灰取出,并清洗小料筒(图5-25)。

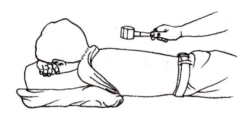

图5-25　温筒灸

【技术要领】根据施灸的程度和时间装入适量艾绒,置灸筒于施灸部皮肤上方3cm左右,灸至局部皮肤出现潮红为度。

【操作流程】温筒灸的操作流程见图5-26。

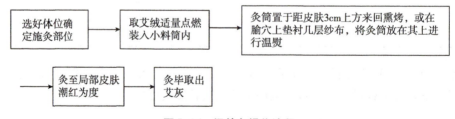

图5-26　温筒灸操作流程

【临床应用】温筒灸的临床应用见表5-12。

表5-12　温筒灸临床应用举例

常见病症	施灸腧穴
脊背寒痛	患部
慢性胃病	膈俞、脾俞、胃俞
小腹冷痛	关元
寒湿带下	八髎、中极

【注意事项】

1. 选择体位要恰当，在施灸时不宜多次更换体位。
2. 施灸时要集中注意力，并及时询问患者局部皮肤的温热感觉，避免烫伤局部皮肤。

（二）温灸盒灸

温灸盒是一种特制的盒式灸具，使用的材料为 1～1.5cm 厚的坚实木板（不能用杉木、松木）和铁纱网，外形有正方形与长方形两种。盒的上面有盖，盒内中下部安置有铁纱网，距底边 3～4cm。长方形灸盒按规格分大、中、小三号。大号长 20cm，宽 14cm，高 8cm；中号长 15cm，宽 10cm，高 8cm；小号长 11cm，宽 9cm，高 8cm。

【操作方法】

1. 采取仰卧位，暴露上腹部，选胃脘部为施灸部位。
2. 把温灸盒置于胃脘部中央（以中脘穴为中心），点燃艾卷两端或取适量艾绒点燃，放在温灸盒铁纱网的中心处以熏烤局部皮肤。若患者感觉过热时将盒盖盖上，可以调节温度。
3. 灸至局部皮肤出现潮红为度，一般 15～30 分钟。
4. 灸毕，将艾灰取出，清洗灸盒（图 5-27）。

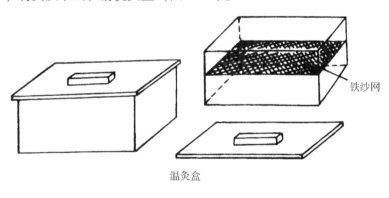

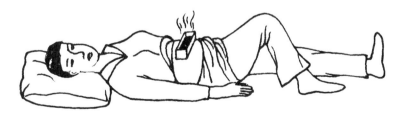

图 5-27　温灸盒灸

【技术要领】根据施灸部位面积的大小选择恰当型号的温灸盒，选用艾卷的长度或艾绒的量要与施灸的部位和时间相适宜，过热时要加盖。

【操作流程】温灸盒灸的操作流程见图 5-28。

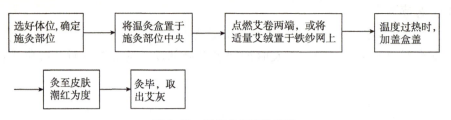

图 5-28 温灸盒灸操作流程

【临床应用】温灸盒灸的临床应用见表 5-13。

表 5-13 温灸盒灸临床应用举例

常见病症	施灸腧穴
慢性胃肠病	以神阙为中心放置温灸盒
妇科病	以关元为中心放置温灸盒
腰肌劳损	以肾俞为中心放置温灸盒
股四头肌损伤	在患部放置温灸盒

【注意事项】
1. 选择的体位要恰当，在施灸时不宜更换体位。
2. 施灸时要及时询问患者局部皮肤的温热感觉，不要烫伤局部皮肤。

（三）温灸架灸

温灸架有多种，主要分为活动式和固定式两种。以下主要介绍固定式温灸架的操作方法。固定式温灸架外形如筒状，由胶木制作，顶端有顶管，管内嵌有弹簧片，可夹持艾卷上下移动，以防止艾火脱落。筒身有通风孔，筒底设有防护网，筒底两侧设有边袢，用于固定灸器（图5-29）。

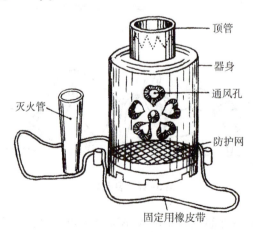

图 5-29 温灸架

【操作方法】
1. 采取俯卧位，暴露腰部，定取命门穴。
2. 将温灸架用松紧带固定，对准命门穴。
3. 点燃艾卷的一端，插入温灸架的顶管中，距离腧穴皮肤 3cm 左右。
4. 若患者感觉过热时，可将艾卷稍稍上提。
5. 灸至局部皮肤出现潮红为度，一般灸 10～15 分钟。
6. 灸毕将艾卷拔出，将艾卷燃端插入灭火管内以熄火。

【技术要领】灸架固定要稳、要准，艾火火力要温和。

【操作流程】温灸架灸的操作流程见图 5-30。

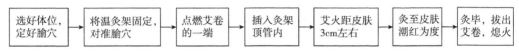

图 5-30　温灸架灸操作流程

【临床应用】温灸架灸的临床应用见表 5-14。

表 5-14　温灸架灸临床应用举例

常见病症	施灸腧穴
胃痉挛	中脘、足三里
慢性胃病	中脘、胃俞、足三里
肾阳虚证	命门、关元
膝关节冷痛	鹤顶

【注意事项】
1. 灸架的固定要稳当，插入艾卷后不能左右摇摆。
2. 注意掌握艾火与施灸皮肤的距离，太近容易引起烫伤，太远影响灸疗作用，以能耐受为度。

安全操作提示及处理操作

除化脓灸（瘢痕灸）外，一般的灸法不主张施灸后起水泡甚至化脓。在艾炷非化脓灸、艾炷间接灸（隔物灸）、艾卷灸、温灸器灸等灸法中，由于有的患者对温度的感觉较为迟钝或施灸的程度过重，会导致施灸部位起泡甚至化脓。如水泡直径在 1cm 左右，一般不需任何处理，待其自行吸收即可；如水泡较大则要及时处理，可用消毒针、手术剪刺破或剪开泡皮放出水泡内容物，并剪去泡皮，暴露被破坏的基底层，涂搽消炎药膏以防止感染，创面的无菌脓液不必清理，待其结痂自愈。灸泡皮肤可以在 5～8 天内结痂并自动脱落，愈后一般不留瘢痕。

若较大的水泡未及时处理会继发感染出现化脓，局部要进行消炎处理，化脓部位较深，则应请外科医生协助处理。

第二节 灯火灸、药线灸、药笔灸

【实训目的与要求】
1. 掌握灯火灸、药线灸、药笔灸法的基本操作技术。
2. 熟悉非艾灸法的基本知识。

【实训内容与方法】
1. 非艾灸法的基本知识，包括定义与分类。
2. 非艾灸法基本操作技术，包括灯火灸、药线灸、药笔灸法。

【实训器材】
1. 灸材与灸具，包括灯心草、药线、药笔。
2. 其他用具，包括麻油、火柴、酒精灯。

基本知识

灯火灸、药线灸、药笔灸均属于非艾灸法。非艾灸法是用除艾叶以外的易燃物置于腧穴或病变处进行施灸的方法。古今应用的非艾灸法的种类很多，如桑枝灸、桃枝灸、黄蜡灸、药锭灸、药捻灸、竹茹灸、棉花灸、灯火灸、药线灸、药笔灸等。非艾灸法与艾灸法在操作方法上有着共同之处，即均是在腧穴上或患部烧灼或熏烤，因此其治疗作用与艾灸法基本相同。本节重点介绍灯火灸、药线灸、药笔灸三种非艾灸法。

基本技能

一、灯火灸法

灯火灸法又称灯草灸、油捻灸，是用灯心草蘸油点燃，迅速烧灼皮肤的施灸方法。灯心草，为灯心草科植物灯心草的茎髓，秋季采收，入药者为干燥茎髓，呈细长圆柱形，一般长50~60cm，表面呈乳白色至淡黄白色，粗糙，有细纵沟纹。灯火灸的施灸方法有多种，如明灯焠爆法、阴灯灼灸法等，这里仅介绍明灯焠爆法。

【操作方法】
1. 采取坐位，取角孙穴，或暴露项部，定取大椎穴，用笔做标记。
2. 取灯心草一根约10cm，将一端浸入香油中约3cm，取出后用面巾纸吸去浮油。
3. 术者右手捏住前1/3处，用明火点燃，火焰不宜过大，将火焰慢慢向腧穴移动，并稍停瞬间，待火焰略变大，则立即垂直接触腧穴，一触即离，并听到清脆的"叭"的焠爆声，火焰随之熄灭。
4. 如上法再灸，一般每穴灸2~4次。
5. 灸后局部保持清洁，防止感染（图5-31）。

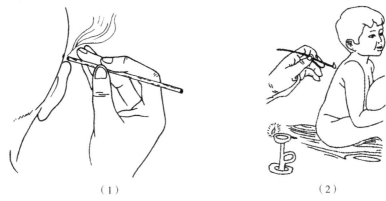

图 5-31 灯火灸法

【技术要领】施灸时火焰不可过大,将灯火向腧穴缓缓移动,并在穴旁稍停瞬间,此时浸油端宜略高于另一端,或呈水平状,以防火焰过大,待火焰由小刚变大时,立即将燃端垂直接触腧穴标志点,要做到勿触之太重或离穴太远,要似触非触,若即若离。

【操作流程】灯火灸法的操作流程见图 5-32。

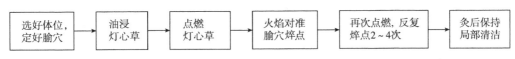

图 5-32 灯火灸法操作流程

【临床应用】灯火灸法的临床应用见表 5-15。

表 5-15 灯火灸法临床应用举例

常见病症	施灸腧穴
痄腮	角孙、颊车、合谷
感冒、咳嗽	大椎、风门、肺俞
小儿腹泻	天枢、关元、足三里
咽喉肿痛	少商、曲池、合谷

【注意事项】

1. 灯心草蘸油不宜过多,否则易滴在患者身上,造成灼伤。
2. 动静脉浅表处、孕妇腹部与腰骶部不宜灸。
3. 幼儿体弱及敏感者、颜面部位施灸时点灼宜轻。

二、药线灸法

药线灸法又称药线点灸法,是使用特制的药线点燃后施灸的一种灸疗方法。本法为广西壮族的一种民间疗法,故也称壮医药线灸法。

药线是利用广西壮族自治区出产的苎麻卷制成线,再放在名贵药物溶液中浸泡加工而成。一般线长 30cm,每 10 条扎成 1 束,直径有 1mm、0.7mm、0.25mm 三种,分别称为1、2、3号药线，2号线最为常用。凡备用的药线宜用瓶装，严密加盖，放置阴凉干燥处。

【操作方法】

1. 患者采取仰卧位，定取肩髃、臂臑、曲池、外关、合谷穴，每穴用笔作标记。也可采取坐位，暴露背腰部，取背腰部局部疼痛的部位，多穴散灸。

2. 将酒精灯点燃，术者用食指和拇指捏持药线一端，并露出0.5～1.0cm的线头。

3. 将露出的线头在酒精灯上点燃，吹灭火焰，线头留有星火即可，将星火对准肩髃穴，顺应腕和拇指屈曲动作，拇指指腹迅速把星火压在腧穴上，火灭即起。按照上法依次点灸臂臑、曲池、外关、合谷穴，每穴点灸一次。一按即起即为1壮，一般每穴灸1壮。在背腰部，以压痛点为中心进行莲花形或梅花形点灸。

4. 灸后腧穴局部微红且有轻微灼痛感。保持施灸部位清洁，防止感染（图5-33）。

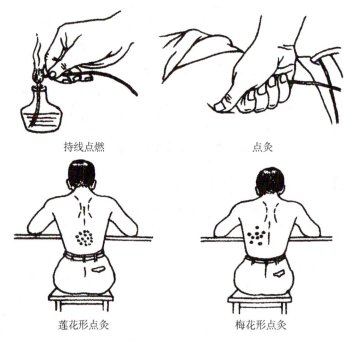

图5-33 药线灸法

【技术要领】手持露出的线头长短得当，以0.5～1.0cm为宜，太长不宜点火，太短易烧及术者指头。掌握最佳火候，以线头星火最旺时为点按最佳时机。施灸手法有轻重之分，轻手法即快速按压，使星火接触皮肤时间短，适于轻症；重手法即缓慢按压，使星火接触皮肤时间长，适于重症。

【操作流程】药线灸法的操作流程见图5-34。

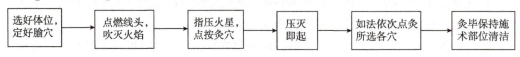

图5-34 药线灸法操作流程

【临床应用】药线灸法的临床应用见表5-16。

表5-16 药线灸法临床应用举例

常见病症	施灸腧穴
目赤肿痛	耳尖、攒竹、太阳
风湿痹痛	患部点灸
腰背痛	患部梅花灸或莲花灸
慢性胃肠病	背俞穴附近找阳性反应点

【注意事项】
1. 药线搓得越紧越好，如经浸泡后出现松开现象，施灸时要重新捻紧。
2. 施灸前，医生应以医用胶布缠绕右手拇指指腹，以防灼伤。
3. 药线施灸时不能用明火，以避免出现皮肤灼伤。如灸后局部出现水泡，可用万花油涂抹。
4. 灸后局部有灼热感或瘙痒感，不可用手搔抓，以免损伤皮肤，引起感染。
5. 眼球处及孕妇禁灸，实热证慎灸。

三、药笔灸法

药笔灸法又称药笔点灸法，是使用药笔点燃后点按腧穴或在患处施灸的一种灸疗方法。

药笔是一种特制的新型施灸材料与工具，它是在古代"太乙神针""雷火神针"及阳燧锭灸法的基础上，选用了具有舒筋通络、活血行瘀、祛风解毒、镇痛消炎等作用的20余味中药与浸膏压缩成笔形而成。药笔放置于特制的玻璃管内。除药笔外，还有配套的药纸，以增强疗效与保护皮肤。

【操作方法】
1. 患者采取坐位，暴露侧头部，定取耳尖穴，用笔作标记。
2. 将药笔点燃，左手将药纸紧铺于耳尖穴上，涂有药粉的一面贴近皮肤。右手握紧药笔，对准腧穴中心及其周围，快速点穴2~3下，每点灸1次后可稍更换位置，不宜重叠。
3. 灸毕，局部皮色不变或可出现红晕。可将药笔插入所附玻璃管中灭火，每支可用10小时（图5-35）。

【技术要领】点灸手法应轻重适中，避免将药纸烧焦烧穿，灸穴有蚁咬样轻微疼痛。手法过轻影响疗效，手法过重可致皮肤起水泡，但可提高疗效。涂少许万花油。

【操作流程】药笔灸法的操作流程见图5-36。

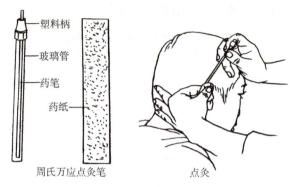

图 5-35 药笔灸法

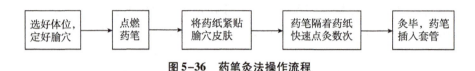

图 5-36 药笔灸法操作流程

【临床应用】药笔灸法的临床应用见表5-17。

表 5-17 药笔灸法临床应用举例

常见病症	施灸腧穴
感冒发热	耳尖、大椎、曲池、合谷
腱鞘炎	患部点灸
小儿遗尿	关元、三阴交
痛经	关元、地机、三阴交

【注意事项】

1. 施灸时避免将药纸烧穿，造成灼伤。

2. 手法宜轻重适中，小儿和老人宜轻，耳部施灸一定要轻；青壮年可稍重。

3. 灸后1~2天，点灸处可出现褐色焦皮，数日后焦皮脱落，不留瘢痕。若点灸后涂少许冰片油或薄荷油，可防止痂皮产生。

安全操作提示及处理

灯火灸、药线灸和药笔灸这三种施灸方法，一般施灸局部皮肤出现红晕，点灸处多有极小面积的灼伤形成的结痂，无须处理，可自行脱落。

如施灸过重灼伤皮肤产生水泡，若水泡直径在1cm左右，一般不需任何处理，待其自行吸收即可；若水泡较大，可用消毒针、手术剪刺破或剪开泡皮放出水泡内容物，并剪去泡皮，暴露被破坏的基底层，涂搽消炎药膏以防止感染，创面的无菌脓液不必清理，待结痂自愈。灸泡皮肤可以在5~8天内结痂并自行脱落，愈后一般不留瘢痕。

第六章 拔罐法

第一节 拔罐方法

【实训目的与要求】
1. 掌握各种基本拔罐方法的操作要领和注意事项。
2. 熟悉罐的种类、各种罐的吸拔方法。

【实训内容与方法】
1. 拔罐法的基本知识，包括定义、作用原理。
2. 火罐法、水罐法及抽气罐法的基本操作，包括施罐法和起罐法。

【实训器材】
1. 罐具，包括各种规格的玻璃罐、竹罐、抽气罐等。
2. 其他用具，包括酒精灯、75%酒精、95%酒精、镊子或止血钳、毛巾、消毒干棉球、棉球缸、脱脂棉片、小纸片、火柴（或打火机）等。

基本知识

拔罐法是利用燃烧、抽吸、挤压等方法排出罐内空气，造成负压，使罐吸附于体表腧穴或患处产生刺激，以防病治病的方法。古代常以筒形兽角作罐具，且多用燃烧火力排气拔罐，故又称为"角法"、"吸筒法"、"火罐法"。

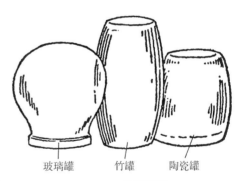

图 6-1 常用罐具

根据罐具的制作材料不同，临床常用有玻璃罐、竹罐、陶瓷罐等（图6-1）。

根据罐具种类不同，罐具的吸拔方法分为火罐法、水罐法和抽气罐法。

根据病变部位与疾病性质不同，拔罐的应用方法有单罐法、多罐法、留罐法、闪罐法、走罐法、针罐法、药罐法。

拔罐疗法具有开泄腠理、扶正祛邪、疏通经络、行气活血、祛风散寒、消肿止痛、祛瘀生新、调整阴阳等作用。

拔罐法适用范围广泛，常用于腹痛、腰背痛、软组织损伤等局部病症，也可用于消化不良、头痛、高血压、感冒、咳嗽、月经不调、痛经等内科病症，目赤肿痛、麦粒肿、丹毒、红丝疔、疮疡初起未溃等外科病症同样适用。此外，本法还是一种较好的保健疗法。

基本技能

一、实训前准备

1. 罐具的选择 根据病症、操作部位的不同，可选择不同的罐具，罐体应完整无破损，罐口内外应光滑无毛糙，罐的内壁应擦拭干净。

2. 治疗部位的选择 应根据病症选取适当的治疗部位，以肌肉丰厚处为宜，常选在肩、背、腰、臀、四肢近端及腹部等部位。

3. 消毒方法 包括罐具及医生双手的消毒。对不同质材、用途的罐具可用不同的消毒方法。玻璃罐用900mg/L的84消毒药液浸泡（消毒液每周更换2次）或75%酒精棉球反复擦拭；对用于刺络拔罐或污染有血液、脓液的玻璃罐应一罐一用，并用900mg/L的84消毒药液浸泡2小时（疑为乙肝患者或乙肝病毒携带者所用罐具应浸泡10小时）；塑料罐具可用75%酒精棉球反复擦拭；竹制罐具可用煮沸消毒。

二、基本操作技术

（一）火罐法

火罐法是借燃烧火力以排出罐内空气形成负压，将罐吸附于体表的吸拔法。包括闪火法、投火法、贴棉法等。临床最常用的是闪火法。

1. 施罐方法

（1）闪火法

【操作方法】

①采取坐位或卧位，暴露前臂，取手三里穴。

②用镊子或止血钳夹住95%酒精棉球，点燃后在火罐内壁中段绕1~2圈，或稍作短暂停留后，迅速退出并及时将罐具扣在手三里穴上（图6-2）。

③吸拔10~15分钟，局部皮肤潮红或见瘀斑后起罐。

临床常用此法，较安全，不受体位限制，适用于身体各部位，适用于留罐、闪罐、走罐法等。

【技术要领】酒精棉球点燃后在火罐内壁中段绕1~2圈，迅速退出并及时将罐具扣在应拔部位上。吸拔动作迅速连贯，一气呵成。

【操作流程】闪火法的操作流程见图6-3。

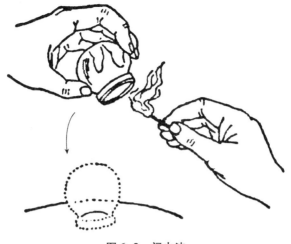

图 6-2 闪火法

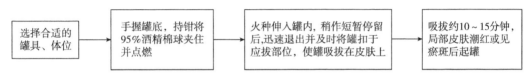

图 6-3 闪火法操作流程

【注意事项】酒精棉球干湿应适宜,闪火时不可使火种在罐口燃烧,以免罐口过热烫伤皮肤。

(2) 投火法

【操作方法】

①采取坐位或卧位,暴露小腿,取阴陵泉穴。

②用酒精棉球或纸片,点燃后投入罐内。

③趁火旺时迅速将罐扣于阴陵泉穴上(图6-4)。

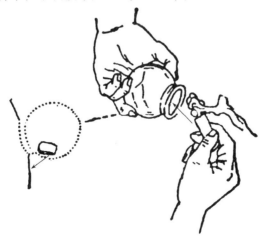

图 6-4 投火法

【技术要领】酒精棉球或纸片点燃后投入罐内，趁火旺时迅速将罐扣于应拔部位，吸拔动作迅速。

【操作流程】投火法的操作流程见图6-5。

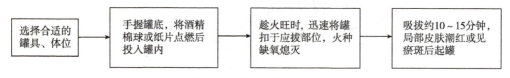

图6-5　投火法操作流程

【注意事项】将纸片点燃时，未燃的一端应向下。本法多用于身体侧面的吸拔，不可用于身体的水平位置，以免燃烧的棉球或纸片落下时烧伤皮肤。适用于单罐、留罐、排罐法。

（3）贴棉法

【操作方法】

①采取仰卧位，暴露上肢，取臂臑穴。

②用直径约2cm、厚薄适中的棉花片，蘸适量95%酒精，贴在罐体内侧壁，用火柴将酒精棉片点燃，扣在臂臑穴上（图6-6）

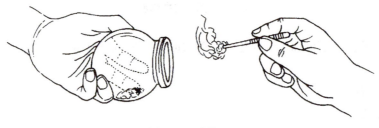

图6-6　贴棉法

【技术要领】蘸取适量酒精，吸拔动作迅速。

【操作流程】贴棉法的操作流程见图6-7。

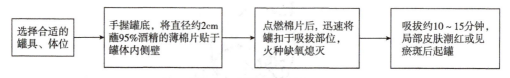

图6-7　贴棉法操作流程

【注意事项】本法多用于身体侧面的吸拔。操作时所蘸酒精必须适量，酒精过多或过少均易发生棉片坠落，且酒精过多易滴淌于罐口而引起皮肤烧烫伤；贴棉时应紧贴罐壁，防止棉片脱落烫伤皮肤。适用于单罐、留罐、排罐法等。

（4）架火法

【操作方法】

①采取仰卧位，暴露上腹部，取中脘穴。

②用一不易燃烧和传热的物体，如小瓶盖（其直径要小于罐口），盖口向下，置于应拔部位，并在其上放置95%酒精棉球，点燃后迅速将罐吸拔于中脘穴（图6-8）。

此法多适用于肌肉丰厚而平坦部位的单罐、留罐、排罐。

【技术要领】干湿适度的酒精棉球置于瓶盖中心，点燃后吸拔动作迅速，吸拔部位准确。

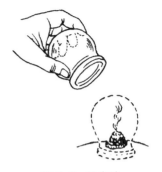

图6-8 架火法

【操作流程】架火法的操作流程见图6-9。

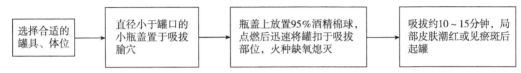

图6-9 架火法操作流程

【注意事项】避免因酒精棉球过大或酒精过多滴淌于皮肤而造成烧烫伤。

2. 起罐方法 一手握住罐体腰底部稍倾斜，另一手拇指或食指按住罐口边缘的皮肤，使罐口与皮肤之间形成空隙，空气进入罐内，罐体自行松落。若吸力较大，切忌生拉硬拽或旋转罐口，以免损伤皮肤。此为临床非抽气罐的常用起罐法（图6-10）。

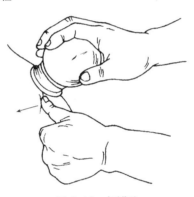

图6-10 起罐法

（二）水罐法

水罐法是利用沸水排出罐内空气，形成负压，使罐吸拔在皮肤上的方法。此法一般选用竹罐。

1. 施罐方法

【操作方法】

（1）将5~10个竹罐放入水中或药液中，煮沸2~3分钟。

（2）采取侧卧位，暴露一侧下肢，取风市、梁丘、阳陵泉、绝骨、丰隆穴。

（3）用镊子将竹罐罐口向下夹起，迅速用干毛巾捂住罐口片刻，以吸去罐内水液、降低罐口温度（但保持罐内热气），趁热将竹罐吸拔于体表应拔部位，并稍按罐具半分钟左右，使其吸拔在皮肤上。

此法消毒彻底，温热作用强，且可罐药结合，适用于任何部位的留罐、排罐法。

【技术要领】操作适时，动作迅速，防止烫伤。

【操作流程】水罐法的操作流程见图6-11。

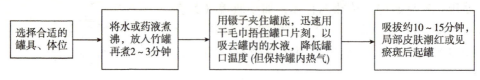

图 6-11 水罐法操作流程

【注意事项】

（1）竹罐应罐口向下夹出，并迅速用干毛巾捂住罐口片刻，以保持罐内热气、降低罐口温度。

（2）吸拔时操作应适时，以免过热烫伤皮肤，过冷导致吸拔力不足。

（3）竹罐吸拔于体表后，应按压片刻，以增强吸附作用。

2. 起罐方法 同"火罐法"起罐方法。

（三）抽气罐法

抽气罐法是先将备好的抽气罐紧扣在需拔罐的部位上，用抽气筒将罐内的空气抽出，使之产生所需的负压，使罐吸拔在治疗部位上的方法。此法操作简单，用于身体各部位拔罐。适用于单罐、排罐、留罐法等。

1. 施罐方法

【操作方法】将抽气罐置于体表应拔部位，按下阀门按钮，调节罐底阀门排气，或用拔罐器从顶端抽气，透过透明罐体观察罐内压力，以皮肤吸起而患者不感到疼痛为度，使罐牢固吸拔于应拔部位。

【技术要领】抽吸排气，罐内压力适度。

【操作流程】抽气罐法的操作流程见图 6-12。

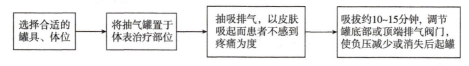

图 6-12 抽气罐法操作流程

【注意事项】掌握罐内负压大小，以患者皮肤被吸起而不感到疼痛为度。

2. 起罐方法 调节罐体底端或顶端的排气阀门，使罐内负压减少或消失，罐体自然脱落。

第二节 拔罐法运用

【实训目的与要求】

1. 掌握各种拔罐法的概念、操作要领及注意事项。

2. 掌握各种拔罐法的临床适应证和禁忌证。

3. 了解各种拔罐法的作用原理。

【实训内容与方法】

1. 基本知识，包括各种拔罐法的概念、特点及其临床运用。
2. 各种拔罐法的操作技术，包括留罐法、闪罐法、走罐法及针罐法。

【实训器材】

1. 各种规格的罐具。
2. 其他用具，包括酒精灯、75%酒精、95%酒精、不同规格毫针、三棱针或7号、8号一次性注射针头、皮肤针、镊子或止血钳、毛巾、消毒干棉球、棉球缸、一次性手套、凡士林或其他润滑剂、火柴或打火机等。

基本知识

根据患者病变部位与疾病性质的不同，临床拔罐法有多种不同的应用方法。单罐法主要用于病变部位明确、范围局限或有固定压痛点的病症；多罐法适用于病变范围广泛或需选穴较多的病症。留罐法常用于深部组织损伤，以及临床各科多种疾病；闪罐法适用于治疗风湿痹痛、中风后遗症、肌肤顽麻、肌肉痿弱等病症；走罐法主要针对急性热病、瘫痪麻木、风湿痹证等病症。针罐法，包括留针拔罐法和刺络拔罐法两种，适用于治疗风湿痹证、急慢性软组织损伤、坐骨神经痛、哮喘，以及神经性皮炎、皮肤瘙痒症等病症。

基本技能

一、留罐法

留罐法又称坐罐法，是将罐吸拔留置于施术部位5~15分钟，再将罐取下的一种方法。此法在临床上最为常用。

【操作方法】

1. 采取俯卧位，暴露背腰部，取膀胱经的背俞穴。
2. 取8~10个玻璃罐，用闪火法将罐吸拔在腰背部的背俞穴上。
3. 留罐5~15分钟。根据病情需要，可在与皮肤垂直方向上有节奏地轻提轻按罐体（提罐），或频频震颤或摇晃罐体（摇罐），或于水平方向顺时针与逆时针交替缓缓转动罐体（转罐），以增强刺激，提高治疗效果。手法宜轻柔，以免引起疼痛或致罐具脱落（图6-13）。

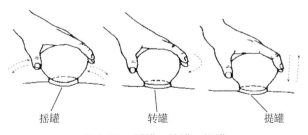

图6-13 摇罐、转罐、提罐

4. 按常规起罐法起罐。

一般疾病均可应用，可根据病变范围分别采用单罐或多罐。如胃痛，可在中脘穴采用单罐；腰肌劳损，可在肾俞、大肠俞、腰眼和疼痛明显的部位采用多罐。

【技术要领】吸拔动作快而准确，力度适中。

【操作流程】留罐法的操作流程见图6-14。

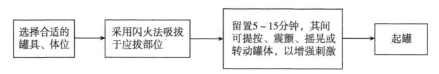

图6-14 留罐法操作流程

【注意事项】

1. 留罐时间长短应视拔罐反应与体质而定，肌肤反应明显者、老年人与儿童留罐时间不宜过长。
2. 罐吸拔力强时，应适当减少留罐时间。
3. 夏季及肌肤浅薄处留罐时间也不宜过长，以免起水泡。

二、闪罐法

闪罐法是用闪火法将玻璃罐吸拔于治疗部位，随即取下，再吸拔，再取下，反复吸拔至皮肤潮红的一种方法。

【操作方法】

1. 采取坐位或卧位，暴露前臂，取外关穴。
2. 采用闪火法拔罐，吸拔后随即取下，反复拔罐、起罐至皮肤潮红，若罐口过热或罐体底部发热，应更换罐具（图6-15）。
3. 临床上，为延续温热效应，停止闪罐后，可将罐口向上，以罐底热熨闪罐部位或留罐3～5分钟（面部不宜留罐）（图6-16）。

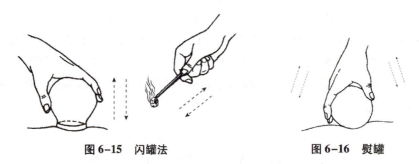

图6-15 闪罐法　　　　图6-16 熨罐

本法多用于皮肤较为松弛或不宜留有罐斑的部位（如腹部、面部），临床上多用于治疗风湿痹痛、中风后遗症及肌肤麻木、肌肉痿弱等病症。

【技术要领】动作要快而准确，并按闪火法操作。操作时，温热度以患者舒适为度。

【操作流程】闪罐法的操作流程见图6-17。

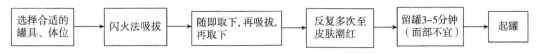

图6-17　闪罐法操作流程

【注意事项】本法要求动作迅速而准确，操作过程中罐口始终向下，棉球应送入罐底，且棉球经过罐口时速度要快，避免罐口过热以致烫伤皮肤。操作者应随时掌握罐体温度，如感觉罐体过热，可换罐继续操作。

三、走罐法

走罐法亦称推罐法、拉罐法，是用闪火法将玻璃罐吸拔后，将罐沿肌肉、经络循行走向反复推拉至皮肤紫红的一种方法。

【操作方法】

1. 采取俯卧位，暴露背腰部，取膀胱经的背俞穴。
2. 于罐口或背腰部膀胱经循行处的皮肤上，涂凡士林或其他润滑油，用闪火法拔罐。
3. 施术者立即以单手（或双手）握住罐底，使罐体稍倾斜，将罐具的前方略提起，后方着力，稍用力将罐沿着膀胱经循行路线推拉，反复操作至走罐区皮肤紫红色为度（图6-18）。

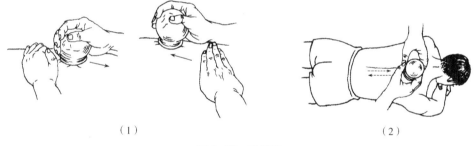

（1）　　　　　　　　　　　　　（2）

图6-18　走罐法

此法适用于病变范围较广、肌肉丰厚而平坦的部位，如背部脊柱两旁、下肢股四头肌处、腰骶部、腹部及肩关节等处。适用于急性热病、瘫痪麻木、风湿痹证等病症。

【技术要领】动作轻柔，用力均匀、平稳、缓慢，罐内负压大小以推拉顺利为宜。

【操作流程】走罐法的操作流程见图6-19。

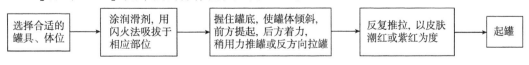

图6-19　走罐法操作流程

【注意事项】根据患者体质调节走罐快慢与轻重。罐内负压以推拉顺利为宜，若负压过大、用力过重或速度过快，易引起疼痛难忍，甚至拉伤皮肤；若负压过小，吸拔力不足，罐容易脱落，治疗效果差。

【临床应用】留罐法、闪罐法、走罐法的临床应用见表6-1。

表6-1 留罐法、闪罐法、走罐法临床应用举例

常见疾病	拔罐部位	方法
高血压	肝俞、胆俞、脾俞、肾俞、委中、承山、足三里等	留罐
妇科疾病（痛经、经闭、月经过多等）	关元、肾俞、血海、三阴交、子宫等	留罐
面瘫	患侧面部的太阳、阳白、地仓、颊车等	闪罐
失眠	膀胱经背俞穴	闪罐
呼吸系统疾病（急慢性支气管炎、哮喘、感冒等）	大椎、大杼、风门、肺俞等	留罐、走罐
消化系统疾病（急慢性胃肠炎、胃痛、泄泻、消化不良等）	肝俞、脾俞、胃俞、膈俞等膀胱经背俞穴	留罐、走罐
落枕、颈椎病	颈肩部阿是穴	留罐、走罐
肩周炎	肩关节周围（局部）、阿是穴	留罐、走罐
腰背痛	腰背部（局部）、阿是穴	留罐、走罐
风寒痹痛	膀胱经背俞穴、阿是穴	留罐、走罐

四、针罐法

针罐法是指针刺与拔罐相结合的治疗方法。常用的针罐法包括留针拔罐法和刺络拔罐法两种。

（一）留针拔罐法

留针拔罐法是在治疗部位针刺得气后留针，再以针灸针为中心拔罐并留罐的方法。

【操作方法】

1. 采取坐位或卧位，暴露前臂，取曲池穴。

2. 在曲池穴上针刺得气后留针，再以针为中心拔罐，留罐5~10分钟后见皮肤潮红即可起罐、出针（图6-20）。

本法适用于需要同时针刺和留罐的疾病。如风湿痹证等压痛明显的病症，但不宜用于胸背部，因罐内负压易加深针刺深度，引起气胸。

【技术要领】毫针必须直刺，选择大小适宜的玻璃罐，罐的高度大于露在皮肤外的毫针的长度。

【操作流程】留针拔罐法的操作流程见图6-21。

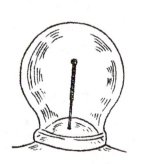

图6-20 留针拔罐法

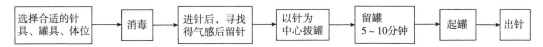

图 6-21 留针拔罐法操作流程

（二）刺络拔罐法

刺络拔罐法是将拔罐与刺血疗法相配合应用的一种方法，旨在利用拔罐所产生的负压增加放血疗法的出血量。

【操作方法】

1. 采取坐位或俯卧位，暴露项背部，取大椎穴。

2. 医生戴一次性手套，先于大椎穴部位用安尔碘消毒，用三棱针、一次性注射针头或粗毫针点刺大椎穴及其周围皮肤，使之渗血，然后拔罐，留罐5~10分钟，以拔出适量恶血为度。

3. 起罐时，若出血量不多，可按一般起罐法起罐，然后用消毒干棉球擦净血迹。若出血量较多时，可先用1~3块消毒纱布围在罐口周围，起罐后用消毒纱布和消毒干棉球擦净血迹并按压片刻以止血。

此法适用于实证、热证、血瘀证等。如各种急慢性软组织损伤、坐骨神经痛、哮喘及神经性皮炎、皮肤瘙痒症等。

【技术要领】点刺或挑刺后迅速拔罐，动作要快，点刺皮肤的面积应略小于火罐口径。

【操作流程】刺络拔罐法的操作流程见图6-22。

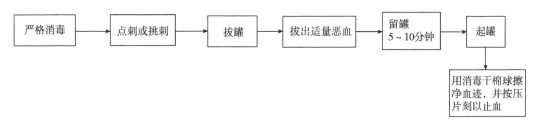

图 6-22 刺络拔罐法操作流程

【临床应用】刺络拔罐法的临床应用见表6-2。

表 6-2 刺络拔罐法临床应用举例

常见病症	拔罐部位	方法
痤疮	大椎	刺络拔罐
中暑	大椎、委中等	刺络拔罐
三叉神经痛	阳白、太阳、颧髎、颊车、下关等	刺络拔罐
支气管哮喘	风门、肺俞、膈俞等	刺络拔罐
急慢性软组织损伤	患处局部	刺络拔罐

续表

常见病症	拔罐部位	方法
带状疱疹	患处局部	刺络拔罐
急性体表炎症（丹毒、急性乳腺炎）、急性深部静脉炎等	患处局部	刺络拔罐
各种痛证（肩周炎、坐骨神经痛、臂丛神经痛等）	患处局部	刺络拔罐

临床拔罐时，可以根据病情选择不同的拔罐方法，常见的拔罐法总结见表6-3。

表6-3 常见拔罐方法总结

拔罐法	注意事项	应用
留罐法（坐罐法）	留罐时间及皮下瘀血的程度应考虑患者的耐受程度。一般留罐后局部呈现潮红或紫绀色（瘀斑），为正常现象，数日后会自行消退。如局部瘀斑严重者，消散前不宜在原处再拔	此法是临床常用的一种方法，一般疾病均可应用，而且单罐、多罐皆可应用
闪罐法	闪罐手法应轻巧，吸附力应适中。避免吸力过大，突然大幅度提拉皮肤，造成损伤	多用于局部皮肤麻木、疼痛或功能减退等疾患，尤其适用于不宜留罐的患者，如小儿、年轻女性的面部
走罐法（推罐法、拉罐法）	应根据患者体质及病情，调整走罐的速度、手法的轻重。火罐内负压不可太大，负压过大则吸力太强，走罐时易引起患者疼痛。走罐应避免在骨骼突出部位推拉，以免损伤皮肤。面颊部走罐应选择小罐	此法适用于面积较大或肌肉较丰厚的部位，如脊背、腰臀、大腿等部位
刺络拔罐法	点刺皮肤的面积要略小于火罐口径。出血量应适当，充分考虑患者的耐受程度	本法的临床疗效较好，在点刺范围及轻重、拔吸程度、留罐时间等多个环节均可调控出血量，以适应治疗需要。多用于治疗丹毒、扭伤、乳痈等疾病
留针拔罐法	治疗过程中应防止肌肉收缩发生弯针，并避免负压过大加深针刺深度，造成损伤。胸背部腧穴尤应慎用，防止气胸等意外事故发生	此法能起到针罐结合的作用，多用于治疗风湿痹证

注意事项与禁忌

1. 施罐前注意事项

（1）拔罐应在宽敞明亮、空气流通、室温适宜的治疗室内操作，注意患者保暖，并防止晕罐。

（2）患者应选择舒适体位，拔罐中不要随意移动体位，以防罐具脱落。

（3）根据病情与施术要求，选择适当罐具。充分暴露施罐部位。针罐法操作时应注意针刺部位及器具的消毒，防止交叉感染。

（4）老年、儿童与体质虚弱的患者拔罐数量宜少，留罐时间宜短。初次接受拔罐者，除应消除其畏惧心理外，拔罐数量与时间也宜少宜短，待适应后复诊时再酌情增加。

2. 施罐中注意事项

（1）施罐手法要熟练，动作要轻、快、稳、准。施行多罐法时，罐间距离应适中，过远影响疗效，过近易痛易脱落。

（2）注意询问患者的感觉，观察其局部和全身反应。拔罐后一般有下述三种反应：

①患者感觉拔罐部位紧束、酸胀、温暖舒适或有凉气外出，罐内肌肤突起呈红疹或紫斑，为正常反应。

②患者感觉吸拔部位明显疼痛、烧灼或麻木，多为吸拔力过大；若患者毫无感觉，多为吸拔力不足，应起罐重拔。若重拔后，上述情况依旧，则应考虑罐具规格、吸拔部位、施罐方法、负压大小，以及疾病性质、患者体质等因素的影响。

③拔罐期间，如患者出现头晕、恶心、面色苍白、四肢发凉、出冷汗、胸闷心慌，甚至晕厥、脉细等晕罐征象，应及时起罐，并参照晕针处理。

3. 起罐后注意事项

（1）起罐后，可用消毒干棉球轻轻擦拭拔罐部位。

（2）若罐斑微痒痛，嘱患者不可搔抓，数日内可自行消退。

（3）若出现小水泡，可不做处理，任其自行吸收。若水泡较大，应用消毒针刺破，放出液体，涂万花油。

（4）若用刺络拔罐法，起罐后应拭净血迹；若皮肤破损，应常规消毒，并用无菌敷料覆盖；若用拔罐治疗疮痈，起罐后应拭净脓血，并常规处理疮口。

（5）处理后，嘱患者休息片刻方可离开治疗室。

4. 拔罐法的禁忌

（1）急性严重疾病、接触性传染病、严重心脏病、心力衰竭。

（2）皮肤高度过敏、传染性皮肤病，以及皮肤肿瘤（肿块）部、皮肤溃烂部。

（3）血小板减少性紫癜、白血病及血友病等出血性疾病。

（4）心尖区、体表大动脉搏动处及静脉曲张处。

（5）精神分裂症、抽搐、高度神经质及不合作者。

（6）急性外伤性骨折、中度和重度水肿部位。

（7）瘰疬、疝气处及活动性肺结核。

（8）眼、耳、口、鼻等五官孔窍部。

第七章　耳针、头皮针、腕踝针

第一节　耳针法

【实训目的与要求】

1. 掌握常用耳穴的准确定位，熟悉耳针法的基本知识。

2. 熟练掌握耳穴毫针刺法和压丸法的操作技术，了解其他耳穴刺激技术。

【实训内容与方法】

1. 耳针法的基本知识，包括耳针法的定义、刺激部位、耳穴定位、适用范围及注意事项。

2. 耳穴探查，包括望诊法、压痛法、电测法等。

3. 刺激方法，包括毫针法、电针法、埋针法、压丸法、温灸法、刺血法、磁疗法、水针法、按摩法等。

【实训器材】

1. 针具，包括28～30号、0.5～1.0寸的毫针，皮内针，三棱针等。

2. 其他用具，包括耳穴模型、耳穴探测仪、消毒干棉球、棉球缸、2%碘酒或碘伏、75%酒精、安尔碘、磁珠、灯心草、艾条、王不留行籽、胶布、耳压板、镊子或止血钳、剪刀、针盘、G6805电针治疗仪等。

基本知识

1. 耳针法的定义　耳针法，是指用短毫针针刺或其他方法刺激耳穴以防治疾病的方法。古代医著中就有"耳脉"、耳与脏腑经络的生理病理关系及借耳诊治疾病的理论和方法等记载。近三十多年来，通过大量的临床实践和实验研究，耳穴诊治方法迅速发展，已初步形成了耳穴诊治体系。

2. 耳针法的刺激部位　耳针是以耳穴为刺激部位。耳穴是耳郭表面与人体脏腑经络、组织器官、四肢躯干相互沟通的部位。当人体内脏或躯体发生病变时，往往在耳郭的相应部位出压痛敏感、皮肤电特异性改变和变形、变色等反应，这些反应点，可作为防治疾病的刺激部位。

3. 耳穴定位

（1）耳郭表面解剖　耳郭和机体各组织器官之间有着广泛的密切联系，呈全息关系。

要学习掌握耳穴的定位及主治，必须了解其表面解剖（图7-1）。

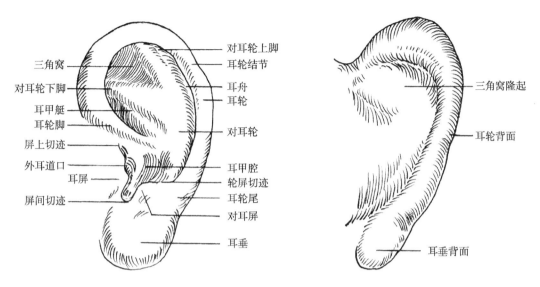

图7-1　耳郭表面解剖

（2）分区定位及主治规律　耳穴在耳郭的分布有一定的规律，犹如一个倒置头部在下，臀部在上（图7-2、图7-3）。具体分区、定位及主治规律见表7-1。

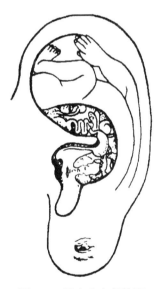

图7-2　耳穴分布规律图

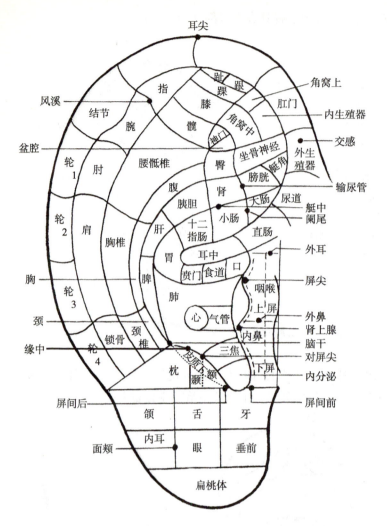
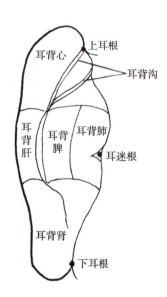

图 7-3 耳穴分布

表 7-1 耳穴分区定位及主治规律

解剖名称	分布规律	耳穴名称	定位	主治病症参考
耳轮	耳轮脚	耳中	耳轮脚处	呃逆、荨麻疹、皮肤瘙痒症、小儿遗尿、咯血、出血性疾病
	生殖泌尿系统	直肠	耳轮脚棘前上方的耳轮处	便秘、腹泻、脱肛、痔疮
		尿道	直肠上方的耳轮处	尿频、尿急、尿痛、尿潴留
		外生殖器	对耳轮下脚前方的耳轮处	睾丸炎、附睾炎、阴道炎、外阴瘙痒症
		肛门	三角窝前方的耳拎处	痔疮、肛裂

续表

解剖名称	分布规律	耳穴名称	定位		主治病症参考
耳轮		耳尖	耳郭向前对折的上部尖端处		发热、高血压、急性结膜炎、麦粒肿、牙痛、荨麻疹、失眠
		结节	耳轮结节处		头晕、头痛、高血压
		轮1	耳轮结节下缘至轮垂切迹之间的耳轮分为4等份，由上而下依次为轮1~4		发热、扁桃体炎、上呼吸道感染
		轮2			
		轮3			
		轮4			
耳舟	上肢	指	将耳舟自上而下分为6等份	第1等份	甲沟炎、手指麻木和疼痛
		腕		第2等份	腕部疼痛
		风溪		第1、2等份交界处	荨麻疹、皮肤瘙痒症、过敏性鼻炎、哮喘
		肘		第3等份	肱骨外上髁炎、肘部疼痛
		肩		第4、5等份	肩关节周围炎、肩部疼痛
		锁骨		第6等份	肩关节周围炎
对耳轮	对耳轮上脚	下肢	跟	将对耳轮上脚分为上、中、下3等份	上1/3的上1/2之前1/2处	足跟痛
			趾		上1/3的上1/2之后1/2处	甲沟炎、足趾部疼痛麻木
			踝		上1/3的下1/2处	踝关节扭伤、踝关节炎
			膝		中1/3处	膝关节疼痛
			髋		下1/3处	髋关节疼痛、坐骨神经痛、腰骶部疼痛
	对耳轮下脚	臀部	坐骨神经	将对耳轮下脚分为前、中、后3等份	前2/3处	坐骨神经痛、下肢瘫痪
			臀		后1/3处	坐骨神经痛、臀筋膜炎
			交感	对耳轮下脚末端与耳轮内缘相交处		胃肠痉挛、心绞痛、胆绞痛、肾绞痛、自主神经功能紊乱
	对耳轮体	躯干	腹	将对耳轮体自上而下分为5等份	上2/5耳甲缘侧	腹痛、腹胀、腹泻、急性腰扭伤、痛经、产后宫缩痛
			腰骶椎		上2/5的突起部分	腰骶部疼痛
			胸		中2/5耳甲缘侧	胸胁疼痛、胸闷、乳腺炎
			胸椎		中2/5的突起部分	胸胁疼痛、经前乳房胀痛、乳腺炎、产后乳少
			颈		下1/5耳甲缘侧	落枕、颈项强痛
			颈椎		下1/5的突起部分	落枕、颈椎综合征

续表

解剖名称	分布规律	耳穴名称	定位		主治病症参考
三角窝	盆腔	角窝上	将三角窝分为前、中、后3等份	前1/3的上部	高血压
		内生殖器		前1/3的下部	痛经、月经不调、白带过多、功能性子宫出血、阳痿、遗精、早泄
		角窝中		中1/3处	肝炎、哮喘、便秘
		神门		后1/3的上部	失眠、多梦、痛症、戒断综合征、癫痫、高血压、过敏性疾病、神经衰弱
		盆腔		后1/3的下部	盆腔炎、附件炎
耳屏	鼻咽部	上屏	将耳屏外侧面分为上下两部分	上1/2处	咽炎、单纯性肥胖
		下屏		下1/2处	鼻炎、鼻塞、单纯性肥胖
		外耳	屏上切迹曲力近耳轮部		外耳道炎、中耳炎、耳鸣
		屏尖	耳屏游离缘上部尖端		发热、牙痛、腮腺炎、咽炎、扁桃体炎、结膜炎、斜视
		外鼻	耳屏外侧面中部		鼻前庭炎、鼻炎、鼻部痤疮
		肾上腺	在耳屏游离缘下部尖端		低血压、风湿性关节炎、腮腺炎、间日疟、链霉素中毒性眩晕、哮喘、休克、鼻炎、急性结膜炎、咽炎、过敏性皮肤病
		咽喉	将耳屏内侧面分为上下两部分	上1/2处	声音嘶哑、咽炎、扁桃体炎、失语、哮喘
		内鼻		下1/2处	鼻炎、上颌窦炎、鼻衄
		屏间前	屏间切迹前方耳屏最下部		咽炎、口腔、眼病
对耳屏	头部	额	将对耳屏外侧面分为3等份	对耳屏外侧面的前部	偏头痛、头晕、失眠、多梦
		颞		对耳屏外侧面的中部	偏头痛、头晕
		枕		对耳屏外侧面的后部	头晕、头痛、癫痫、哮喘、神经衰弱
		屏间后	屏间切迹后方对耳屏前下部		额窦炎、眼病
		皮质下	对耳屏内侧面		痛症、间日疟、神经衰弱、假性近视、胃溃疡、腹泻、高血压病、冠心病、心律失常、失眠
		对屏尖	对耳屏游离缘的尖端		哮喘、腮腺炎、睾丸炎、附睾炎、神经性皮炎
		缘中	对耳屏游离缘上，对屏尖与轮屏切迹连线之中点处		遗尿、内耳眩晕症、尿崩症、功能性子宫出血
		脑干	轮屏切迹处		眩晕、后头痛、假性近视

续表

解剖名称	分布规律	耳穴名称	定位		主治病症参考
耳轮脚周围	消化系统	口	将耳轮脚下方分为3等份	前1/3处	面瘫、口腔炎、胆囊炎、胆石症、戒断综合征、牙周炎、舌炎
		食道		中1/3处	食道炎、食管痉挛
		贲门		后1/3处	贲门痉挛、神经性呕吐
		胃	耳轮脚消失处		胃痉挛、胃炎、胃溃疡、失眠、牙痛、消化不良、恶心呕吐、前额痛
		十二指肠	将耳轮脚上方分为3等份	后1/3处	十二指肠球部溃疡、胆囊炎、胆石症、幽门痉挛、腹胀、腹泻、腹痛
		小肠		中1/3处	消化不良、腹痛、腹胀、心动过速
		大肠		前1/3处	腹泻、便秘、咳嗽、牙痛、痤疮
		阑尾	小肠区和大肠区之间		单纯性阑尾炎、腹泻
对耳轮下脚下方	泌尿系统	艇角	将对耳轮下脚下方分为3等份	前1/3处	前列腺炎、尿道炎
		膀胱		中1/3处	膀胱炎、遗尿、尿潴留、腰痛、坐骨神经痛、后头痛
		肾		后1/3处	腰痛、耳鸣、神经衰弱、肾盂肾炎、遗尿、哮喘、月经不调、阳痿、遗精、早泄、五更泄
		输尿管	肾区与膀胱区之间		输尿管结石症
耳甲	胸腹腔	胰胆	耳甲艇的后上部		胆囊炎、胆石症、胆道蛔虫症、偏头痛、带状疱疹、中耳炎、耳鸣、急性胰腺炎
		肝	耳甲艇的后下部		胁痛、眩晕、经前期紧张症、月经不调、更年期综合征、高血压、假性近视、单纯性青光眼、目赤肿痛
		艇中	小肠区与肾区之间		腹痛、腹胀、胆道蛔虫症、腮腺炎
		脾	耳甲腔的后上部		腹胀、腹泻、便秘、食欲不振、功能性子宫出血、白带过多、内耳眩晕症、水肿、痿证
		心	耳甲腔正中凹陷处		心动过速、心律不齐、心绞痛、无脉症、自汗、盗汗、心悸怔忡、失眠、健忘、神经衰弱、癔病、口舌生疮
		气管	心区与外耳道口之间		哮喘、急慢性咽炎、气管炎
		肺	心、气管区周围处		咳嗽、胸闷、声音嘶哑、皮肤瘙痒症、荨麻疹、便秘、戒断综合征、痤疮、扁平疣、自汗、盗汗
		三焦	外耳道口后下方,肺与内分泌之间		便秘、腹胀、耳鸣、耳聋、糖尿病、上肢外侧疼痛
		内分泌	屏间切迹内,耳甲腔的前下部		痛经、月经不调、更年期综合征、痤疮、间日疟、甲状腺功能减退或亢进症

续表

解剖名称	分布规律	耳穴名称	定位		主治病症参考
耳垂	面颊	牙	在耳垂上线至耳垂下缘最低点之间画两条等距离平行线，于上平行线上引两条垂直等分线，将耳垂由上到下、由前到后依次分为9区	耳垂1区	牙痛、牙周炎、低血压
		舌		耳垂2区	舌炎、口腔炎
		颌		耳垂3区	牙痛、颞颌关节功能紊乱症
		垂前		耳垂4区	神经衰弱、牙痛
		眼		耳垂5区	急性结膜炎、电光性眼炎、麦粒肿、假性近视
		内耳		耳垂6区	内耳眩晕症、耳鸣、听力减退、中耳炎
		面颊		耳垂5、6区交界处	周围性面瘫、三叉神经痛、痤疮、扁平疣、面肌痉挛、腮腺炎
		扁桃体		耳垂7、8、9区	扁桃体炎、咽炎
耳背		耳背心	耳背上部		心悸、失眠、多梦
		耳背肺	耳背中内部		哮喘、皮肤瘙痒症
		耳背脾	耳背中央部		胃痛、消化不良、食欲不振、腹胀、腹泻
		耳背肝	耳背中外部		胆囊炎、胆石症、胁痛
		耳背肾	耳背下部		头晕、头痛、神经衰弱
		耳背沟	对耳轮沟和对耳轮上、下脚沟处		高血压、皮肤瘙痒症
耳根		上耳根	耳根最上处		鼻衄、哮喘
		耳迷根	耳轮脚后沟的耳根处		胆囊炎、胆石症、胆道蛔虫症、鼻塞、心动过速、腹痛、腹泻
		下耳根	耳根最下处		低血压、下肢瘫痪、小儿麻痹后遗症

4. 耳针法的适用范围 耳针在临床治疗的疾病范围很广，不仅用于治疗许多功能性疾病，而且对于某些器质性疾病的症状改善也有一定疗效。其适应证有：

（1）各种原因导致的疼痛 如三叉神经痛、带状疱疹、坐骨神经痛等神经性疼痛；扭伤、挫伤等外伤性疼痛；五官、胸腹、四肢等术后伤口疼痛；麻醉引起的头痛、腰痛等手术后遗疼痛；咽喉炎、风湿性关节炎、肩周炎等炎性疼痛，可以达到镇静消炎止痛的作用。

（2）功能紊乱导致的病证 如眩晕、心律不齐、多汗症、腹泻、遗尿、月经不调、神经衰弱、癔病等，耳针法能改善功能紊乱，从而达到缓解和治愈病症的目的。

（3）过敏与变态反应性疾病 如对过敏性鼻炎、过敏性肠炎、哮喘、荨麻疹等有消炎、脱敏、减轻免疫反应的作用。

（4）内分泌代谢性疾病 如对单纯性甲状腺肿、甲状腺功能亢进症、更年期综合征等有减轻症状、减少药量等辅助治疗的作用。

（5）传染性疾病 如对细菌性痢疾、疟疾、青年扁平疣等，有恢复和提高机体的免疫防疫功能，从而加速疾病痊愈的作用。

（6）各种慢性疾病 如对高血压、糖尿病、血脂异常、肢体麻木等，有改善症状、减轻药量等作用。

（7）其他 可用于针刺麻醉（耳针麻醉）、催产、催乳、预防感冒、晕车、晕船，预防和处理输血、输液反应、戒烟、戒毒、减肥等。

5. 耳针法的注意事项

（1）严格消毒，防止感染。

（2）耳郭上有湿疹、溃疡、冻疮破溃等，不宜使用耳针法。

（3）有习惯性流产史的孕妇禁用耳针法；妇女怀孕期间也应慎用，尤其不宜用内生殖器、盆腔、内分泌、肾等穴。

（4）年老体弱者、有严重器质性疾病者、高血压病患者，治疗前应适当休息，治疗时手法要轻柔，刺激量不宜过大，以防意外。

（5）耳针法亦可能发生晕针，应注意预防，一旦晕针，须及时处理。

（6）扭伤或肢体功能障碍患者，在耳针留针期间，应配合相应的肢体活动和功能锻炼，以提高疗效。

基本技能

一、耳穴探查

机体有病变时，耳郭上往往会出现各种阳性反应，如相关部位的耳穴电阻值下降、痛阈值降低、皮肤色泽形态改变等。耳穴探查即探查阳性反应点以辅助诊断和治疗，常用探查法有望诊法、压痛法和电测法等（图7-4）。临床应用时，应将各种方法有机结合，才能全面了解阳性反应点的位置与变化，排除假阳性，为耳针法诊治提供依据。

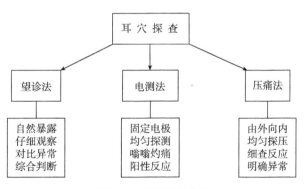

图7-4 耳穴探查方法

1. 望诊法 是在自然光线下，用肉眼或放大镜直接观察耳郭皮肤有无变色变形等征象，但应排除色素沉着、痣、冻疮及随生理变化而出现的反应等征象。

（1）望诊时患者一般取坐位，耳郭应充分暴露在自然光线下，医生从上到下、从外到里、从前到后，仔细观察耳郭各区的异常变化。注意先不要用手摸或探棒按压，以避免耳郭充血，改变其本来的状态。

(2) 发现异常，要双耳对比，排除假阳性，如局部外伤、冻伤的瘢痕和耳郭自身的变异、色素沉着等。必要时可用干棉球轻轻擦掉污物。对病理性异常的部位、颜色及范围进行分析，必要时可用探棒或手按压确诊，即所谓"一看二压"。

(3) 要注意体质差别，注意根据男女老幼不同的耳郭反应，区分耳郭解剖上的畸形，并注意与问诊结合以助诊断。

2. 电测法　是用耳穴电子探测仪器，测定皮肤电阻、电位、电容等变化，如电阻降低或导电量增加，形成良导点者，可供参考。

(1) 将探测仪的探笔插入仪器探测孔内。

(2) 打开电源，患者握紧一端电极或固定在患者内关穴上，术者手握探极在耳郭上由内到外均匀地缓慢探测，当发出"嗡嗡"声时患者有灼痛感，即为"阳性点"。

(3) 将"阳性点"依次用标记笔标记。待全部探测完毕后切断电源，拔出电极插头，综合病证做出诊断。

3. 压痛法　是用弹簧探棒等工具在与疾病相应的部位由周围向中心，以均匀的压力仔细探查。当患者出现皱眉、眨眼、呼痛、躲闪等反应，且与周围有明显差异者，可作为诊治参考。

二、刺激方法

（一）施术前准备

1. 明确诊断后，根据耳穴的选穴原则、耳郭上阳性反应点，确立处方。
2. 选择体位。一般采用坐位，如年老体弱、病重或精神紧张者，宜采用卧位。
3. 医生手指消毒。先用肥皂水将手洗净，待干后再用75%酒精棉球擦拭。

（二）常用刺激方法

耳针的刺激方法很多，目前临床上常用的有下列几种。

1. 毫针法　毫针法是用毫针刺激耳穴以治疗疾病的方法。

【操作方法】

(1) 定取耳垂上的眼穴，以75%酒精棉球或安尔碘消毒耳穴皮肤。

(2) 进针的方法有捻入法和插入法两种。进针时，左手拇、食两指固定耳郭，中指托刺部位的耳背，既可掌握针刺的深度，又可减轻针刺时的疼痛；右手持针，在眼穴处壶针刺的深度应视耳郭的厚薄、腧穴的位置而定，一般刺入2~3分即可。

(3) 行针手法以小幅度捻转为主，刺激强度应根据患者的病情、体质、耐受度而灵握。若局部感应强烈，可不行针。留针时间一般为20~30分钟。

(4) 起针时，左手托住耳背，右手起针，并用消毒干棉球压迫针孔，以防出血，必再用安尔碘涂擦1次。

【技术要领】手指要固定耳部腧穴进针及行针。

【操作流程】耳针毫针法的操作流程见图7-5。

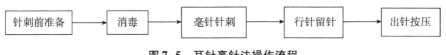

图 7-5 耳针毫针法操作流程

【注意事项】一般来说，急性病，两侧耳穴同用；慢性病，每次取一侧耳穴，两耳交替针刺，7~10次为一疗程，疗程之间间隔2~3天。

2. 电针法 电针法是将传统的毫针法与脉冲电流刺激相结合的一种方法。

【操作方法】

（1）选择性能良好的电针仪，并把电流输出调节旋钮拨至"0"位。

（2）定取肩穴、神门穴，以75%酒精棉球或安尔碘消毒耳穴皮肤。

（3）将毫针分别刺入肩穴、神门穴。

（4）将电针仪的一对输出导线之正负极分别连接在两根毫针针柄上，选择好所需的波频率；打开电针仪的开关，慢慢调节电流输出旋钮，使电流强度逐渐增大至所需的刺激量。

（5）治疗完毕后先将旋钮拨回"0"位，再关闭电源开关，撤掉导线，最后出针。

【技术要领】针对不同病症，选择相应的波形和频率，并适当调整刺激强度。

【操作流程】耳针电针法的操作流程见图7-6。

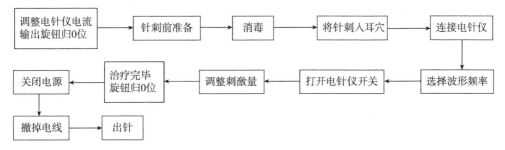

图 7-6 耳针电针法操作流程

【注意事项】

（1）使用电针仪前必须检查其性能是否良好，输出值是否正常，电流输出调节旋钮是否拨至"0"位。

（2）调节输出量应缓慢，开机时输出强度应从小到大逐渐增加，切勿突然增大，以免发生意外。

（3）一般每次通电时间以10~20分钟为宜，刺激强度要因病因人而异，疗程与毫针法相同。

3. 埋针法 埋针法是将皮内针埋于耳穴内，作为一种微弱而持久的刺激，达到治疗目的的方法。

【操作方法】

（1）定取神门穴，严格消毒后，医生左手固定耳郭，绷紧针处皮肤，右手用镊子夹住消毒的皮内针针柄，平刺或直刺入神门穴，一般刺入针体的2/3，再用胶布固定。

使用环形揿钉状皮内针时，因针环不易拿取，可直接将针环贴在小块胶布上，再按揿在耳穴内。

（2）嘱患者每天自行按压3~5次，留针3~5天。

（3）起针时，左手固定埋针部位两侧皮肤，右手取下胶布，然后持镊子或止血钳夹持针尾，将针取出，并用消毒干棉球压迫针孔，以防出血，必要时再用安尔碘涂擦1次。

【技术要领】所选耳穴及针具要严格消毒；掌握好皮内针的方向及深浅。

【操作流程】耳针埋针法的操作流程见图7-7。

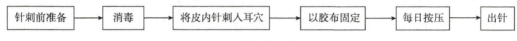

图7-7 耳针埋针法操作流程

【注意事项】

（1）严格消毒，防止感染。埋针处不要淋湿、浸泡，夏季埋针时间不宜过长；埋针后耳郭局部跳痛不适，需及时检查埋针处有无感染；若有感染现象如针眼处红肿或有脓点，当立即采取相应措施。

（2）若埋针处痛甚时，可适当调整针尖方向和深浅度。

（3）耳郭有炎症、冻疮则不宜埋针。

（4）一般仅埋患侧单耳，每次埋针3~5穴，必要时也可双耳埋针。

（5）对金属过敏者，禁止埋针。

4. 压丸法 压丸法是选用质硬而光滑的小粒药物种子或药丸等贴压耳穴以防治疾病的方法。

【操作方法】

（1）选择好所用材料，选定肝、脾、肾等穴，并在耳郭局部进行常规消毒。

（2）将材料黏附在0.5cm×0.5cm大小的胶布中央，然后依次贴于肝、脾、肾等穴上，并适当按压，使耳郭有发热、胀痛感（即"得气"）。

（3）一般每次贴压一侧耳穴，两耳轮流，3天一换，也可两耳同时贴压。在耳穴贴压期间，应嘱患者每天自行按压数次，每次每穴1~2分钟。

【技术要领】选穴定位要准确，按压刺激强度及次数要适当。

【操作流程】耳针压丸法的操作流程见图7-8。

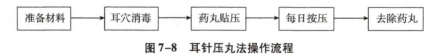

图7-8 耳针压丸法操作流程

【注意事项】

（1）使用时要防止胶布潮湿或污染，以免引起皮肤炎症。

（2）个别患者若对胶布过敏，局部出现红色粟粒样丘疹并伴瘙痒者，可加用肾上腺穴或改用毫针治疗。

（3）一般孕妇用本法时按压宜轻，习惯性流产者须慎用。

（4）耳郭皮肤有炎性病变、冻疮者不宜采用此法。

（5）压丸所用材料可因地制宜，植物种子、药丸等凡是表面光滑、质硬无副作用、适合贴压腧穴面积大小的材料均可选用，如王不留行籽、油菜籽、莱菔籽、六神丸、喉症丸、绿豆、小米等，但有刺激性的药物禁用。

5. 温灸法 温灸法是用温热作用刺激耳郭以治疗疾病的方法，包括艾条灸、线香灸、灯心草灸等。

【操作方法】

（1）艾条灸 可温灸整个耳郭或较集中的部分耳穴。将艾卷一端点燃，对准应施灸耳穴，距离皮肤2~3cm熏烤，使局部有温热感而无灼痛为宜，一般每穴灸5~10分钟，至皮肤红晕为度。

（2）线香灸 是将点燃的卫生线香对准单个耳穴施灸，香火距皮肤约1cm，以局部有温热感为度，每穴灸3~5分钟。

（3）灯心草灸 将蘸有香油的灯心草一端点燃，对准耳穴迅速点灸，每次1~2穴，两耳交替。

【技术要领】把握好温灸的时间及刺激强度，灯心草灸点灸时要快、稳、准.

【注意事项】

（1）施灸时注意不可烫伤（灯心草灸除外），以免继发感染而造成耳软骨骨膜炎；如出现小水泡时，可任其自行吸收。

（2）复灸时应更换耳穴。

（3）精神紧张、严重心脏病患者或孕妇等均应慎用。

6. 刺血法 刺血法是用三棱针在耳郭皮肤上点刺出血的治疗方法。

【操作方法】

（1）先按摩耳郭使其充血，定取耳尖穴，常规消毒后，点刺后挤出血液3~5滴。

（2）术毕，用消毒干棉球擦拭，按压止血。

【技术要领】固定点刺部位，快进快出。

【操作流程】耳针刺血法的操作流程见图7-9。

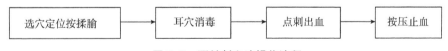

图7-9 耳针刺血法操作流程

【注意事项】

（1）孕妇、出血性疾病患者或凝血功能障碍者忌用，体质虚弱者慎用。

（2）一般隔日1次，急性病可1日2次。

7. 磁疗法 磁疗法是用磁场作用于耳穴治疗疾病的方法。

【操作方法】

（1）直接敷贴法 把磁珠放置在胶布中央直接贴于耳穴上（类似压丸法），可用磁珠或磁片异名磁极分别在耳郭前后相对贴，可使磁力线集中穿透腧穴，更好地发挥治疗作用。

（2）间接敷贴法　用纱布或薄层脱脂棉把磁珠（片）包起后固定在耳穴上，可防止磁珠（片）直接接触皮肤而产生副作用。

【技术要领】取准腧穴；磁片或磁珠要对称放置。

【操作流程】耳针磁疗法的操作流程见图7-10。

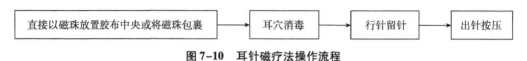

图7-10　耳针磁疗法操作流程

【注意事项】

（1）根据病情选择磁疗的时间及疗程。

（2）磁疗时，采用的磁体不宜过多过大，磁场强度不宜过强。有少数患者在行磁疗时会出现头晕、恶心、一时性的呼吸困难、嗜睡、乏力、局部灼热或刺痒等不良反应，若持续数分钟不消失，可将磁珠或磁片取下，以减轻或消除反应。

（3）有严重的心、肺、肝脏病及血液病、急性传染病及出现出血、脱水、高热等情况的患者禁用该法。

（4）耳郭皮肤有炎性病变、冻疮者不宜采用此法。

（5）夏季敷贴时，最好用间接敷贴法，以免汗液浸渍使磁珠或磁片生锈。

8. 水针法　水针法即药物腧穴注射法，是将微量药物注入耳穴，通过针刺对耳穴的刺激及所注射药物的药理作用达到治疗疾病目的的方法。

【操作方法】

（1）根据病情选用相应的注射药液。

（2）选用1mL注射器和直径为0.45mm（4号半）注射针头。以安尔碘消毒耳穴局部皮肤，将针刺入耳穴，回抽无血后，将药液缓慢地注入耳穴皮下，每穴注入0.1mL。

（3）出针时按压针孔。

【技术要领】严格消毒后，用无痛快速进针法刺入，回抽无血后，推注药液时要缓慢。

【操作流程】耳针水针法的操作流程见图7-11。

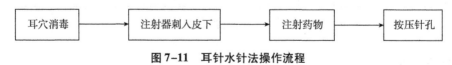

图7-11　耳针水针法操作流程

【注意事项】

（1）应向患者说明本疗法的特点和注射后的正常反应。如注射局部会出现酸胀感，4～8小时内局部有轻度不适，或不适感持续较长时间，但是一般不超过1天。

（2）年老体弱及初次接受治疗者，最好取卧位，注射部位不宜过多，药量可酌情减以免晕针。

（3）要严格遵守无菌操作，防止感染。

（4）孕妇应慎用或禁用此法。

（5）耳郭皮肤有炎性病变、冻疮者不宜采用此法。

（6）凡是能引起过敏的药液，必须常规皮试，皮试阳性者不可应用此法。

9. 按摩法 按摩法是一种在耳郭不同部位进行按摩、提捏、点掐以防治疾病的方法，包括自身耳郭按摩法和耳郭腧穴按摩法。其中，自身耳郭按摩法，包括全耳按摩、手摩耳轮和提捏耳垂。

【操作方法】

（1）全耳按摩 用两手掌心依次按摩耳郭腹背两侧至耳郭充血发热为度。

（2）手摩耳轮 两手握空拳，以拇指、食指两指沿着外耳轮上下来回按摩至耳轮充血发热为度。

（3）提捏耳垂 用两手由轻到重提捏耳垂3~5分钟。

（4）耳郭腧穴按摩法 术者用压力棒点压或揉按耳穴，也可将拇指对准耳穴，食指对准准耳背侧相对应的穴点，拇指、食指两指同时按揉。

【技术要领】按摩手法要均匀、柔和、连贯，刺激量要适当。

【注意事项】手法忌蛮力，尤其对年老体弱患者。

（三）临床应用处方举例（表7-2）

表7-2 耳针法临床应用处方举例

病症	主穴	配穴
胃病	胃、脾、交感、神门	胰胆、脾
恶心呕吐	胃、神门、交感、皮质下、耳中	内分泌、胰胆
心律失常	心、交感、神门	皮质下、内分泌
哮喘	肺、肾上腺、交感	神门、内分泌、气管、肾、大肠
失眠	神门、内分泌、心、皮质下	胃、脾、肝、肾、胰胆
头痛	神门、枕、颞、额、皮质下、颈椎	肝、肾、心、交感
坐骨神经痛	坐骨神经、神门、腰骶椎	臀、胰胆、膀胱
荨麻疹	肺、肾上腺、风溪、耳中	神门、脾、肝
痤疮	耳尖、内分泌、肺、脾、肾上腺、面颊	心、大肠、神门
痛经	内生殖器、内分泌、神门	肝、肾、皮质下、交感
近视	眼、肝、脾、肾	屏间前、屏间后
内耳眩晕症	内耳、外耳、肾、肝、胰胆、脑干	枕、皮质下、神门、三焦
急性耳膜炎	耳尖、眼、肝	屏间前、屏间后
晕车	胃、内耳、贲门、肾上腺	枕、脾、神门
戒烟	神门、肺、胃、口	皮质下、交感、大肠

安全操作提示及处理

1. 耳郭暴露在外，结构特殊，血液循环较差，容易感染，且感染后易波及软骨，严重者可致软骨液化坏死、萎缩而导致耳郭畸变。一旦感染，应立即采取相应措施，如局部红肿热痛较轻，可涂安尔碘，每天 2~3 次；重者局部涂擦四黄膏或消炎抗菌类软膏，并口服抗生素。如局部化脓，恶寒发热，白细胞增高，发生软骨膜炎，当选用相应抗生素静脉注射，并用 0.1%~0.2% 庆大霉素冲洗患处，也可配合内服清热解毒剂，外敷中草药及外用艾条灸之。

2. 耳针法亦可能发生晕针，一旦晕针，须及时处理。晕针处理参照针刺异常情况章节。

第二节 头皮针法

【实训目的与要求】
1. 掌握头皮针法的基本操作技术。
2. 熟悉头皮针法的基本知识。

【实训内容与方法】
1. 头皮针法的基本知识，包括定义、定位及主治、适用范围、注意事项与禁忌。
2. 头皮针法的基本操作技术。

【实训器材】
1. 针具，一般选用 26~28 号或 28~30 号、1.5~2.5 寸的毫针。
2. 其他用具，包括 2% 碘酒或碘伏、75% 酒精、安尔碘、消毒干棉球、消毒棉签、镊子、棉球缸。

基本知识

1. 头皮针法定义 头皮针法，又称头针，是在头部特定的穴线进行针刺防治疾病的一种方法。头针是在传统针灸理论的基础上结合现代医学知识发展起来的。20 世纪 70 年代以来，头针疗法在我国推广应用，已成为能治疗多种疾病，尤其是脑源性疾病的常用针刺方法。

2. 头针治疗线定位及其主治（表 7-3）

表 7-3 头针治疗线定位及其主治

头针治疗线	定位	主治
额中线	神庭穴起向前 1 寸	神志病，头、鼻、舌、眼、咽喉等
额旁 1 线	眉冲穴起向前 1 寸	肺、心等上焦病症
额旁 2 线	头临泣穴起向前 1 寸	脾、胃、肝、胆等中焦病症
额旁 3 线	头维穴内 0.75 寸向下 1 寸	肾、膀胱等下焦病症

续表

头针治疗线	定位	主治
顶中线	百会穴至前顶穴	腰腿足病症、头痛、脱肛、遗尿等
顶颞前斜线	前神聪穴至悬厘穴	运动功能障碍病症
顶颞后斜线	百会穴至曲鬓穴	感觉功能障碍病症
顶旁1线	通天穴向后1.5寸	腰腿足病症
顶旁2线	正营穴向后1.5寸	肩臂手病症
颞前线	颔厌穴至悬厘穴	偏头痛、运动性失语、周围性面瘫等
颞后线	率谷穴至曲鬓穴	偏头痛、眩晕、耳鸣、耳聋等
枕上正中线	强间穴至脑户穴	眼病
枕上旁线	于枕上正中线平行向外相距0.5寸	皮层性视力障碍、白内障、近视眼、目赤肿痛等眼病
枕下旁线	玉枕穴至天柱穴	小脑疾病引起的平衡障碍、后头痛等

3. 头皮针法适用范围 头皮针法主要用于治疗脑源性疾病，如中风偏瘫、肢体麻木、失语、皮层性多尿、眩晕、耳鸣、舞蹈病、癫痫、脑瘫、小儿弱智、震颤麻痹、假性球麻痹等。此外，也可治疗头痛、脱发、脊髓性截瘫、高血压病、精神病、失眠、眼病、鼻病、肩周炎、各种疼痛性疾病等常见病和多发病。随着头皮针在临床上的广泛应用和头穴作用机制的进一步研究，其适用范围将更加广泛。

4. 头皮针法注意事项与禁忌

（1）施术时的注意事项

①头部有毛发，因此应严格消毒，以防感染。

②留针应注意安全，针体应稍露出头皮，不宜碰触留置在头皮下的毫针，以免折针、弯针。如局部不适，可稍退出1~2分。对有严重心脑血管疾病而需要长时间留针者，应加强监护，以免发生意外。

③对精神紧张、过饱、过饥者应慎用，不宜采取强刺激手法。

④由于头针刺激感强，刺激时间较长，医生必须注意观察患者神态变化，以防晕针。

⑤由于头皮血管丰富，容易出血，故出针时需用消毒干棉球按压针孔1~2分钟。

⑥头发较密部位常易遗忘所刺入的毫针，出针时需仔细检查，以免遗漏。

⑦头针长时间留针，并不影响肢体活动，在留针期间可嘱患者配合运动，有提高临床疗效的作用。

⑧头穴标准线上除用毫针刺激外，尚可配合电针、艾灸、按压等法进行施治。

（2）施术禁忌

①囟门未闭或颅骨缝骨化不完全的婴幼儿。

②头部颅骨缺损处或开放性脑损伤部位，头部严重感染、溃疡、瘢痕者。

③中风患者，急性期如因脑血管意外引起昏迷、血压过高时，暂不宜用头皮针治疗，须待血压和病情稳定后方可施行本法。

④患有严重心脏病、重度糖尿病、重度贫血、急性炎症和心力衰竭者。

基本技能

一、实训前准备

1. 施术部位的选择　单侧肢体病，选用对侧穴线；两侧肢体病，选用双侧穴线；内脏、全身性疾病或不易区别左右的疾病，可选用双侧穴线。一般根据疾病选用相应的穴线，并可选用有关穴线配合治疗，如下肢瘫痪选顶颞前斜线和顶旁1线。

2. 体位选择　应选择患者舒适、医生便于操作的体位为宜。根据所取头皮针刺激线的部位，选择坐位或卧位。临床患者一般取坐位，医生站在患者的正前面、正侧面或正后面，以利于进针和准确选穴。

3. 针具选择　一般而言，婴幼儿用0.5寸的毫针，成人用1.5~2.5寸的毫针，年老体弱者可用28~30号1寸的毫针，年轻体壮者可用26~28号的毫针。额、颞部用较短的毫针，而顶部可用较长的针。对于急性病，多选用较粗的毫针；对于慢性病，则多选用较细的毫针。

4. 消毒方法
（1）针具、医生双手常规消毒。
（2）施术部位：选用75%酒精棉球或棉签在施术部位由中心向外环形擦拭。

二、基本操作技术

（一）标准头穴线定位

1. 额中线
定位：在头前部，从督脉神庭穴向前引一直线，长1寸，属督脉（图7-12）。
取法：先点取神庭穴，用笔标记，向前引一长1寸的直线，即为额中线。
备注：神庭，在头部，当前发际正中直上0.5寸。

2. 额旁1线
定位：在头前部，从膀胱经眉冲穴向前引一直线，长1寸，属足太阳膀胱经（图7-12）。
取法：先点取眉冲穴，用笔标记，向前引一长1寸的直线，即为额旁1线。
备注：眉冲，在头部，当眉头直上发际0.5寸。

3. 额旁2线
定位：在头前部，从胆经头临泣穴向前引一直线，长1寸，属足少阳胆经（图7-12）。

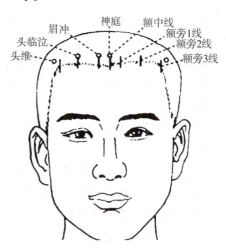

图7-12　《头针穴名标准化方案》额区

取法：先点取头临泣穴，用笔标记，向前引一长1寸的直线，即为额旁2线。

备注：头临泣，在头部，前发际上0.5寸，瞳孔直上。

4. 额旁3线

定位：在头前部，从胃经头维穴内侧0.75寸起向下引一直线，长1寸，属足少阳胆经和足阳明胃经（图7-12）。

取法：先点取头维穴，用笔标记，再点取其内侧0.75寸，用笔标记，向下引一长1寸的直线，即为额旁3线。

备注：头维，在头部，当额角发际直上0.5寸，头正中线旁开4.5寸。

5. 顶中线

定位：在头顶部，即从督脉百会穴至前顶穴之连线，属督脉。

取法：先点取百会穴，用笔标记，再点取前顶穴，用笔标记，两者连线即是顶中线（图7-13）。

备注：百会，在头部，前发际正中直上5寸。前顶，在头部，前发际正中直上3.5寸。

6. 顶颞前斜线

定位：在头顶部、头侧部，从头部经外奇穴前神聪至颞部胆经悬厘穴引一斜线，此线斜贯督脉、足太阳膀胱经、足少阳胆经（图7-14）。

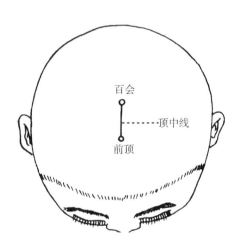

图7-13　《头针穴名标准化方案》顶区（1）　　图7-14　《头针穴名标准化方案》顶区（2）

取法：先点取前神聪穴，用笔标记，再点取悬厘穴，用笔标记，两者连线即是。

备注：前神聪，在头部百会穴（当前发际正中直上5寸）前1寸。悬厘，在头部，从头维至曲鬓（当耳前鬓角发际后缘与耳尖水平线交点处）的弧形连线的上3/4与下1/4交点处。

7. 顶颞后斜线

定位：在头顶部、头侧部，顶颞前斜线之后寸，与其平行的线。即从督脉百会穴至颞部胆经曲鬓穴引一斜线，此线斜穿督脉、足太阳膀胱经和足少阳胆经（图7-14）。

取法：先点取百会穴，用笔标记，再点取曲鬓穴，用笔标记，两者连线即是。

备注：百会，在头部，前发际正中直上5寸。曲鬓，在头部，当耳前鬓角发际后缘与耳尖水平线的交点处。

8. 顶旁1线

定位：在头顶部，督脉旁1.5寸，从膀胱经通天穴向后引一直线，长1.5寸，属足太阳膀胱经。

取法：先点取通天穴，用笔标记，再向后引一直线，长1.5寸即是。

备注：通天穴，在头部，当前发际正中直上4寸，旁开1.5寸。

9. 顶旁2线

定位：在头顶部，督脉旁开2.25寸，从胆经正营穴向后引一直线，长1.5寸，至承灵穴，属足少阳胆经（图7-15）。

取法：先点取正营穴，用笔标记，再向后引一直线，长1.5寸，至承灵穴即是。

备注：正营，在头部，当前发际上2.5寸，瞳孔直上。承灵，在头部，当前发际上4寸，头正中线旁开2.25寸。

10. 颞前线

定位：在头颞部，从胆经颔厌穴至悬厘穴之连线，属足少阳胆经（图7-15）。

取法：先点取颔厌穴，用笔标记，再点取悬厘穴，用笔标记，两者连线即是。

备注：颔厌，在头部，当头维与瞳鬓弧形连线的上1/4与下3/4交点处。悬厘，在头部，当头维与曲鬓弧形连线的上3/4与下1/4交点处。

11. 颞后线

定位：在头颞部，从胆经率谷穴至曲鬓穴连一直线，属足少阳胆经（图7-15）。

取法：先点取率谷穴，用笔标记，再点取曲鬓穴，用笔标记，两者连线即是。

备注：率谷，在头部，当耳尖直上入发际上1.5寸。曲鬓，当耳前鬓角发际后缘与耳尖水平线交点处。

12. 枕上正中线

定位：在后头部，即督脉强间穴至脑户穴之连线，属督脉（图7-16）。

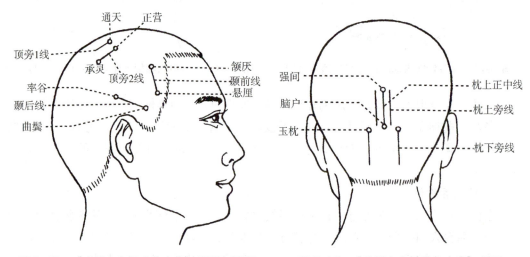

图7-15 《头针穴名标准化方案》顶区与颞区　　图7-16 《头针穴名标准化方案》枕区

取法：先点取强间穴，用笔标记，再点取脑户穴，用笔标记，两者连线即是。

备注：强间，在头部，后发际正中直上4寸（脑户直上1.5寸凹陷中）。脑户，在头部，枕外隆凸的上缘凹陷中。

13. 枕上旁线

定位：在后头部，由督脉脑户穴旁开0.5寸起，向上引一直线，长1.5寸，即枕上正中线平行向外0.5寸（图7-16）。

取法：先点取脑户穴，用笔标记，旁开0.5寸，用笔标记，向上引一直线，长1.5寸即是。

备注：脑户，在头部，枕外隆凸的上缘凹陷中。

14. 枕下旁线

定位：在后头部，从膀胱经玉枕穴向下引一直线，长2寸，即玉枕穴至天柱穴，属足太

阳膀胱经（图7-16）。

取法：先点取玉枕穴，用笔标记，再向下引一直线，长2寸即是。

备注：玉枕，在头部，横平枕外隆凸上缘，后发际正中旁开1.3寸。天柱，在头部发际正中直上0.5寸，旁开1.3寸，斜方肌外缘凹陷中。

（二）头皮针法操作技术

根据病情，明确诊断，选定刺激区，依据施术部位选择适体位，局部常规消毒后进行具体操作。

【操作方法】

1. 进针法

（1）快速进针法　右手持针，将针尖与头皮呈15°~30°夹角快速刺入头皮下。亦可用法快速进针，即右手持针，针尖对准进针点，手指尖距头皮5~10cm，手腕背屈后，突然发力掌屈，使针尖飞冲进头皮下或帽状腱膜下层（图7-17）。

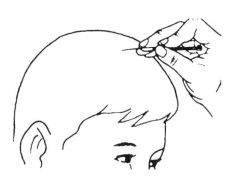

图7-17　头皮针进针法

（2）快速推针法　右手持针，拇、食指尖部夹持针柄，中指紧贴针体，沿皮将针体快速推进至帽状腱膜下层。当针体到达该层时，指下阻力减小，无阻力与疼痛感。如此则可将针推入，使针与头皮平行。

2. 针刺手法

（1）快速捻转手法　针体进入帽状腱膜下层后，固定针刺深度。术者食指呈半屈曲状态，用食指第一节桡侧面和拇指掌侧面捏住针柄，利用食指掌指关节的伸屈动作，使针体快速旋转（图7-18）。如此动作达熟练程度时，频率可达每分钟200次左右。持

续捻转 1~2 分钟，留针 5~10 分钟，重复 2~3 次，再出针。

（2）抽添手法（小幅度提插）

抽提法：针体沿皮刺入帽状腱膜下层后，保持针体平卧，左手以拇、食指固定头皮，右手以拇、食指紧捏针柄，用爆发力将针迅速向外抽提 3 次，然后再缓慢地向内退回原处，以紧提慢插为主。如此反复行针 1~2 分钟。

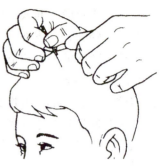

图 7-18　快速捻转法

进插法：针体沿皮刺入帽状腱膜下层后，平卧针体，左手以拇、食指固定头皮，右手以拇、食指紧捏针柄，用爆发力将针迅速向内进插 3 次，然后再缓慢地向外退回原处，以紧插慢提为主。如此反复行针 1~2 分钟。

3. 留针

（1）静留针　在留针期间不再施行任何针刺手法，让针体安静而自然地留置在头皮内。一般情况下，头皮针留针时间宜在 15~30 分钟之间。如症状严重、病情复杂、病程较长者，可留针 2 小时以上。

（2）动留针　在留针期间，间歇重复施行相应手法，以加强刺激，在较短时间内获得即时疗效。一般情况下，在 15~30 分钟内，宜间歇行针 2~3 次，每次 2 分钟左右。

按病情需要也可适当延长留针时间。偏瘫患者留针期间嘱其活动肢体（重症患者可作被动活动），有助于提高疗效。一般经 3~5 分钟刺激后，部分患者病变部位（患肢或内脏）可出现热、麻、胀、凉、抽动等感觉，此时疗效更佳。

进针后亦可用电针仪在主要穴区通电，以代替手法捻针，频率可用 200~300 次/分，亦可选用较高的频率，刺激波形选择可参考电针一节，刺激强度根据患者的反应而定。

4. 出针　左手固定穴区周围头发，右手夹持针柄轻轻转动针身，如针下无滞涩感，可快速出针，也可缓慢出针至皮下，然后迅速拔出。出针后需用消毒干棉球按压针孔片刻，以防出血。

【操作流程】头皮针法的操作流程见图 7-19

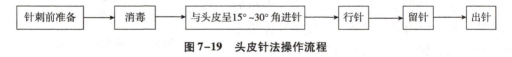

图 7-19　头皮针法操作流程

【技术要领】

（1）飞针刺入时，依靠手腕部力量，动作迅速自如。要求进针无痛或少痛，避开发囊、瘢痕处。进针时针体与头皮一定要保持 15°~30°夹角，针体必须在帽状腱膜下层。如有疼痛或指下阻力，应停止推进，稍退出后改变角度方向再行推进。

（2）快速捻转时要求速度快，频率高，易激发远端病所针感，局部胀痛轻微。针体保持原位，上下不移动。

（3）针体抽提或进插幅度小，0.1寸左右。要用全身力量带动肩、肘、腕，运气于指、行抽提或进插。瞬间速度快，不一定要求频率。针体上下提插，不左右摆动。

【临床应用】头皮针法的临床应用见表7-4。

表7-4 头皮针法临床应用举例

常见病症	针刺穴线
肝胆疾患	左侧额旁2线
脾胰疾患	右侧额旁2线
胃肠疾患	额旁2线（双侧）
中风	顶颞前斜线（对侧）、顶旁1线（对侧）、顶旁2线（对侧）
高血压	顶中线、额中线、额旁1线（双侧）
偏瘫	顶颞前、后斜线（对侧）
眩晕	顶中线
痴呆	顶中线、顶颞前、后斜线（双侧）
小儿脑性瘫痪	额中线、顶中线、顶颞前斜线、顶旁1线、顶旁2线、颞后线、枕下旁线（双侧）
近视、白内障、足癣	枕上正中线
鼻炎、牙痛	额中线

【注意事项】

（1）操作手法要反复练习，捻转手法一定达到要求的频率。

（2）注意针刺的角度，宜沿皮刺。若角度过小，针身易刺入肌层；而角度太大，则针身易刺入骨膜。两者均可产生较强的疼痛，影响治疗效果。

（3）留针要因人而异，体弱者留针时间不宜过长，体壮者可适当延长留针时间。婴幼儿和严重精神病患者，以及其他难于合作者，不宜留针。

（4）留针要因时而异，夏季天气炎热，不宜久留针；冬季气候寒冷，适宜久留针。

（5）留针要因病而异，病情轻、症状轻或经治疗症状已消失者，可以不留针或短时间留针；病情重、症状顽固者宜久留针。

安全操作提示及处理

1. 毫针推进时，术者针下如有阻力感，或患者感觉疼痛，应停止进针，将针后退，然后改变角度再进针。

2. 若刺激过强发生晕针，参照晕针处理方法处理。一般来说，头针发生晕针的情况较体针少。针刺过程中发生其他意外，如滞针、弯针、断针、血肿等，处理参照相应针刺异常情况处理（参见第二章第三节针刺异常情况）。

3. 头部针刺后发生出血的部位，应用消毒干棉球按压1~2分钟，防止出现血肿。

附：焦氏头针

除头皮针标准穴线外，由山西运城头针研究所焦顺发拟定的头皮针治疗分区在临床上被广泛应用于治疗各类疾病，故称"焦氏头针"。

焦氏头针的原理：根据大脑功能定位来拟定头针的刺激区，以对相应头针区进行刺激来调整机体功能，达到治疗疾病的目的。焦氏头针与标准穴线仅在分区定位上有异，其操作方法、注意事项、适用范围同标准头针。

一、常用头针的标准定位线

焦氏头针为便于定位，在头部设有两条标准眉上缘中点定位线：

1. 前后正中线——从眉心至枕外粗隆下缘的头部正中连线（图7-20）。
2. 眉枕线——从眉毛上缘中点至枕外粗隆尖端的头侧面的水平连线（图7-20）。

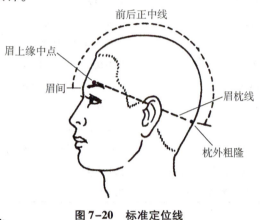

图7-20 标准定位线

二、常用头针刺激区的定位及主治

1. 运动区

部位：相当于大脑皮质中央前回在头皮上的投影。上点在前后正中线的中点向后平移0.5cm处，下点在眉枕线和鬓角发际前缘相交处（若鬓角不明显者，可从颧弓中点向上引一垂直线，将此线与眉枕线交点前0.5cm处作为下点），将上下两点间的连线作为运动区。将运动区划分为五等份，上1/5为下肢、躯干运动区，中2/5是上肢运动区，下2/5是面部运动区，亦称言语一区（图7-21）。

主治：运动区上1/5，治疗对侧下肢瘫痪；运动区中2/5，治疗对侧上肢瘫痪；运动区下2/5，治疗对侧中枢性面瘫、运动性失语、流涎、发音障碍。

2. 感觉区

部位：相当于大脑皮质中央后回在头皮上的投影。自运动区向后平移1.5cm的平行线，即为感觉区。上1/5是下肢、头、躯干感觉区；中2/5是上肢感觉区；下2/5是面感觉区（图7-22）。

主治：感觉区上1/5，治疗对侧腰腿痛、麻木、感觉异常，及头项疼痛、头晕、耳鸣；感觉区中2/5，治疗对侧上肢疼痛、麻木、感觉异常；感觉区下2/5，治疗对侧面部麻木、偏头痛、三叉神经痛、牙痛、颞颌关节炎等。

感觉区配合相应的内脏区（胸腔区、胃区、生殖区）可用于有关部位手术的头针麻醉。

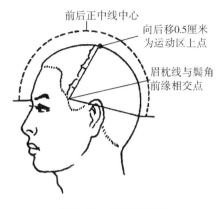
图 7-21 运动区定位

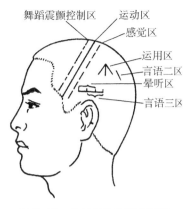
图 7-22 头针侧面刺激区定位

3. 舞蹈震颤控制区

部位：自运动区向前平移 1.5cm 的平行线（图 7-22）。

主治：舞蹈病、震颤麻痹综合征。

4. 晕听区

部位：从耳尖直上 1.5cm 处，向前向后各引 2cm 的水平线，共 4cm 长（图 7-22）。

主治：眩晕、耳鸣、听力减退等。

5. 言语二区

部位：相当于顶叶的角回部。以顶骨结节后下方 2cm 处为起点，向后引平行于前后正中线的 3cm 长的直线（图 7-22）。

主治：命名性失语。

6. 言语三区

部位：晕听区中点向后引 4cm 长的水平线（图 7-22）。

主治：感觉性失语。

7. 运用区

部位：从顶骨结节起向下引一垂直线，同时引与该线夹角为 40°的前后两线，三条长度均为 3cm（图 7-22）。

主治：失用症。

8. 足运感区

部位：在前后正中线的中点旁开左右各 1cm，向后引平行于正中线的 3cm 长的直线（图 7-23）。

主治：对侧下肢疼痛、麻木、瘫痪、急性腰扭伤、皮层性多尿、夜尿、子宫脱垂等。

9. 视区

部位：从枕外粗隆顶端旁开 1cm 处，向上引平行于前后正中线的 4cm 长的直线（图 7-24）。

主治：皮质性视力障碍。

10. 平衡区

部位：相当于小脑半球在头皮上的投影。从枕外粗隆顶端旁开 3.5cm 处，向后引平行于前后正中线的 4cm 长的直线（图 7-24）。

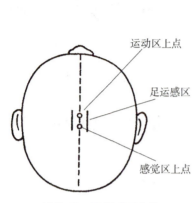

图 7-23 足运感区定位

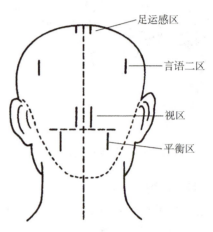

图 7-24 头针后面刺激区定位

主治：小脑性平衡障碍。

11. 胃区

部位：以瞳孔直上的发际处为起点，向上引平行于前后正中线的 2cm 长的直线（图 7-25）。

主治：胃痛及上腹部不适等。

12. 胸腔区

部位：在胃区与前后正中线之间，从发际向上、下各引 2cm 长的平行于前后正中线的直线（图 7-25）。

主治：胸痛、胸闷、心悸、冠状动脉供血不足、哮喘、呃逆等。

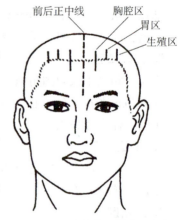

图 7-25 头针前面刺激区定位

13. 生殖区

部位：从额角处向上引平行于前后正中线的 2cm 长的直线（图 7-25）。

主治：功能性子宫出血、盆腔炎、白带多；配足运感区治疗子宫脱垂等。

第三节 腕踝针法

【实训目的与要求】

1. 掌握腕踝针法的基本操作技术。
2. 熟悉腕踝针法的基本知识。

【实训内容与方法】

1. 腕踝针法的基本知识，包括定义、体表分区、进针点选择、适应证及注意事与禁忌。

2. 腕踝针法基本操作技术。

【实训器材】

1. 针具，32号1寸的毫针。
2. 其他用具，包括2%碘酒或碘伏、安尔碘、75%酒精、消毒干棉球、棉球缸等。

基本知识

1. 腕踝针法的定义 腕踝针法是在腕部或踝部的相应点用毫针进行皮下针刺以治疗疾病的方法。腕踝针法的特点是将身体分为6个纵区，进针点只限于手腕部和足踝部，根据病症表现部位按区选取进针点，将毫针浅刺入皮下的方法。

2. 腕踝针法体表分区 腕踝针疗法，将人体体表划分为"纵横六区、上下两段"。

（1）纵横六区 以前后正中线为标线将身体分为两侧，每侧由前向后分为六个纵行区，包括头面躯干六区及四肢六区（见图7-26、7-27、7-28），用数字1~6编号，其中1、2、3区在前面，4、5、6区在后面。

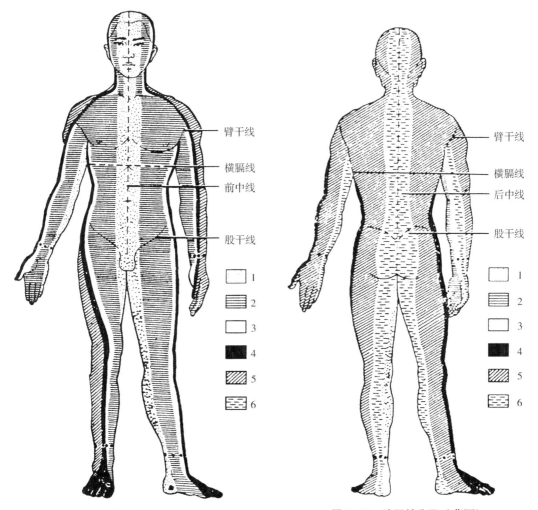

图7-26 腕踝针分区（正面）　　　　图7-27 腕踝针分区（背面）

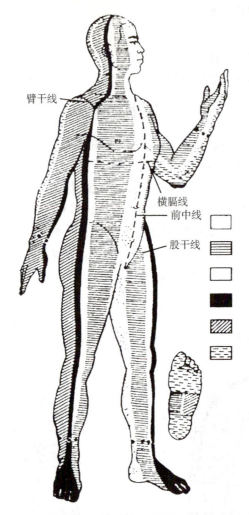

图 7-28　腕踝针分区（侧面）

①头面躯干六区

1区：前正中线两侧的区域，在头面部自前正中线至过眼眶外缘的垂直线之间的区域，包括前额、眼、鼻、舌、前牙、咽喉、气管、食管、心脏、腹部、会阴部。

2区：躯体前面的两旁，从1区边线到腋前线之间的区域。包括颞部、颊部、后牙、颌下部、乳部、肺、侧腹部。

3区：躯体前面的外缘，从腋前线至腋中线之间的区域。包括沿耳郭前缘的头面部、胸腹部、腋窝前缘向下的躯干部。

4区：躯体前后面交界处，从腋中线至腋后线之间的区域。包括头项、耳及腋窝垂直向下的区域。

5区：躯体后面的两旁，与前面的2区相对，从腋后线至6区边线之间的区域。包括头、颈后外侧、肩胛区、躯干两旁、下肢外侧。

6区：躯体后正中线两侧旁开1.5寸的区域，与前面1区相对。包括头、枕项部、脊柱部、骶尾部、肛门等。

②四肢分区：当两上、下肢处于内侧面向前的外旋位、两侧相互靠拢时，靠拢处前后的缝相当于躯体的前、后正中线；四肢的内侧面相当于躯干的前面；四肢的外侧面相当于躯干的后面。这样四肢的分区就可按躯干的分区类推。

（2）上下两段　以胸骨末端和肋弓交接处为中心画一条环绕身体的水平线称横膈线，将身体六区分成上下两半。横膈线以上各区分别记作上1区、上2区、上3区、上4区、上5区、上6区；横膈线以下各区分别记作下1区、下2区、下3区、下4区、下5区、下6区。

3. 腕踝针法的进针点及其适应证　腕踝针疗法共有12个进针点，腕部与踝部各有6个点，以数字1~6编号，分别代表上下六个区。进针点位置及适应证如下：

（1）腕部进针点　腕部进针点左右共6对，约在腕横纹上二横指（内关、外关）处。从前臂内侧尺骨缘至前臂内侧桡骨缘；再从前臂外侧桡骨缘至前臂外侧尺骨缘，依次称为上1、上2、上3、上4、上5、上6（图7-29）。

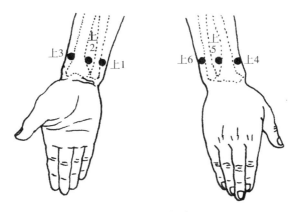

图7-29　腕部进针点位置

①上1

位置：在小指侧的尺骨缘与尺侧腕屈肌腱间的凹陷处。

适应证：治疗上1区的病症，如前额痛、目疾、鼻疾、面神经炎、前牙肿痛、咽喉肿痛、咳喘、呃逆、腕关节痛、小指麻木等。

②上2

位置：在掌侧面的腕部中央，掌长肌腱与桡侧腕屈肌腱之间，即内关穴处。

适应证：治疗上2区病症，如颌下肿痛、胸闷、胸痛、回乳、哮喘等。

③上3

位置：在桡动脉外侧。

适应证：治疗上3区病症，如偏头痛、耳鸣、侧胸痛、肩关节痛等。

④上4

位置：在拇指侧的桡骨缘上。

适应证：治疗上4区病症，如头顶痛、耳后痛、下颌关节紊乱症、肩周炎、侧胸痛等。

⑤上5

位置：腕背的中央，尺骨与桡骨之间，即外关穴处。

适应证：治疗上5区病症，如后枕部痛、落枕、肩背痛、肘、腕和指关节痛等。

⑥上6

位置：距小指侧尺骨缘内1cm。

适应证：治疗上6区病症，如后头痛、枕项痛、颈椎病、脊柱（颈胸段）痛、小指麻木等。

（2）踝部进针点　踝部进针点左右共有6对，约在内、外踝最高点上三横指（相当于悬钟、三阴交）一圈处。从小腿内侧跟腱缘到小腿内侧胫骨缘，再从小腿外侧腓骨缘到外侧跟腱缘，依次为下1、下2、下3、下4、下5、下6（图7-30）。

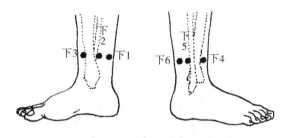

图7-30　踝部进针点位置

①下1

位置：靠跟腱内缘。

适应证：治疗下1区病症，如上腹部胀痛、脐周痛、痛经、白带多、遗尿、阴部瘙痒症、足跟痛等。

②下2

位置：在内侧面中央，靠胫骨后缘处。

适应证：治疗下2区病症，如胁痛、少腹痛、泄泻、便秘等。

③下3

位置：胫骨前缘向内1cm处。

适应证：治疗下3区病症，如髋关节屈伸不利、膝关节炎、踝关节扭伤等。

④下4

位置：胫骨前缘与腓骨前缘的中点。

适应证：治疗下4区病症，如侧腰痛、股外侧皮神经炎、膝关节炎、足背痛、趾关节痛等。

⑤下5

位置：在外侧面中央。

适应证：治疗下5区病症，如髋关节痛、踝关节扭伤、腿外侧痛等。

⑥下6

位置：靠跟腱外缘。

适应证：治疗下6区病症，如急性腰扭伤、腰肌劳损、骶髂关节痛、坐骨神经痛、腓肠肌痉挛、痔疮等。

腕踝针法适应范围广泛，见效快。各区主治病症大致包括两方面：一是治疗同名区域内所属脏腑、组织、器官等发生的各种病症；二是主要症状反应在同名区域内的各种病症。

4. 腕踝针法注意事项与禁忌

（1）施术时注意事项

①腕踝针刺入皮下后应无酸、麻、胀、痛感，如出现上述针感，说明进针过深，调针至无酸、麻、胀、痛感为宜。调针时应将针退至皮下表浅部位，再重新进针。

②进针点可不绝对固定，若进针点皮下有疤痕、伤口及较粗的血管或骨粗隆时，将进针点朝向心端适当移位，但进针点的定位方法不变。

③若患者出现晕针、滞针、血肿等现象时，应按毫针刺法中异常情况的处理方法时处理。

（2）施术禁忌

①针刺部位有较粗血管、瘢痕、伤口、严重溃疡及不明肿物者。
②有出血倾向者。

基本技能

一、实训前准备

1. 取穴原则

（1）上病取上、下病取下　这是针对上、下两段而言的。也就是说患者所患疾病的主要症状在体表区域的上段，如前额部疼痛，所以选穴以上1为进针点；若所患疾病的主要症状在体表区域的下段，如急性腰扭伤，选穴应以下5和下6为进针点。

（2）左病取左、右病取右　是针对左、右对称的6个体表区域而言的。也就是说患者所患疾病的主要症状在体表左侧6区的任何一个区域，如主要症状表现在左侧乳房，故选取左上2为进针点；反之，右侧乳房病症，则选取右上2为进针点。

（3）区域不明，选双上1　对临床上无法确定其体表区域的疾病，如失眠、高血压、多汗或无汗、寒战、高热、精神分裂症、更年期综合征、小儿多动症、乏力等，以及某些病因复杂难以明确判断其体表区域的疾病，可取双上1为进针点进行治疗。

（4）上下同取　是针对患者主要症状表现位置靠近横膈线上下而言，不仅要取上部的进针点，同时还要取与之相对应的下部进针点。如胃脘痛，按体表区域的划分，胃脘部大致属于双下1区和右下2区，在临床治疗时不仅要取双下1、右下2，而且还要根据患者的具体病症表现靠近横膈线而加取双上1和右上2为进针点。

（5）左右共针　是针对患者的主要症状，如表现在躯干部1区的，临床治疗时应取双上1或双下1为进针点。如脐周痛，其主要症状表现在肚脐周围，属下1区，所以临床治疗取左下1与右下1；同样，患者的主要症状表现在躯干部的6区，临床治疗时应取双上6或双下6进针点。

2. 体位选择 针刺时肌肉尽量放松,以免针刺入皮下后针体方向发生倾斜。针刺时,一般针腕部取坐位;针踝部取卧位。医生站在患者前面,以观察针刺方向。

3. 消毒方法 包括针具、施术部位、医生双手的消毒,参见第一章第二节。

4. 持针姿势 三指持针,以刺手拇指在下,食指、中指在上夹持针柄(图7-31)。

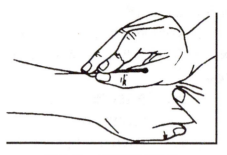

图7-31 持针姿势与进针

二、基本操作技术

1. 进针

【操作方法】

(1)选定进针点,皮肤常规消毒。

(2)左手固定在进针点的下部,右手拇指在下,食、中指在上夹持针柄,针与皮肤呈30°角,快速进入皮下,然后将针体贴近皮肤表面,针体沿真皮下刺入,针刺进皮下的长度接近针体末端。以针下有松软感,患者无任何不适感为宜(图7-31)。

2. 调针 若患者有酸、麻、胀、重等感觉,说明进针过深,须将针退至皮下,重真皮下刺入。针刺方向一般朝向心端,如病变在四肢末端则针刺方向朝离心端。

3. 留针 腕踝针一般可留针20~30分钟,不作捻转提插。疼痛性病症或某些慢性适当延长留针时间,但一般不超过24小时。留针期间不作捻针等加强刺激,以减少针组织的损伤。

4. 出针 出针要迅速。用消毒于棉球按压针刺部位,以防出针后皮下出血,在肯出血后才让患者离去。

5. 疗程 一般情况下隔日1次,急性病症可每日1次,10次为一疗程。

【技术要领】进针是关键,要求针尖透过皮层后尽可能在皮下表浅进针,且不引走麻、胀、重、痛等感觉,不刺伤血管。

【操作流程】腕踝针法的操作流程见图7-32。

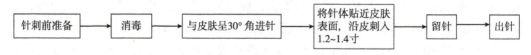

图7-32 腕踝针法操作流程

安全操作提示及处理

腕踝部为四肢末端,活动较多,血液循环丰富,针刺时可能会刺伤血管。针刺入皮下,若发现针尖部缓慢隆起,说明已有出血,应立即出针,并冷敷压迫止血。

第八章 其他针法

第一节 三棱针法

【实训目的与要求】
1. 掌握三棱针法的基本操作技术。
2. 熟悉三棱针法的基本知识。

【实训内容与方法】
1. 三棱针法的基本知识，包括定义、分类、适用范围、注意事项与禁忌。
2. 三棱针法基本操作技术，包括点刺法（点刺腧穴、点刺血络）、散刺法、挑刺法。

【实训器材】
1. 针具，包括三棱针、一次性注射针头或粗毫针、特制钩挑针。
2. 其他用具，包括2%碘酒或碘伏、75%酒精、安尔碘、消毒干棉球、消毒棉签、镊子、棉球缸、橡皮管、医用橡皮手套、无菌敷料、胶布、大中小号玻璃火罐。

基本知识

1. 三棱针法的定义　三棱针法是指用三棱针刺破腧穴、病灶处、病理反应点或血络，放出适量血液，或挤出少量液体，或挑断皮下纤维组织，以治疗疾病的一种方法。古人称之为"刺血络"或"刺络"，现代称为"放血疗法"。

三棱针古称"锋针"，为《内经》九针之一，现代三棱针用不锈钢制成，针长约6cm，针柄较粗呈圆柱体，针身呈三棱状，尖端三面有刃，针尖锋利。常用规格有大号和小号两种（图8-1）。

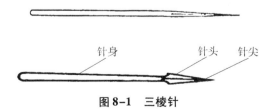

图8-1　三棱针

2. 三棱针法分类　临床上常用的有三棱针点刺法（点刺腧穴、点刺血络）、三棱针散刺法、三棱针挑刺法三种。

3. 三棱针法适用范围　三棱针法具有通经活络、开窍泻热、消肿止痛等作用。其适用范围较为广泛，临床用于各种实证、热证、瘀血、疼痛等。

4. 三棱针法的注意事项与禁忌

（1）施术时应注意

①操作部位应防止感染。

②孕妇及产后慎用，患者精神紧张、大汗、饥饿时不宜施行此法。

③注意血压、心率变化，注意防止晕针或晕血的发生。

④勿伤及动脉。

⑤出血较多时，患者宜适当休息后方可离开。医生避免接触患者所出血液。

⑥对急性扭挫伤和活动障碍的患者，放血时可配合活动患部，有助于提高疗效。

（2）施术禁忌

①凝血机制障碍者禁用。

②血管瘤部位、不明原因的肿块部位禁用此法。

基本技能

一、实训前准备

1. 施术部位的选择　根据病情选取适当的施术部位（表8-1）。

表8-1　施术部位的选择举例

	施术部位	举例
腧穴	常取血络比较丰富的部位的腧穴	十二井穴、尺泽、曲泽、委中等 某些经外奇穴也较常用十宣、太阳、耳尖、金津、玉液等
血络	肉眼可见的深部或浅部血络	多取头面、舌下、腘窝、肘窝、腰背、耳背等处显露的静脉
阳性反应点	如丘疹、结节状物、暗红点、压敏点等	胃脘痛、吐泻、眼疾等患者，可在其胸、腹、背部找到细小的暗红点等
病灶	病灶局部	在跌打损伤、疮毒疖肿、某些皮肤病如带状疱疹和牛皮癣等、瘰疬、腱鞘囊肿、蛇虫咬伤等病灶处，可局部点刺放血

2. 消毒方法　包括针具、医生双手的消毒。

（1）针具消毒　应选择高压蒸汽灭菌法，或用75%酒精浸泡30分钟。现在临床上为了避免因消毒不严引起的交叉感染，多选择一次性针具，或采用一次性注射针头代替三棱针。

（2）医生消毒　医生双手先用肥皂水清洗干净，再用75%酒精棉球擦拭后戴一次性手套。

3. 持针姿势　以右手持针，用拇、食两指捏持针柄，中指指腹紧靠针身的侧面，露出针尖2~3mm（图8-2）。

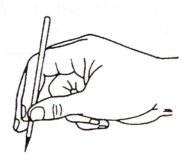

图8-2　三棱针持针式

二、三棱针法的基本操作技术

施术前准备：根据病情选择施术部位；依据施术部位和出血量大小选择适当的体位；施术部位严格消毒，医生带一次性手套然后进行具体操作。

施术后处理：施术后，宜用无菌干棉球或棉签擦拭或按压。中等量或大量出血时，可用敞口器皿盛接所出血液，被污染的棉球及器皿等均须作无害化处理。

三棱针法出血量计量：①微量，出血量在1.0mL以下（含1.0mL）；②少量，出血量在1.1~5.0mL（含5.0mL）；③中等量，出血量在5.1~10.0mL（含10.0mL）；④大量，出血量在10.0mL以上。

（一）点刺法

点刺法是指用三棱针点刺腧穴或血络以治疗疾病的方法，包括点刺腧穴和点刺血络。

1. 点刺腧穴 是快速点刺腧穴放出少量血液或挤出少量液体的方法（图8-3）。

【操作方法】

（1）点刺前，可在被刺部位或其周围用推、揉、挤、捋等方法，使局部充血。

（2）针刺部位严格消毒。

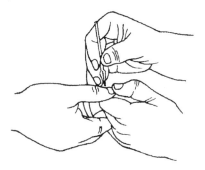

图8-3 点刺腧穴

（3）点刺时，用一手固定被刺部位，另一手持针，露出针尖2~3mm，点刺后可放出适量血液或黏液，也可辅以推挤方法增加出血量或出液量。

【技术要领】固定点刺部位，快进快出。

【操作流程】点刺腧穴的操作流程见图8-4。

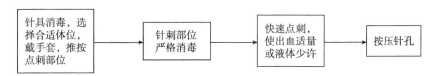

图8-4 点刺腧穴操作流程

【临床应用】点刺腧穴法多用于指趾末端、面部、耳部的腧穴，如井穴、十宣、印堂、攒竹、耳尖、四缝等腧穴。点刺腧穴临床应用举例如见表8-2。

表8-2 点刺腧穴临床应用举例

常见病症	针刺部位
高血压、发热	耳尖、大椎
昏迷、高热抽搐	十宣、十二井穴、水沟
头痛	百会、太阳、印堂

续表

常见病症	针刺部位
目赤肿痛	太阳、耳尖
咽喉肿痛	少商、耳尖
中风失语	金津、玉液、太阳、风府、哑门
疳积	四缝、脾俞、膏肓俞、大椎
痛经	隐白、大敦、太冲
失眠	百会、神庭、印堂
便秘	商阳
牙痛	十宣、内庭

【注意事项】

（1）点刺腧穴不宜太浅。

（2）操作手法要反复练习，做到稳、准、快，一针见血。

（3）点刺腧穴可每日或隔日1次。

2. 点刺血络　是点刺随病显现的静脉出血的方法，有浅刺和深刺两种。

【操作方法】

（1）浅刺　是点刺随病显现的浅表小静脉出血的方法。

常规消毒后，右手持针，与小静脉呈45°左右，刺入1~2mm，以刺穿血管前壁，使血液顺利流出。一次可出血5~10mL。

浅刺法多用于有小静脉随病显现的部位，如额部畸络、颞部畸络、耳背畸络、下肢后面畸络、足背畸络等。

（2）深刺　是点刺随病显现的较深、较大静脉，放出一定量血液的方法，又称泻血法。

①用橡皮管结扎在针刺部位的上端（近心端），使相应的静脉进一步显现。

②局部严格消毒。

③左手拇指按压在被刺部位的下端，右手持三棱针对准静脉向心斜刺，迅速出针。针刺深度以针尖刺中血管，让血液自然流出为度，松开橡皮管。待出血停止后，以无菌干棉球按压针孔，并以75%酒精棉球清洁创口周围的血液。

深刺法出血量较大，一次治疗可出血几十毫升。此法多用于肘窝、腘窝部的静脉。若出血量不足，可加用拔罐。

【技术要领】

①针尖朝上，针体与静脉的角度呈45°左右。

②动作要稳、准、快。

【操作流程】点刺血络的操作流程见图8-5。

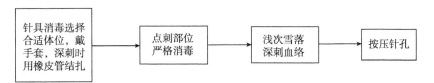

图 8-5　点刺血络操作流程

【临床应用】点刺血络临床应用举例见表 8-3。

表 8-3　点刺血络临床应用举例

常见病症	针刺部位	方法
偏头痛	颞部畸络	浅刺血络
口眼㖞斜	患侧耳背静脉	浅刺血络
中暑	曲泽、委中、太阳	深刺血络
急性腰扭伤、腰肌劳损	委中、腰部阿是穴	深刺血络、加拔罐
高血压	耳背降压沟	浅刺血络
下肢静脉曲张	下肢瘀滞静脉	深刺血络
关节炎	关节周围显露的静脉血管	深刺血络、加拔罐

【注意事项】

（1）若腧穴和血络不吻合，施术时可选取腧穴附近的血络。

（2）点刺血络要深浅适宜，针尖以刺中血管前壁，血液顺利流出为度，切忌同时刺破血管后壁，以防血肿。

（3）刺络时应避开动脉，若误伤动脉出血，应立即用消毒干棉球按压。

（4）浅刺血络可每日或隔日 1 次，深刺血络法宜 5~7 天 1 次。

（二）散刺法

散刺法是在病变局部及其周围进行连续点刺以治疗疾病的方法。

【操作方法】局部严格消毒后，根据病变部位大小，由病变外缘环行向中心垂直点刺 10~20 针，促使瘀血、肿胀、脓液得以消除（图 8-6）。

【技术要领】快进快出。

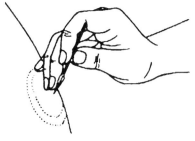

图 8-6　散刺法

【操作流程】散刺法的操作流程见图 8-7。

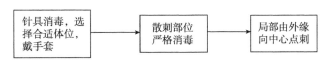

图 8-7　散刺法操作流程

【临床应用】散刺法多用于局部瘀血、血肿、水肿、顽癣等，可配合拔罐法使用。散刺法临床应用举例见表8-4。

表8-4　散刺法临床应用举例

常见病症	针刺部位
关节肿痛	关节周围
扭伤后局部瘀肿	病变局部
顽癣、疖肿初起（未化脓）	病位周围
陈旧性软组织损伤	损伤局部
毒蛇咬伤	伤口及其周围
带状疱疹	病损疱疹周围
斑秃	头部脱发区
网球肘	病位周围
落枕	疼痛部位
湿疹	皮疹部位

【注意事项】

（1）皮肤感染、溃疡、疤痕及不明原因肿块，不要直接针刺局部患处，宜在病灶周围散刺。

（2）如出血量不足，散刺后可配合拔罐以增加刺激和出血量。

（3）散刺法可每日或隔日1次。

（三）挑刺法

挑刺法是以三棱针（或用特制的钩挑针）挑断腧穴皮下纤维组织以治疗疾病的方法。

【操作方法】局部严格消毒后，左手捏起施术部位皮肤，右手持针快速挑破皮肤0.2~0.3cm。再将针深入皮下，挑断皮下白色纤维组织，以挑尽为止；同时可挤出一定量血液或少量液体。然后用无菌敷料覆盖创口，并以胶布固定。

【技术要领】快速挑破皮肤，挑断皮下纤维，挑尽为止。亦可通过牵拉摆动加强刺激。

【操作流程】挑刺法的操作流程见表8-8。

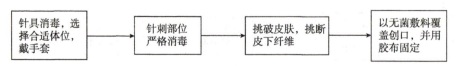

图8-8　挑刺法操作流程

【临床应用】挑刺法常用于治疗慢性顽固性疾病如疳积、痤疮、气瘿、瘰疬、肩周炎、慢性劳损、前列腺炎、不孕不育、痔疮等。挑刺法临床应用举例见表8-5。

表8-5 挑刺法临床应用举例

常见病症	挑刺部位
疳积	鱼际、脾俞、胃俞
痤疮	颈、胸上部督脉旁开0.5~3寸区间的阳性反应点
气瘿、瘰疬	颈项部阿是穴，病灶局部高点
肩周炎	肩部阿是穴
慢性劳损	局部阿是穴
前列腺炎、不孕不育	八髎、腰骶部
痔疮	八髎、腰骶部、龈交
乳腺增生	背部反应点
慢性胃炎	背部胸椎旁开1寸区间的反应点

【注意事项】
（1）对于畏惧疼痛者，可先用利多卡因局麻后再挑刺。可通过牵拉摆动加强刺激。
（2）挑刺的部位可选用经穴，也可选用奇穴，更多则选用阿是穴。在选用随病而起的阳性反应点时，应注意与痣、毛囊炎、色素斑等相鉴别。
（3）挑刺时最好选择卧位，以防晕针。
（4）挑刺宜5~7天1次。

安全操作提示及处理

1. 有自发性出血倾向者（如血友病、血小板减少性紫癜）误用三棱针法，或误伤大动脉，造成患者出血量过多或出血不止时，应适当增加局部按压时间和力度，或配合西药止血，亦可适当补充血容量。

2. 若同时刺穿血络前后壁造成皮下血肿，应冷敷压迫，一般瘀血可在1~2周内自行吸收。

3. 三棱针操作时，若刺中神经，出现触电样放射感觉，应立即停止针刺操作，在损伤后24小时内采取针灸、按摩等治疗措施，并嘱患者加强功能锻炼。

4. 三棱针法刺激量较大，可能发生晕针，应注意预防，一旦晕针，须及时处理。个别发生晕血者，参照晕针处理方法处理。

第二节 皮肤针法

【实训目的与要求】
1. 掌握皮肤针法的基本操作技术。

2. 熟悉皮肤针法的基本知识。

【实训内容与方法】

1. 皮肤针法的基本知识，包括定义、分类、适用范围、叩刺部位、注意事项与禁忌。

2. 皮肤针法基本操作技术叩刺法。

【实训器材】

1. 针具——皮肤针。

2. 其他用具，包括2%碘酒或碘伏、75%酒精、安尔碘、消毒干棉球、消毒棉签、镊子、棉球缸、大中小号玻璃火罐。

基本知识

1. 皮肤针法的定义　皮肤针法是用皮肤针叩刺皮部以治疗疾病的一种治疗方法。它是古代"毛刺""扬刺""半刺"等刺法的发展，属丛针浅刺法。皮肤针法通过叩刺皮部，激发经气，调整脏腑经络功能，达到防治疾病的目的。

皮肤针的针头呈小锤形，针柄一般长15～19cm，一端附有莲蓬状的针盘，针盘下面均匀镶嵌着不锈钢短针。根据所嵌不锈钢短针的数目不同，可分别称为梅花针（五支针）、七星针（七支针）、罗汉针（十八支针）等。针柄有软柄、硬柄两种（图8-9）。

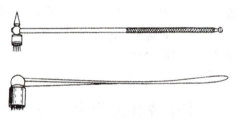

图8-9　皮肤针针具

2. 皮肤针法分类　临床上常用的皮肤针法依据其刺激强度的不同，有轻叩刺法、中叩刺法、重叩刺法三种。

3. 皮肤针法适用范围　皮肤针法的适用范围很广，临床各科病症均可应用，如近视、视神经萎缩、急性扁桃体炎、感冒、咳嗽、慢性肠胃病、便秘、头痛、失眠、腰痛、皮神经炎、斑秃、痛经等。

4. 皮肤针法的叩刺部位　皮肤针法的叩刺部位，一般可分为循经叩刺、腧穴叩刺、局部叩刺三种。

（1）循经叩刺　即循着经脉循行路线进行叩刺的一种方法。常用于项、背、腰、骶部的督脉和足太阳膀胱经。督脉为阳脉之海，能调节一身之阳气；五脏六腑之背俞穴，皆分布于膀胱经，故其治疗范围广泛。其次是四肢肘膝以下的经络，因其分布着各经五输穴、原穴、络穴、郄穴等，可治疗相应脏腑、经络的疾病。

（2）腧穴叩刺　即选取与疾病相关的腧穴进行叩刺的一种方法。主要是根据腧穴的主治作用，选择适当的腧穴予以叩刺治疗，临床常用的有各种特定穴、华佗夹脊穴、阿是穴等。

（3）局部叩刺　即在患部进行叩刺的一种方法，如扭伤后局部的瘀肿疼痛、关节病变及顽癣等，亦可配合局部围刺或散刺。

5. 皮肤针法的注意事项与禁忌

（1）注意事项

①施术前须仔细检查针具，若针尖有钩曲、缺损或参差不齐，针柄有松动等，均应立刻修理或更换，确保安全。

②严格无菌操作。针具及针刺局部皮肤必须消毒，叩刺后皮肤如有出血，须用消毒干棉球擦拭干净，以防感染。

③叩刺顺序一般由上到下、由内到外；对皮肤病应由外到内，以免病灶扩散。

④皮肤针刺法可配合拔罐，应在治疗前做好准备。

（2）施术禁忌

①凝血机制障碍患者禁用。

②血管瘤部位、不明原因的肿块部位禁用本法。

③局部皮肤有创伤、溃疡或瘢痕者禁用本法。

④急性传染病和急腹症患者禁用本法。

基本技能

一、实训前准备

1. 施术部位的选择　根据病情选取适当的施术部位（表8-6）。

表8-6　施术部位的选择举例

	施术部位	举例
经脉	常取督脉、足太阳膀胱经、四肢肘膝关节一下的经脉	督脉、足太阳膀胱经背部第一、二侧线、手太阴肺经
腧穴	各种特定穴、华佗夹脊穴、阿是穴	肺俞、心俞、中脘、曲池、三阴交
阳性反应点	如压痛点、结节状物、丘疹等	哮喘、痤疮、胆绞痛等，可在背部寻找到阳性反应点
局部	在患部进行叩刺	跌打损伤、关节病变、神经性皮炎等，可在局部叩刺

2. 持针姿势

（1）硬柄持针式　用拇指和中指夹持针柄两侧，食指置于针柄中段的上面，无名指和小指将针柄末端固定于大小鱼际之间（图8-10）。

（2）软柄持针式　将针柄末端置于掌心，拇指居上，食指在下，其余手指呈握拳状固定针柄末端（图8-10）。

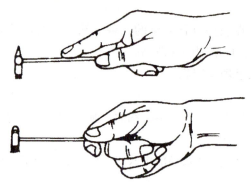

图 8-10　硬柄、软柄皮肤针持针式

二、皮肤针法的基本操作技术

施术前准备：根据病情选择施术部位；再根据施术部位选择适当的体位；常规消毒。

施术后处理：施术后，局部无渗血者，宜用无菌干棉球或消毒棉签擦拭或按压；局部皮肤有出血者，可用挤干的75%酒精棉球擦一遍，进行消毒以防感染。

皮肤针基本操作技术是叩刺法。其总的技术要领是：叩刺时运用腕力弹刺，使

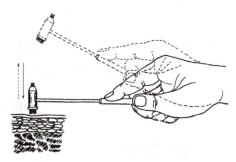

图 8-11　皮肤针法叩刺法操作

针尖垂直叩打在皮肤上，并立即弹起，反复进行（图8-11）。叩刺时落针要稳、准，针尖与皮肤呈垂直接触，避免出现斜刺、压刺、慢刺、拖刺等；叩刺时速度由慢到快，达到一定速度后保持匀速，切忌开始时频率过快。

临床根据刺激强度的不同，分为轻、中、重三种叩刺法。

1. 轻叩刺法　指用皮肤针以较轻腕力进行叩刺以治疗疾病的方法。

【操作方法】

（1）右手持皮肤针。

（2）用较轻的腕力进行叩刺，使针尖垂直叩打在施术部位。

（3）针尖接触皮肤时间短，立即弹起，反复进行。

【技术要领】

（1）运用较轻的腕力叩刺。

（2）叩刺时落针要轻、稳、准。

（3）以局部皮肤略现潮红，患者稍有疼痛感为度。

【操作流程】轻叩刺法的操作流程见图8-12。

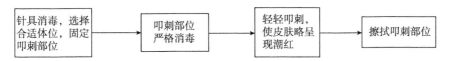

图 8-12　轻叩刺法操作流程

【临床应用】轻叩刺法适用于年老体弱、小儿、初诊、虚证患者，以及头面、眼、耳、口、鼻、肌肉浅薄处。例如小儿消化不良，轻叩脾俞、胃俞、三焦俞、华佗夹脊穴（胸1～腰5）、足三里、四缝。轻叩刺法临床应用举例见表8-7。

表 8-7　轻叩刺法临床应用举例

常见病症	叩刺腧穴
偏头痛	沿足少阳胆经自头临泣至风池
面瘫	阳白、球后、下关、牵正
失眠	百会、四神聪、安眠、神庭
斑秃	斑秃局部

【注意事项】
(1) 用较轻的腕力进行叩刺。
(2) 轻叩刺法可每日或隔日1次。

2. 中叩刺法　是用皮肤针以中等腕力进行叩刺以治疗疾病的方法。

【操作方法】
(1) 右手持皮肤针。
(2) 用中等的腕力进行叩刺，使针尖垂直叩打在皮肤上。
(3) 针尖接触皮肤时间略长，随即弹起，反复进行。

【技术要领】
(1) 用中等腕力进行叩刺，针尖接触皮肤时间稍长。
(2) 以局部皮肤明显潮红，无渗血，患者有疼痛感为宜。

【操作流程】中叩刺法的操作流程见图8-13。

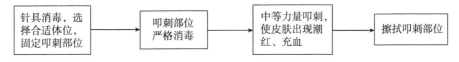

图 8-13　中叩刺法操作流程

【临床应用】中叩刺法适用于多数患者，除头面五官等肌肉浅薄处，其他部位都可选用。例如功能性子宫出血取膈俞、肝俞、脾俞、肾俞、膏肓俞、八髎、华佗夹脊（胸1～腰5）、关元、血海、三阴交等穴，用中等刺激进行叩刺。中叩刺法临床应用举例见表8-8。

表 8-8 中叩刺法临床应用举例

常见病症	叩刺腧穴
高血压	内关、风池、三阴交、足三里
胃痛	胃俞、脾俞、足三里、中脘
肠病、泌尿生殖病	自脐下至耻骨上缘纵横交叉叩刺 3~9 行
胸部疾病、心肺病	沿肋间叩刺，每肋 1~2 行
肝、胆、脾、胃病	自肋弓下至脐上纵横交叉叩刺 3~9 行

【注意事项】

(1) 用中等腕力进行叩刺。

(2) 骨骼突出部位，禁用本法，以免产生疼痛和出血。

(3) 中叩刺法可每日或隔日 1 次。

3. 重叩刺法　是用皮肤针以较重腕力进行叩刺以治疗疾病的方法。

【操作方法】

(1) 右手持皮肤针。

(2) 用较重的腕力进行叩刺，使针尖垂直叩打在皮肤上。

(3) 针尖接触皮肤时间较长。

【技术要领】

(1) 用较重的腕力进行叩刺。

(2) 落针要稳、准、重。

(3) 局部皮肤可见出血，患者有明显疼痛感且能耐受为宜。

【操作流程】重叩刺法的操作流程见图 8-14。

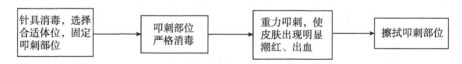

图 8-14　重叩刺法操作流程

【临床应用】重叩刺法适用于压痛点、背部、臀部、四肢等肌肉丰厚处和年轻体壮患者，以及病属实证、新病者。例如肝阳上亢所导致的头痛，用皮肤针重叩太阳、印堂及阿是穴；神经性皮炎，重叩曲池、血海、合谷、三阴交、阿是穴。重叩刺法临床应用举例见表 8-9。

表 8-9　重叩刺法临床应用举例

常见病症	叩刺腧穴
消化不良	沿足太阳膀胱经肺俞至肾俞
中风偏瘫	在偏瘫部位沿经脉循行路线
神经性皮炎	皮损局部
跌打损伤	病变局部
月经不调	下肢自阴廉穴沿肝经至大敦穴

【注意事项】
（1）注意消毒，防止感染。
（2）出血较多时，患者宜适当休息后离开。
（3）医生避免接触患者血液。
（4）如出血量不足，叩刺后可配合拔罐以增加刺激和出血量。
（5）重叩刺法宜5~7天1次。

安全操作提示及处理

1. 凝血机制障碍（如血友病、血小板减少性紫癜）或血管瘤的患者，误用皮肤针重叩刺法，造成患者出血不止时，可在局部进行按压止血，也可配合西药止血。如出血量过多，可适当补充血容量。

2. 局部皮肤有创伤、溃疡的患者，如误用皮肤针法，造成局部感染时，应消毒清洁创口，必要时可在局部或全身使用抗生素。

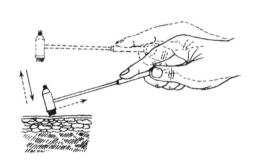

图8-15　错误操作——拖刺、斜刺

3. 皮肤针操作时如出现斜刺、压刺、慢刺、拖刺（图8-15），会造成患者局部疼痛，应局部热敷，疼痛可自行消除。

第三节　皮内针法

【实训目的与要求】
1. 掌握皮内针法的基本操作技术。
2. 熟悉皮内针法的基本知识。

【实训内容与方法】
1. 皮内针法的基本知识：包括定义、适用范围、注意事项与禁忌。
2. 皮内针法基本操作技术：图钉型皮内针操作法、麦粒型皮内针操作法。

【实训器材】
1. 针具皮内针。
2. 其他用具，包括2%碘酒或碘伏、75%酒精、安尔碘、消毒干棉球、消毒棉签、镊子、止血钳、棉球缸、胶布。

基本知识

1. 皮内针法的定义　皮内针法是将特制的小型针具刺入并固定于腧穴部位的皮内或皮下，进行较长时间刺激以治疗疾病的一种方法。

皮内针法临床用于需较长时间留针的病症，故又称"埋针法"。它是古代针刺留针方法的发展。

皮内针是用30～32号不锈钢丝制成，有图钉型和麦粒型两种（图8-16）。

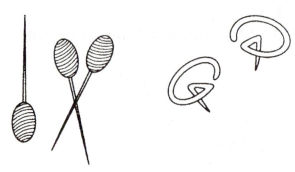

图8-16 麦粒型和图钉型皮内针

（1）图钉型皮内针　图钉型（揿针型），针身长0.2～0.3cm，针柄呈环形，垂直于针身。

（2）麦粒型皮内针　麦粒型（颗粒型），一般针身长1～1.5cm，针柄呈环形，针身与针柄在同一平面。

2. 皮内针法适用范围　皮内针法是将皮内针较长时间地埋藏在十二经脉的皮部，通过经穴、络脉、经脉而起到疏通经络、调和气血、平衡阴阳的治疗作用，与《素问·离合真邪论》中治疗虚证的"静以久留"意义相似。因此，本法尤适于治疗某些慢性顽固性疾病，以及一些经常发作的疾病，如神经官能症、哮喘、痛经、高血压、血管性头痛等。此外，还常用于戒毒、减肥等。

3. 皮内针法的注意事项与禁忌

（1）施术时应注意

①埋针后感觉局部不适，则应将针取出重埋或在他处埋针。

②埋针期间要防感染，若发现埋针局部感染，应立即将针取出，并对症处理。

③埋针时间一般为2～3天。若天气炎热，留针时间不宜过长，以1～2天为宜，以防感染。同一埋针部位出针3天后可再埋针。

④埋针期间，宜每日按压胶布3～4次，每次约1分钟，以患者耐受为度，两次间隔约4小时。

（2）施术禁忌

①皮肤有溃疡或炎症，或有不明原因的肿块，禁用埋针。

②关节部位禁用埋针。

基本技能

一、实训前准备

1. 施术部位的选择　根据病情选取适当的施术部位，一般宜选择易于固定且不妨碍正常活动的腧穴为主（表8-10）。

表8-10 施术部位的选择举例

施术部位		举例
胸背部	常取背俞穴和募穴	肺俞、心俞、中脘、巨阙等
头面部	除正经腧穴外，一些经外奇穴也较常用	球后、印堂、攒竹、四白、太阳等
耳部	常用耳穴均可应用	神门、内分泌、胃、肾上腺等
四肢部	以不妨碍正常活动的腧穴为主	支沟、丰隆、三阴交等

2. 持针姿势 右手持镊子或止血钳夹住针柄。

二、皮内针法的基本操作技术

皮内针施术前：先根据患者病情选择相应的皮内针；依据施术部位选择适当的体位；常规消毒医生双手、针刺部位、针具，然后进行具体操作。

施术后处理：施术后，宜用胶布固定，并嘱患者定时进行按压。

1. 图钉型

【操作方法】

（1）持镊子或止血钳夹住针柄，将针尖对准所选腧穴垂直刺入。

（2）再用小方块胶布将针柄固定于皮肤。也可将针柄放在预先剪好的小方块胶布上粘住，用镊子捏起胶布一角，针尖对准腧穴直刺并按压固定。

（3）出针。

【技术要领】垂直刺入，固定按压。

【操作流程】图钉型皮内针的操作流程见图8-17。

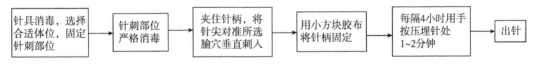

图8-17 图钉型皮内针操作流程

【临床应用】此法多用于耳穴和面部腧穴，如印堂、攒竹、耳穴神门等。图钉型皮内针临床应用举例见表8-11。

表8-11 图钉型皮内针临床应用举例

常见病症	针刺腧穴
高血压	耳穴：心、皮质下、肾
失眠	耳穴：神门、心、枕、皮质下
单纯性肥胖症	耳穴：胃、口、内分泌、神门
面肌痉挛	经穴：四白、地仓、下关
胃痛	经穴：鸠尾、胃俞、梁丘、中脘

2. 麦粒型

【操作方法】

（1）用左手拇、食指将腧穴的皮肤向两侧撑开。

（2）右手用镊子夹住针柄，针尖对准腧穴呈15°刺入（平刺）腧穴皮下。

（3）在露出皮外部分的针身与针柄下的皮肤之间贴一小块胶布。

（4）用一块较大的胶布覆盖在针柄上，保护针身固定于真皮内，以防针具移动或脱落。

【技术要领】与经脉循行方向呈90°垂直，平刺入腧穴皮下，固定按压。

【操作流程】麦粒型皮内针的操作流程见图8-18。

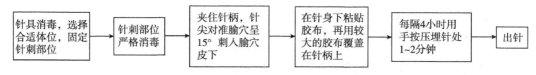

图8-18　麦粒型皮内针操作流程

【临床应用】麦粒型皮内针适用于多数腧穴，如肺俞、胆俞、胃俞、中脘、曲池等。麦粒型皮内针临床应用举例见表8-12。

表8-12　麦粒型皮内针临床应用举例

常见病症	针刺腧穴
偏头痛	三阴交、足三里、曲池、风池
胃痛	鸠尾、胃俞、梁丘
痛经	中极、地机、次髎
哮喘	肺俞、心俞、膈俞
糖尿病	肺俞、脾俞、肾俞、足三里

安全操作提示及处理

1. 埋针局部感染，应将针取出，并局部或全身使用抗生素抗感染处理。
2. 若埋针后，影响关节肢体运动，应将针取出，改用其他腧穴重新埋针。
3. 若埋针后，患者感觉局部刺痛，应将针取出，重新埋针。

第四节　鍉针法

【实训目的与要求】

1. 掌握鍉针法的基本操作技术。
2. 熟悉鍉针法的基本知识。

【实训内容与方法】
1. 鍉针法的基本知识，包括定义、适用范围、注意事项与禁忌。
2. 鍉针法基本操作技术，包括弱刺激、强刺激。

【实训器材】
1. 针具鍉针。
2. 其他用具，包括75%酒精、消毒棉签、消毒干棉球、棉球缸、镊子等。

基本知识

1. 鍉针法的定义 鍉针为《内经》九针之一。鍉针法是以鍉针按压经脉和腧穴以治疗疾病的方法。临床用于按压经脉、腧穴，不刺入皮肤。因操作时以推按腧穴为主，故又称为推针。本法既可用于治疗，又可用于经络腧穴按压辅助诊断。

鍉针（图8-19）用粗钢丝制成，针长约8cm，也可采用黄铜或银制成，若以磁性材料制成者称磁鍉针。针身呈圆柱体，针头圆钝光滑呈半球体，针头直径以2~3mm为宜，不致刺入皮肤，柄部一般用铝丝缠绕，在推压时可以用指甲沿上下方向刮动，以增强感觉。

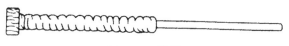

图8-19 鍉针

2. 鍉针法的适用范围 鍉针法具有疏导经络气血、补虚泻实的作用。本法适应证较广，凡可用针刺疗法治疗的疾病，均可用本法治疗。本法可广泛应用于各种寒证及虚证，尤其是对害怕针刺、年老体弱、孕妇及儿童更为适宜。鍉针法也可用于经络辨证时探查病变的经络、腧穴，在灵龟八法和子午流注针法的开穴时亦可选用本法。

3. 鍉针法的注意事项与禁忌

（1）施术时应注意

①注意针具的消毒，以免交叉感染；使用前应检查针具，查看针头有无缺损，以免划伤患者皮肤。

②患者精神过于紧张或疲劳时，应休息片刻以缓解紧张及疲劳。

③患者饭前不能用重手法治疗；不宜在饭后30分钟内使用鍉针按压腧穴。

④对首次接受治疗的患者，可采用弱刺激作用于患者肌肉丰厚的部位，使之适应，消除顾虑，以防患者因精神紧张而畏惧治疗。

⑤对年老体弱者和儿童，施术时力度不可过重。

（2）施术禁忌

①患者在惊恐、愤怒、过饥、过饱、酒醉、劳累过度时，不宜用鍉针。

②急性传染病患者或施术部位患皮肤病、肿瘤等，不宜用鍉针。

③小儿头部的囟门和孕妇的合谷、三阴交及腰骶、小腹部腧穴等，不宜用鍉针。

基本技能

一、实训前准备

1. 施术部位的选择　根据病证选取适当的施术部位（表8-13）。

表8-13　施术部位的选择举例

施术部位		举例
腧穴	根据疾病辨证取穴	热证取井穴、外关、大椎、曲池、合谷等
阳性反应点	如阿是穴、丘疹、结节状物等	失眠时可在耳穴、枕区找压痛点等
病变经络	循行部位的病变等	胃脘痛可以在背俞穴、足阳明经寻找到压痛点等

2. 持针姿势　以右手持针，用拇、食两指捏持针柄，中指指腹置于针身的中段，露出针头1~2cm。

二、鍉针法的基本操作技术

鍉针施术前：先根据病情选择施术部位；根据施术部位和患者的情况选择适当的体位；常规消毒医生双手、施术部位和针具，然后进行具体操作。

施术后处理：施术后嘱患者稍事休息，并注意观察患者反应，若按压部位胀痛不适，在按压部位的上下循经揉按以缓解疼痛。

【操作方法】根据按压的腧穴选择相应的体位，右手持针，拇指、食指捏持针柄，中指腹置于针体中段，使针体与所按压的经脉或腧穴皮肤垂直，每次按压持续1~10分钟，可结合捻转或震颤法，按压后轻揉按凹陷。一般每日治疗1~2次，重症可达3~4次，10次为1疗程。根据刺激强度，可以分为强刺激和弱刺激。

1. 强刺激　按压时用力较重，形成的凹陷深，局部有胀痛感，并可向一定的方向传导，治疗时间长，按压时结合震颤法。

2. 弱刺激　按压时用力较轻，形成的凹陷浅，局部有酸胀感，按压部位周围出现红晕，治疗时间较短，按压时结合捻转法。

【技术要领】准确定穴，垂直按压，指力由轻渐重，力度柔和、持久、渗透；治疗时注意询问患者感觉，调整刺激强度。

【操作流程】鍉针法的操作流程见图8-20。

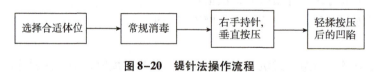

图8-20　鍉针法操作流程

【临床应用】强刺激临床应用见表8-14；弱刺激临床应用见表8-15。

表 8-14　锟针按压强刺激临床应用举例

常见病症	按压部位
胃脘痛	中脘、内关、梁丘、足三里
肩周炎	肩髃、天宗、条口
偏头痛	太阳、风池
痛经	三阴交、中极、次髎

表 8-15　锟针按压弱刺激临床应用举例

常见病症	按压部位
高血压	人迎、太冲、太溪、曲池、风池
眩晕	风池、百会、内关、膻中、丰隆
失眠	安眠、百会

安全操作提示及处理

1. 体虚患者误用锟针，应嘱患者平躺，停止按压。
2. 手法过重，造成晕针者，应及时停止治疗，具体处理参见毫针晕针处理办法。
3. 操作失误划伤皮肤，用安尔碘消毒，贴创可贴，以免感染。

第五节　火针法

【实训目的与要求】
1. 掌握火针法的基本操作技术。
2. 熟悉火针法的基本知识。

【实训内容与方法】
1. 火针法的基本知识，包括定义、分类、适用范围、注意事项与禁忌。
2. 火针法基本操作技术，包括进针、手法、出针。

【实训器材】
1. 针具，包括三头火针、粗火针、细火针。
2. 其他用具，包括2%碘酒、75%酒精棉球、消毒干棉球、镊子、针盘、棉球缸、剪刀、酒精灯、火柴、消毒敷料、医用胶布。

基本知识

1. 火针法的定义　火针法是将特制的火针（图 8-21）烧红，迅速刺入一定部位，并快速退出以治疗疾病的方法。

火针的针体多选用能耐高温的钨合金材料制作，针柄用耐热的非金属材料制成，针体较粗，针头较钝。临床常用的有单头火针、三头火针。单头火针根据粗细不同，可分为细火针（针头直径约0.5mm）和粗火针（针头直径约1.2mm）。

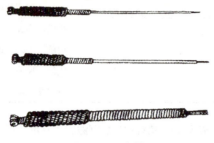

图8-21 火针

2. 火针刺法的分类

（1）经穴刺法 辨证，辨经，按经取穴。多用于治疗内科疾病如胃部疾患等，使用的具以细火针和中粗火针为宜。

（2）痛点刺法 在有关腧穴或病灶局部寻找最明显的压痛点，"以痛为腧"。以火针刺局部来促进气血运行，中粗火针为宜。

（3）密刺法 用中粗火针密集刺激病灶局部。病重者，每针间隔可仅相隔1厘米。此法能以足够的热力改变局部气血运行，以促进病变局部组织的新陈代谢。适用于增生、角化皮肤病，如神经性皮炎。针刺深度以透过皮肤病变组织，而触到正常组织为宜。

（4）围针刺法 是用火针围绕病灶周围针刺。进针点多落在病灶与正常组织交界处；主要适用于皮肤科、外科疾患如带状疱疹等。以中粗火针为宜。进针间隔以1~1.5厘米为宜，针刺深浅依病灶深浅而定。

（5）散刺法 将火针疏散地刺在病灶的部位上，多选用细火针，以浅刺为主，进针间一般以1.5厘米为宜，有治麻、止痒、定惊、解痉、止痛的作用。

3. 火针法的适用范围 本法主要用于痹证、慢性结肠炎、阳痿、痛经、痈疽、痔疮、网球肘、腱鞘囊肿、腋臭、象皮腿、疳积、疣、痣。

4. 火针法的注意事项与禁忌

（1）施术时应注意

①对初次接受火针治疗的患者，应做好解释工作，消除恐惧心理，以防晕针。

②针孔发红、发痒是火针当天的正常反应，不能搔抓，当天不能洗澡，忌吃鱼腥、生冷。

③过饥、过饱、过劳、醉酒、年老体弱、孕妇儿童，以及某些难以配合治疗的患者忌针。

④发热的病症，不宜用火针治疗。

（2）施术禁忌

①除治疗痣、疣外，面部禁用火针。

②有大血管、神经干的部位禁用火针。

③血友病和有出血倾向的患者禁用火针。

基本技能

一、实训前准备

1. 施术部位的选择 与毫针刺法基本相同，但选穴宜少，多以局部取穴为主。

2. 持针姿势 以一手拇指、食指、中指三指如握笔状捏持针柄，另一手持点燃的酒精灯。

3. 消毒 常规消毒医生双手、针刺部位、针具。

二、火针法的基本操作技术

【操作方法】

1. 针刺方法

（1）标记 在选定腧穴上，用拇指掐"十"字标记。

（2）消毒 用棉签蘸取安尔碘直接从中心向周围擦拭，为防止烫伤，可再涂上一层薄薄的万花油。

（3）烧针 点燃酒精灯，右手持笔式持针，针尖和部分针身插入火焰中，根据针刺的深度，选择针体烧红的长度，烧针以针体通红炽亮为度，针红则效力强。

（4）进针、出针 针红时，迅速地将针准确地刺入腧穴，并迅速退针，全过程约0.5秒。

（5）出针后处理 出针后，用棉球按压针孔片刻，并涂上一层薄薄的万花油，既可减少疼痛，又可以保护针孔。必要时，以无菌纱布覆盖针孔，并以胶布固定。

2. 针刺深度 应根据病情、体质、年龄和针刺部位的肌肉厚薄、血管深浅、神经分布而定。四肢、腰腹部针刺稍深，可刺入2~5分；胸背部针刺宜浅，可刺入1~2分；针刺痣疣时，针刺深度以达基底部为宜。

3. 针刺疗程 急性病症每日或隔日1次，3次为一疗程；慢性病症3~7日1次，5~8次为一疗程。两疗程之间应间隔1~2周。

【技术要领】一手持灯，另一手持针；先烧针身，后烧针尖；对准腧穴，速进速退。

【操作流程】火针法的操作流程见图8-22。

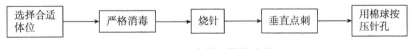

图8-22 火针法操作流程

【临床应用】火针法的临床应用见表8-16。

表8-16 火针法临床应用举例

常见病症	针刺部位	方法
痹证	膝部：膝眼、鹤顶	细火针点刺
	肩部：肩髎、阿是穴	细火针点刺
网球肘	阿是穴	粗火针点刺
痣疣	痣区	三头火针点刺
偏头痛	阿是穴、率谷、头维、阳池、丘墟	细火针点刺
面痛	翳风、下关、阿是穴、温溜、梁丘	细火针点刺
颈椎病	夹脊穴、大椎、天宗、后溪	细火针点刺
腰痛	夹脊穴、委中、金门	细火针点刺
坐骨神经痛	夹脊穴、委中、伏兔	细火针点刺
胃脘痛	中脘、建里、梁门、手三里、足三里	细火针点刺
痛风	行间、太冲、内庭、陷谷、阿是穴	细火针点刺
带状疱疹	阿是穴、夹脊穴、支沟、阳溪、外丘、至阴	中粗火针围刺
痛经	腰眼、次髎、秩边、三阴交	细火针点刺
盆腔炎	关元、中极、带脉、足临泣	细火针点刺
慢性结肠炎	水分、中脘、天枢、阴陵泉、命门	细火针点刺
腋臭	腋部阿是穴（大汗腺口）	粗火针点刺

安全操作提示及处理

1. 有自发性出血倾向疾病（如血友病、血小板减少性紫癜）的患者误用火针法，或误伤大动脉，造成患者出血量过多或出血不止时，适当增加局部按压时间和力度，可配合西药止血。若出血量较多时，可适当补充血容量。

2. 如造成皮下血肿，应冷敷压迫，瘀血一般可在1~2周内自行吸收。

第六节 芒针法

【实训目的与要求】
1. 掌握芒针法的基本操作技术。
2. 熟悉芒针法的基本知识。

【实训内容与方法】
1. 芒针法的基本知识，包括定义、适用范围、注意事项与禁忌。
2. 芒针法基本操作技术，包括进针、手法、出针。

【实训器材】
1. 针具，长度为5~8寸、粗细28~30号的针具最为常用。
2. 其他用具，包括75%酒精棉球、消毒干棉球、镊子、针盘、棉球缸。

基本知识

1. 芒针法的定义 芒针法是用芒针针刺腧穴以治疗疾病的方法。芒针由九针之一的长针发展而来,用不锈钢丝制成,因其针身细长如麦芒,故名。常用芒针的长度为5~8寸。

2. 芒针法适用范围 本法的适用范围较广。又因芒针针体长,刺入深,所以特别适用于毫针刺法难以取效,必须用长针深刺才能见效的疾病。临床常用于血管性头痛、脑血管后遗症、支气管炎、支气管哮喘、溃疡病、胃下垂、关节炎、多发性神经炎、急性脊髓炎、重症肌无力、三叉神经痛、坐骨神经痛、肩周炎、外伤性截瘫、癫痫等。

3. 芒针法的注意事项与禁忌

(1) 施术时应注意

①对初次接受芒针治疗的患者,应做好解释工作,消除恐惧心理。

②对畏针患者,应注意针刺顺序,可先针其不易看到的腧穴,后针其易见的腧穴。

③选穴宜少,手法宜轻,双手协同。

④针刺时操作必须缓慢,切忌快速提插,以免损伤血管、神经或内脏等。

⑤由于芒针针体长,刺入深,进针后嘱患者不可移动体位,以免造成滞针、弯针或断针,给患者带来不必要的痛苦。

⑥过饥、过饱、过劳、醉酒、年老体弱、孕妇、儿童,以及某些难以配合治疗的患者忌针。

⑦医生应小心谨慎,以免发生针刺事故。

(2) 施术禁忌

①重要脏器如心、肺、肝、脾等应禁刺。

②胸背部不宜直刺。

③小儿囟门部、眼球部、喉头、胸膜、乳头等处禁刺。

基本技能

一、实训前准备

1. 施术部位的选择 选取一侧的环跳穴或秩边穴练习。

2. 持针姿势 采用双手持针法,以右手持针柄的下段,左手拇指、食指两指用消毒干棉球捏住针体下段,露出针尖,并将针尖对准腧穴。

二、芒针法的基本操作技术

芒针法施术前:先根据病情选择施术部位;依据施术部位选择适当的体位;常规消毒医生双手、针具,然后进行具体操作。

施术后处理:施术后,宜用无菌干棉球或棉签擦拭或按压片刻。

【操作方法】

1. 进针 腧穴局部皮肤常规消毒后,刺手持针柄的下段,押手拇、食两指用消毒干棉球捏住针体下段，露出针尖，并将针尖对准腧穴。当针尖贴近腧穴皮肤时，双手配合，压捻结合，迅速刺透表皮，并缓慢将针刺至所需深度（图8-23）。

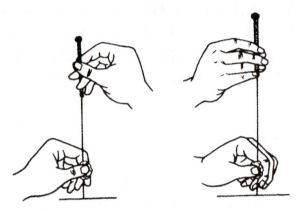

图8-23 芒针进针法

2. 手法 多采用捻转法，捻转的角度不宜过大，一般在180°~360°，行针不可单向捻转，否则针体容易缠绕肌纤维，产生疼痛或引起滞针。

在运用芒针刺法时，还可采用多向刺法，即芒针针刺到一定深度后，根据腧穴局部解剖的不同，用押手的动作改变针刺的角度和方向，以加强刺激，提高疗效。

3. 出针 施术完毕，即可出针。出针应轻柔、缓慢。方法是提捻结合，将针尖缓慢地提至皮下，再轻轻抽出，边退针，边揉按针刺的相应部位，以防出血，并减轻疼痛。出针后用消毒干棉球紧压针孔，以防出血。

【技术要领】夹持进针，轻捻缓进；捻转行针，角度为180°~360°，提捻出针。整个操作过程缓慢轻柔，灵活自然，针体始终处于旋转状态。

【操作流程】芒针法的操作流程见图8-24。

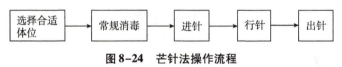

图8-24 芒针法操作流程

【临床应用】芒针法的临床应用见表8-17。

表8-17 芒针法临床应用举例

常见病症	针刺部位	操作方法
坐骨神经痛	志室透命门	平刺或斜刺
	足三里透承山	斜刺
	环跳（3~4寸）、秩边（3~5寸）	直刺
癫痫	大椎透至阳。百会透后顶	平刺
胃下垂	中脘、关元（3~5寸）	直刺
	足三里透下巨虚	平刺或斜刺

安全操作提示及处理

1. 如误刺肺脏可出现气胸，误刺肝脾可出现内脏出血，需采取急救措施。
2. 刺伤脊髓可造成截瘫，需立即停止针刺操作。
3. 芒针操作时，由于刺破局部小血管引起微量出血、疼痛、活动不利，应用消毒干棉球局部压迫止血，必要时先冷敷止血。

第九章 腧穴特种治疗技术

第一节 电针法

【实训目的与要求】
1. 掌握电针法的基本操作技术。
2. 熟悉电针法的基本知识。

【实训内容与方法】
1. 电针法的基本知识：包括定义、刺激参数、适用范围、注意事项与禁忌。
2. 电针法基本操作技术。

【实训器材】
1. 电针仪器 G6805 型治疗仪。
2. 其他用具，包括各种规格的毫针、75% 酒精、2% 碘酒或碘伏、消毒干棉球、止血钳、镊子、消毒棉签、棉球缸。

基本知识

1. 电针法的定义 电针法是指将毫针刺入腧穴得气后，以电针仪连接毫针，向人体输入脉冲电流，使毫针刺激与电刺激的效应共同作用于人体经络腧穴，以治疗疾病的一种方法。这种疗法能减少手法捻针的工作量，提高毫针对于某些病的治疗效果，而且扩大了针灸的治疗范围。

电针仪器的种类很多，目前我国普遍使用的电针仪器都是属于脉冲发生器的类型。G6805 型治疗仪为例，其基本结构是由电源电路、方波发生器电路、控制电路、脉冲主振路和输出电路五个部分所组成（图 9-1）。

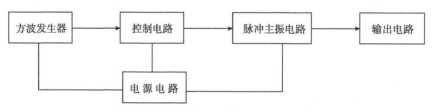

图 9-1　G6805 型电针仪原理方框图

2. 电针刺激参数 电针刺激是通过毫针向人体输入脉冲电流，对机体产生针和电的生理效应，电针治疗仪可以精确选择脉冲电流的波形和刺激强度，维持较长时间的针感，且患者感觉舒适，易为患者所接受。

目前，临床上使用的各种脉冲电针仪输出的波形，有未经调制的基本脉冲（即连续波）和调制脉冲（即疏密波和断续波）（图9-2）。

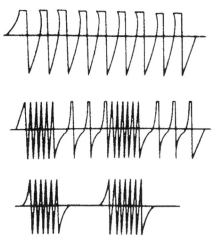

图9-2 连续波、疏密波和断续波

（1）连续波 是单一固定频率的脉冲序列。频率分为每分钟几次至几百次不等。频率快的叫密波（或叫高频连续波），一般在30～100次/秒；频率慢的叫疏波（或叫低频连续波），一般在30次/秒以下。可用频率旋钮任意选择疏、密波。

密波能降低神经系统的应激功能，可抑制感觉神经和运动神经，常用于止痛、镇静、缓解肌肉和血管痉挛，也用于针刺麻醉等。

疏波刺激作用较强，短时间可兴奋肌肉，引起肌肉收缩，提高肌肉、韧带张力，常用于治疗痿证、偏瘫等；长时间可抑制感觉神经和运动神经，用于各种肌肉关节、韧带、肌腱的损伤及慢性疼痛等。

（2）疏密波 是疏波、密波自动交替出现的一种组合波形。疏、密波交替持续的时间各约1.5秒。疏密波能克服单一波形易产生适应性的缺点，治疗时兴奋效应占优势，能增强代谢，促进血液循环，改善组织营养，消除炎性水肿。常用于扭挫伤、瘀血肿痛、坐骨神经痛、关节炎、面瘫、肌无力、局部冻伤等的治疗。

（3）断续波 是有节律地时断、时续自动出现的一种组合波形。断时，在1.5秒时间内无脉冲电输出；续时，是密波连续输出1.5秒。机体对断续波形不易产生适应性，其刺激作用颇强，能提高肌肉组织的兴奋性，对横纹肌有良好的刺激收缩作用。常用于治疗痿证、瘫痪等。

3. 电针法的适用范围 电针法的适用范围和毫针刺法基本相同，可广泛应用于内、外、妇、儿、五官、骨伤等各种疾病，并可用于针刺麻醉，尤常用于各类痛证、骨关节病变、肢体瘫痪、脏腑疾患、五官疾患、神经官能症、预防保健等。

4. 电针法的注意事项与禁忌

（1）施术时应注意

①电针刺激量大于一般的单纯针刺留针，应注意防止晕针。接受治疗时，要求患者体位舒适，最好选用卧位，过度疲劳、饥饿、恐惧等情况下不宜接受电针治疗。

②电针仪在使用前须检查性能是否完好，如电流输出时断时续，须注意导线接触是否良好，应检查修理后再使用。干电池使用一段时间如输出电流微弱，须更换新电池。

③作为温针使用过的毫针，针柄表面往往氧化而不导电，应用时须将输出导线夹在针体上或使用新的毫针。

④在相邻近的一对腧穴上运用电针时，毫针电极间应以干棉球或绝缘物相隔，以免短路，影响疗效或损坏机器。

⑤调节电流输出时，应缓慢地从小到大，不可突然增大，防止肌肉强烈收缩，造成弯针或折针。

⑥不要在电针治疗过程中随意改变波形和频率，如有必要，应首先调节输出强度旋钮至最小，然后再变换波形和频率。

⑦注意"针刺耐受"现象的发生。所谓"针刺耐受"就是长期、多次、反复使用电针，机体对电针刺激产生耐受，而使其疗效降低的现象。

⑧禁止电流直接流过心脏、延髓、脊髓。在其附近使用电针时，电流量宜小，切勿通电太强，以免发生意外。孕妇慎用电针。

（2）施术禁忌　皮肤破损处、肿瘤局部、孕妇腹部、安装心脏起搏器患者的心脏附近，皮下出血未超过24小时者，禁止使用。

基本技能

一、实训前准备

1. 针具选择　选取针尾完好，无锈蚀的毫针针具。宜选用一次性针具。

2. 施术腧穴的选择　依据各疾病的诊疗标准，选取腧穴或治疗部位。

电针选穴配对的基本原则有二：一是按脏腑、经络选穴；二是结合神经、肌肉的分布，选取有神经干通过的腧穴及肌肉神经运动点。例如：

（1）头面部　如口角㖞斜选地仓、颊车（手阳明经、面神经）；耳鸣选听会、翳风（足少阳经、听神经）；三叉神经痛选下关、阳白（三叉神经）、四白、承浆（三叉神经）。

（2）颈项、上肢部　如颈椎病选颈夹脊、臑俞（手太阳经、颈神经）；颈肩综合征选颈夹脊、肩贞（手太阳经、颈神经）；尺神经炎选肩贞、小海（手太阳经、尺神经）；桡神经炎选手五里、曲池（手阳明经、桡神经）；正中神经炎选曲泽、内关（手厥阴经、正中神经）。

（3）腰骶、下肢部　如腰椎间盘突出症选气海俞、大肠俞（足太阳经、腰神经），腰夹脊、环跳（坐骨神经），秩边、委中（足太阳经、坐骨神经），风市、阳陵泉（足少阳经、股外侧皮神经、腓神经）、阳陵泉、悬钟（足少阳经、腓神经）。

3. 仪器放置 准备好电针仪器，并放置在患者身旁的稳定位置。

二、电针法的基本操作技术

【操作方法】

（1）针刺 按毫针进针和行针方法操作，得气后，根据病症虚实予以补泻后留针。

（2）开机前检查 检查电针仪器的电源开关，确定输出电位器的所有输出强度调节旋钮调在零位（无输出）后开启电源开关。

（3）输出电极连接 一般将同一组导线的两个电极连接在身体的同侧，例如口角㖞斜，两个电极分别连接在同侧地仓、颊车。若双侧耳鸣、耳聋选双侧听会、翳风时，宜用两组导线，同一组导线的两个电极需连接在同侧的听会、翳风。特殊病情需要将两个电极跨接在身体两侧时要特别谨慎，尤其对于心脏病患者，更应密切观察患者反应。

（4）选择刺激波形 根据病情性质、虚实等选择疏密波、断续波、连续波等适宜的刺激波形，如面瘫、痿证、肌无力等宜选用疏密波，三叉神经痛、坐骨神经痛等急性痛症宜选用密波。

（5）调节刺激强度 缓慢调节输出电位器的输出强度旋钮，逐渐加大电流输出，以免给患者造成突然的强刺激。当电流输出到一定强度时，腧穴有轻微麻刺感，这时的电刺激强度称为"感觉阈"。如电流强度继续增加时，腧穴产生刺痛感，能引起疼痛感觉的电刺激强度称为"痛阈"。感觉阈和痛阈因人而异，在不同病理状态下两者差异也较大。一般情况下，在感觉阈和痛阈之间的电刺激强度，是治疗最适宜的刺激强度。但此范围较小，须仔细调节。如面瘫、肌无力、痿证、瘫痪等，其刺激强度应以能看到针穴局部微微颤动为宜，超过痛阈的电流强度，引起疼痛感觉，患者不易接受，故应以患者能耐受的强度为宜。

（6）增加刺激强度 通电时间稍长后，患者对电流刺激出现耐受性，即感到刺激渐渐变弱，此时可适当增加刺激强度，或采用间歇通电的方法，即通电几分钟后，停电几分钟，然后再通电，以保持较好的疗效。

（7）治疗时间 一般持续通电15~25分钟左右，使患者出现酸、胀、热等感觉或局部肌肉作节律性的收缩。

（8）治疗结束 将输出电位器的输出调节旋钮调至零位，关闭电针仪器的电源开关，去掉电极，常规出针。

（9）单穴电针 选取一个主要的腧穴，将毫针常规刺入得气并补泻后留针，将用水浸湿的纱布块固定在同侧的皮肤上作无关电极，然后将电针仪器上一组输出的两个电极分别连接在毫针和无关电极上。

【技术要领】

（1）根据病情选择适宜的刺激波形。

（2）缓慢调节强度旋钮，逐渐加大电流输出，以免突然的强刺激而发生滞针或弯针等意外。

【操作流程】电针法的操作流程见图9-3。

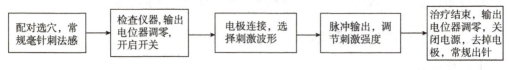

图9-3 电针法操作流程

安全操作提示及处理

1. 调节电流时，若电流突然增强，导致肌肉强烈收缩，造成弯针或折针，应立即停止电针治疗，按照弯针或折针的处理方法处理。

2. 扶突或风池等腧穴若进针太深或电刺激量过大，易导致患者出现面色苍白，出冷汗，脉率和血压下降，心律失常等，应立即停止电针治疗，按照晕针的处理方法处理。

3. 心脏病患者，若电流回路通过心脏，易诱发心律失常，此时需立即停止电针治疗，按照心律失常的治疗方法处理。

第二节 腧穴注射法

【实训目的与要求】
1. 掌握腧穴注射法的基本操作技术。
2. 熟悉腧穴注射法的基本知识。

【实训内容与方法】
1. 腧穴注射法的基本知识，包括定义、常用药物、适用范围、注意事项与禁忌。
2. 腧穴注射法基本操作技术，包括注射方法、注射深度、注射剂量、疗程等。

【实训器材】
1. 针具，包括注射器和针头。根据使用药物剂量的大小及针刺的深度不同而选用不同型号的一次性无菌注射器和一次性无菌注射针头。临床常用 1mL、2mL、5mL、10mL 或 20mL 注射器和 4~6 号注射针头。

2. 其他用具，包括75%酒精、2%碘酒或碘伏、安尔碘、消毒干棉球、消毒棉签、止血钳、棉球缸。

基本知识

1. 腧穴注射法的定义 腧穴注射法，又称"水针"，是以中西医理论为指导，依据腧穴作用和药物性能，在腧穴内注入药物以防治疾病的一种方法。它结合了腧穴的治疗作用和药物的药理作用，是中西医结合的一种新疗法。根据腧穴的特异治疗作用选用腧穴，根据药物的药理性能选择恰当的药物，将药液注入腧穴内，以充分发挥针刺和药物对腧穴的双重刺激作用，从而调整和改善机体的机能状态，恢复机体的正常功能，达到治愈疾病的目的。

2. 腧穴注射法常用药物　凡可用于肌肉注射的药物均可用于腧穴注射。

（1）常用的中草药制剂　复方当归注射液、丹参注射液、川芎注射液、生脉注射液、鱼腥草注射液、北芪注射液、银黄注射液、板蓝根注射液、威灵仙注射液、徐长卿注射液、清开灵注射液等。

（2）常用维生素类制剂　维生素 B_1、B_{12}、B_6 注射液，复合维生素 B 注射液，维生素 C 注射液、维生素 K 注射液，维 D_2 果糖胶性钙注射液等。

（3）其他常用药物　5%~10% 葡萄糖注射液、生理盐水、盐酸利多卡因注射液、注射用水、硫酸阿托品注射液、地塞米松、醋酸泼尼松龙、三磷腺苷二钠、辅酶 A、氯丙嗪、利血平、山莨菪碱、胎盘组织液、神经生长因子等。

3. 腧穴注射法适用范围　腧穴注射法的应用范围较广，目前已运用于内、外、妇、儿、皮肤、五官等临床各科。实践证明，许多疾病用腧穴注射法即可获得痊愈，有些疾病用此疗法再配合其他疗法，有缩短疗程的功效。凡是针灸的适应证，大部分都可以用本法治疗。

4. 腧穴注射法的注意事项与禁忌

（1）施术时应注意

①腧穴注射前，应对患者说明本疗法的治疗特点和注射后的正常反应。如注射后局部可能有酸胀感，4~8 小时内局部有轻度不适，有时不适感持续时间较长，但一般不超过一天。

②腧穴注射要严格无菌操作，防止感染，尽量做到注射一个腧穴更换一个针头。

③治疗前应注意注射药物的有效期，不要使用过期药物。注意检查药液有无沉淀变质等情况，如已变质应停止使用。使用时要掌握药物的性能、药理作用、剂量、配伍禁忌、副作用和过敏反应。凡能引起过敏反应的药物，如盐酸普鲁卡因等，必须先做皮试，皮试阳性者不可应用。副作用较严重的药物，使用时应谨慎；某些中草药制剂也可能有不良反应，注射时应注意观察患者的反应。

④在主要神经干通过的部位做腧穴注射时，应注意避免损伤神经干。如针尖触到神经干，患者有触电感，可稍退针，然后再注入药物，以免损伤神经。

⑤躯干部位的腧穴注射不宜过深，防止刺伤内脏。在背部脊柱两侧进行腧穴注射时，针尖应斜向脊柱，避免直刺引起气胸。

⑥年老体弱者及初次接受此治疗者，最好采取卧位，腧穴注射部位不宜过多，用药量可酌减；孕妇下腹部、腰骶部腧穴及合谷、三阴交等穴，不宜做腧穴注射，以免引起流产。下腹部腧穴注射前，应先令患者排尿，以免刺伤膀胱。腧穴处有炎症、湿疹、疖肿或化脓等情况，不宜做腧穴注射。

⑦病程较长者，腧穴最好轮换使用，可以提高疗效。

（2）施术禁忌

①禁止将药物注射在血管内。

②禁针的腧穴及部位禁止腧穴注射。

③表皮破损的部位禁止腧穴注射。

基本技能

一、实训前准备

1. 腧穴的选择

（1）辨证取穴　一般可根据针灸治疗时的处方选穴原则进行辨证取穴。

（2）取阳性反应点　根据腧穴注射的特点，结合经络、经穴的视、触诊法选取阳性反应点进行治疗——用拇指或食指指腹以均匀的力量在患者体表进行按压滑动，以检查其有无压痛、条索状或结节等阳性反应物，以及皮肤的凹陷、隆起、色泽的变化等。触诊检查的部位一般是背腰部的背俞穴，如肺俞、胃俞、肾俞、大肠俞等；胸腹部的募穴，如中脘、天枢等；四肢部则沿经络循行路线触摸，尤其是原穴、合穴等特定腧穴及一些经验穴。有压痛等阳性反应者，注入反应点往往效果较好，反应不明显者，可取有关俞、募、合穴进行治疗。

（3）特殊病症取穴　软组织损伤者可取压痛点；较长肌肉的肌腹或肌腱损伤时，可取肌肉的起止点；治疗腰椎间盘突出症时，可将药液注入神经根附近。

（4）耳穴　根据耳针疗法中耳穴的探查方法选取有关腧穴。

选穴不宜过多，一般每次2~4穴。

2. 体位选择

（1）坐位　适用于头、颈、上肢部的腧穴注射，如天柱、肩髃、曲池等。

（2）仰卧位　适用于头面、四肢前侧面、胸腹部的腧穴注射，如颊车、中脘、气海、曲池、足三里等。

（3）俯卧位　适用于后头部、项、背、腰、臀部、下肢后侧的腧穴注射，如风池、肺俞、大肠俞、秩边、承山等。

二、腧穴注射法的基本操作技术

【操作方法】

1. 注射方法

（1）根据所选腧穴深度及用药量的不同，选择合适规格的注射器和针头，抽取药液。

（2）用消毒干棉签蘸取安尔碘，对以注射点为中心、半径约5cm×5cm的局部皮肤进行消毒。

（3）快速进针，将针刺入皮下，缓慢插入一定深度，使针下得气。

（4）回抽针芯，如无回血即可注入药物（图9-4、图9-5、图9-6）。一般以中等速度将药液推入腧穴；慢性病患者、体弱者宜用弱

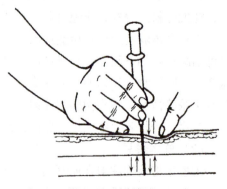

图9-4　针刺得气

刺激，需将药液缓慢推入；急性病患者、体质强壮者，可采用强刺激，需较快地推入药液。

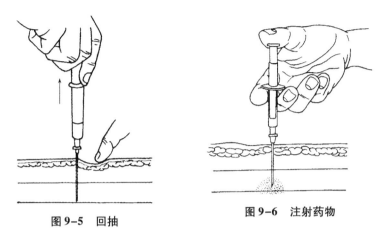

图 9-5 回抽　　　　　图 9-6 注射药物

(5) 如选用腰部、臀部腧穴，肌肉较厚，或某些特殊病症，需注入较多药液时，可将注射针由深层逐渐提到浅层，边退针边推入药液，呈柱状注射，或将注射针头向多个方向呈扇状多向刺入，多向注射。

2. 注射角度与深度　治疗时应根据腧穴所在部位与病情需要来决定针刺注射角度及深度，如三叉神经痛于面部浅层有触痛点，可在局部浅刺，在皮内注射成一皮丘。腰肌劳损多在深部有压痛，注射时宜适当深刺，可将注射针由深层逐渐提到浅层，边退针边推入药液，呈柱状注射。如病灶范围较大，用药量多时，则将针刺入一定深度后，边退针边注射，当针退到浅层时，转换另一角度，刺入一定深度，边退针边注射，反复多次操作，即将注射针头向几个方向呈扇状多向刺入，多方向注射。

3. 药物剂量　腧穴注射的药物剂量取决于注射部位及药物的性质和浓度。耳部腧穴用药量较小，耳部每个腧穴 1 次注入药量为 0.1mL，头面部每个腧穴 1 次注入药量为 0.3~0.5mL，四肢每个腧穴 1 次注入药量为 1~2mL，胸背部每个腧穴 1 次注入药量为 0.5~1mL，腰臀肌肉丰厚处腧穴用药量较大，每个腧穴 1 次注入药量为 2~5mL。刺激性较小的药物，如葡萄糖、生理盐水等用量可较大，如软组织损伤、劳损，局部注射葡萄糖液可用 10~20mL 以上；而刺激性较大的药物（如乙醇）及特异性药物（如阿托品、抗生素）一般用量较小，即所谓小剂量注射，每次用量多为常规剂量的 1/10~1/3；中药注射液的常用量为 1~4mL。

4. 疗程　每日或隔日注射 1 次，反应强烈者可间隔 2~3 天 1 次，腧穴可左右交替使用。10 次为一疗程，每两个疗程间隔 5~7 天。

【技术要领】
(1) 根据所选腧穴深度选择长度合适的针头。
(2) 针下必须得气。
(3) 回抽针芯，如无回血才可注入药物。

【操作流程】腧穴注射法的操作流程见图 9-7。

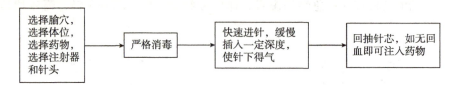

图 9-7 腧穴注射法操作流程

【临床应用】

1. 肱骨外上髁炎腧穴注射

（1）腧穴选择　曲池。

（2）体位选择　坐位屈肘，将上肢稳定放置在治疗床上或治疗桌上。

（3）针具和药物选择　选择 2～5mL 注射器和牙科麻醉用 5 号长针头，抽取醋酸泼尼松龙注射液 1mL，盐酸利多卡因注射液 1mL，将药物混匀。

（4）消毒　医生手指常规消毒，曲池穴局部皮肤以安尔碘消毒。

（5）针刺　快速进针，将针刺入曲池穴皮下，沿皮下向肱骨外上髁方向缓慢插入至痛点，使针下得气，针感向上肢放射，提针 2mm 左右。

（6）注药　回抽针芯，如无回血，可以中等速度将药液推入 1mL，若疼痛范围较大时，可注药 2mL，将注射针头向多个方向呈扇状多向刺入，多向注射，使药液在痛处弥散。

（7）出针　将针缓慢提至皮下，快速出针，用消毒干棉球按压针孔。

2. 坐骨神经痛腧穴注射

（1）腧穴选择　环跳。

（2）体位选择　俯卧位在治疗床上，全身肌肉放松。

（3）针具和药物选择　选择 5mL 注射器和特制的腧穴注射长针头，抽取维生素 B_1 注射液 2mL，盐酸利多卡因注射液 1mL（也可以再加入维生素 B_{12} 注射液 1mL），将药物混匀。

（4）消毒　医生手指常规消毒，环跳穴局部皮肤以安尔碘消毒。

（5）针刺　快速进针，将针刺入环跳穴皮下，缓慢直刺插入 65mm 左右或插入至痛点，提插或捻转行针，使针下得气，针感向下肢传导，提针 2mm 左右。

（6）注药　回抽针芯，如无回血即以中等速度将药液推入 3mL，并将注射针由深层缓慢提到浅层，边退针边推入药液，呈柱状注射。

（7）出针　将针缓慢提至皮下，快速出针，用消毒干棉球按压针孔。

安全操作提示及处理

在关节腔、神经根等处进行腧穴注射时，药物用量宜小。腧穴注射药液若误入脊髓腔I，有损害脊髓的可能。此时应立即对症处理，减轻不良反应。尽早应用激素类药物能减少渗出，抑制炎症反应，保护组织，减轻临床症状。

第三节 腧穴埋线法

【实训目的与要求】

1. 掌握腧穴埋线法的基本操作技术。
2. 熟悉腧穴埋线法的基本知识。

【实训内容与方法】

1. 腧穴埋线法的基本知识,包括定义、分类、适用范围、注意事项与禁忌。
2. 腧穴埋线法基本操作技术,包括套管针埋线法、医用缝合针埋线法、切开埋线法。

【实训器材】

1. 针具,包括一次性成品注射埋线针,穿刺针,7、8号注射针头,28号1.5寸、2寸毫针,医用缝合针。
2. 其他用具,包括3-0、2-0、1-0、1、2号可吸收性外科缝线,2%碘酒或碘伏,安尔碘,75%酒精,消毒干棉球,棉球缸,消毒棉签,镊子或止血钳,手术刀、手术剪,持针器、注射器,医用橡皮手套,敷料,洞巾,胶布,0.25%~0.5%盐酸利多卡因等。

基本知识

1. 腧穴埋线法的定义 腧穴埋线法是将可吸收性外科缝线埋入腧穴,利用线对腧穴的持续刺激作用以治疗疾病的一种方法。本疗法古书中并无记载,为近代临床医生在长期临床实践中按照经络原理发展起来的一种现代针灸疗法。

常用的埋线针为一次性成品注射埋线针,或用7、8号注射针头配1.5寸或2寸毫针。亦可用经改制的9~12号腰椎穿刺针,主要用于套管针埋线法,又称注线法。医用缝合针使用大号或2号三角缝合针,主要用于穿线法。

2. 腧穴埋线法的分类 包括套管针埋线法、医用缝合针埋线法、切开埋线法3种。其中套管针埋线法临床最常用。

3. 腧穴埋线法的适用范围 腧穴埋线法,主要用于一部分慢性病症,如哮证、胃痛、腹泻、遗尿、面神经麻痹、腰腿痛、痿证、癫痫、脊髓灰质炎后遗症、神经官能症等。现也多用于亚健康症状及减肥、美容等方面。

4. 腧穴埋线法的注意事项与禁忌

(1) 注意事项

①严格无菌操作,防止感染。医用缝合针埋线时操作要轻、准,防止断针。

②埋线最好埋在皮下组织与肌肉之间,肌肉丰厚的部位可埋入肌层,可吸收性外科缝线线头不可暴露在皮肤外面。

③根据施术部位不同,掌握埋线的深度,切勿伤及内脏、大血管和神经干。

④根据病情需要及针具型号不同,选用适宜型号的可吸收性外科缝线,剪成长1~

2cm 备用。施术后若有剩余，可浸泡在 95% 酒精中，或用新洁尔灭处理，临用时用生理盐水浸泡。

⑤在一个腧穴上作多次治疗时应偏离前次治疗的部位。

⑥注意术后反应，有异常现象应及时处理。

（2）施术禁忌

①皮肤局部有感染或有溃疡时不宜埋线。肺结核活动期、骨结核、严重心脏病或妊娠期等均不宜使用本法。

②血管瘤部位、不明原因的肿块部位禁止腧穴埋线。

基本技能

一、实训前准备

根据病情选取适当的施术部位。例如：埋线多选肌肉丰厚部位的腧穴，以背腰部及腹部腧穴最常用，如哮喘取肺俞，胃病取脾俞、胃俞、中脘等。

选穴原则与针刺疗法相同，但取穴要精简，每次 1~3 穴，两次治疗间隔 2~4 周。

二、腧穴埋线法的基本操作技术

1. 套管针埋线法（注射针头埋线法、一次性埋线包埋线法）

【操作方法】

（1）标记：指切做"十"字标记所选腧穴。

（2）戴无菌手套，严格消毒局部皮肤。

（3）取一段长 1~1.5cm 的可吸收性外科缝线，放入套管针的前端，勿使线头外露，后接针芯。临床上常用一次性成品注射埋线针、穿刺针或以 7、8 号注射针头作套管，配合 28 号 1.5 寸或 2 寸毫针作针芯（图 9-8）。

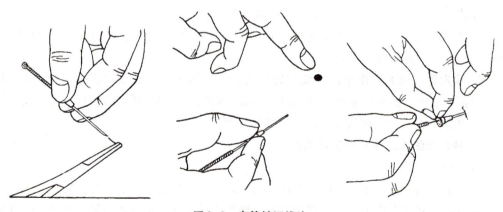

图 9-8 套管针埋线法

（4）一手拇、食指绷紧或捏起进针部位皮肤，另一手持针刺入腧穴，达到所需深度。

(5) 施以适当的提插捻转手法,当出现针感后,边推针芯,边退针管,将可吸收性外科缝线埋植在腧穴的皮下组织或肌层内。出针后用无菌干棉球(签)按压针孔止血。

【技术要领】边推针芯,边退针管,推抽结合将可吸收性外科缝线推进腧穴。

【操作流程】套管针埋线法的操作流程见图9-9。

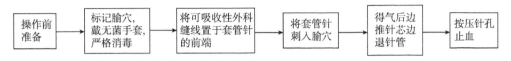

图9-9 套管针埋线法操作流程

2. 医用缝合针埋线法

【操作方法】

(1) 标记　在距离腧穴两侧1~2cm处,指切做"十"字标记所选腧穴。

(2) 消毒与局麻　戴无菌手套,严格消毒局部皮肤,在标记处用0.25%~0.5%盐酸利多卡因做浸润麻醉。

(3) 埋线　一手用持针器夹住穿有可吸收性外科缝线的医用缝合针,另一手捏起两局麻点之间的皮肤,将针从一侧局麻点刺入,穿过皮下组织或肌层,从对侧局麻点穿出,紧贴皮肤剪断两端线头,放松皮肤,轻揉局部,使线头完全进入皮下。用无菌干棉球按压针孔止血。宜用无菌敷料包扎保护创口3~5天(图9-10)。

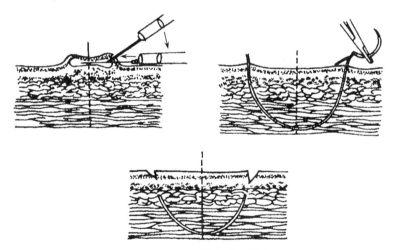

图9-10 医用缝合针埋线法

【技术要领】

(1) 埋线时,持针器从标记点刺入、穿出,通过腧穴下的皮下组织或肌层。

(2) 剪断两端线头时捏起局部,紧贴皮肤剪断,并轻揉局部,使可吸收性外科缝线线头完全进入皮下。

【操作流程】医用缝合针埋线法的操作流程见图9-11。

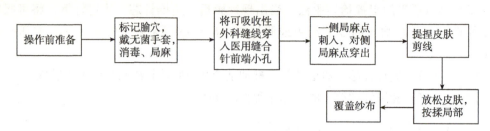

图 9-11 医用缝合针埋线法操作流程

3. 切开埋线法

【操作方法】

（1）标记　指切做"十"字标记所选腧穴。

（2）消毒与局麻　戴无菌手套，严格消毒局部皮肤，在选定的腧穴上用 0.25%～0.5% 盐酸利多卡因做浸润麻醉。

（3）探寻　用刀尖划开皮肤（0.5～1cm），先将血管钳探入腧穴深处，经过浅筋膜达肌层探找酸感点，按摩数秒钟。

（4）埋线　休息 1～2 分钟，然后用长 0.5～1cm 的可吸收性外科缝线 4～5 根埋于肌层内，不能埋在脂肪层或过浅，以防不易吸收或感染，切口处用丝线缝合，盖上消毒纱布，5～7 天后拆去丝线（图9-12）。

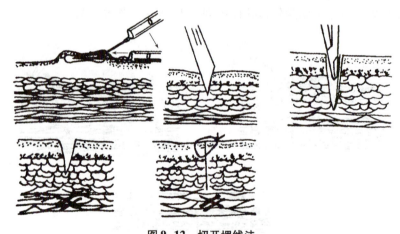

图 9-12　切开埋线法

【技术要领】

（1）切开皮肤后用血管钳探入腧穴深处肌层，探找酸感点并按摩数秒钟。

（2）可吸收性外科缝线埋于肌层内。

【操作流程】切开埋线法的操作流程见图9-13。

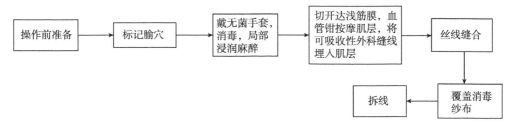

图 9-13 切开埋线法操作流程

三、术后反应

1. 正常术后反应 由于刺激损伤及可吸收性外科缝线（异性蛋白）刺激，在 1~5 天内，局部可出现轻度红、肿、痛、热等无菌性炎症反应。少数病例反应较重，切口处有少量渗出液，亦属正常现象，一般不需处理。若渗液较多，可将乳白色渗液挤出，用 75% 酒精棉球擦去，覆盖消毒纱布。施术后埋线局部肤温也会升高，可持续 3~7 天。少数患者可有全身反应，即埋线后 4~24 小时内体温上升，一般在 38℃ 左右，局部无感染现象，持续 2~4 天后体温恢复正常。埋线后还可有白细胞总数及中性多形核细胞计数的增高，应注意观察。

2. 术后异常反应

（1）少数患者因治疗中无菌操作不严格或伤口保护不好，造成感染。一般在治疗后 3~4 天出现局部红肿、疼痛加剧，并可能伴有发热。应予局部冷敷及抗感染处理。

（2）个别患者对可吸收性外科缝线过敏，治疗后出现局部红肿、瘙痒、发热等反应，甚至切口处脂肪液化，可吸收性外科缝线溢出，应适当做抗过敏处理。

安全操作提示及处理

1. 有自发性出血倾向（如血友病、血小板减少性紫癜）者误用腧穴埋线法，或误伤大动脉，造成患者出血量过多或出血不止时，适当增加局部按压时间和力量，可配合西药止血，及适当补充血容量。

2. 同时刺穿血络前后壁造成皮下血肿，应冷敷压迫，一般瘀血可在 1~2 周内自行吸收。

3. 腧穴埋线后出现局部感染，体温升高超过 38℃，应及时给予抗炎对症处理。

4. 神经损伤。如感觉神经损伤，会出现神经分布区皮肤感觉障碍；如运动神经损伤，会出现神经支配的肌肉群瘫痪；如损伤坐骨神经、腓神经，会引起足下垂和足大趾不能背屈。发生此种现象，应及时抽出可吸收性外科缝线，并予适当处理。

第四节 腧穴敷贴法

【实训目的与要求】

1. 掌握腧穴敷贴法的基本操作技术。

2. 熟悉腧穴敷贴法的基本知识。

【实训内容与方法】

1. 腧穴敷贴法的基本知识，包括定义、敷贴药物、适用范围、注意事项与禁忌。

2. 腧穴敷贴法基本操作技术，包括剂型制备技术、固定技术。

【实训器材】

1. 药物，包括白芥子、细辛等中药饮片，水、醋、酒、蛋清、蜂蜜、植物油、清凉油等。

2. 其他用具，包括2%碘酒或碘伏、75%酒精、安尔碘、消毒干棉球、消毒棉签、棉球缸、医用橡皮手套、无菌敷料、胶布、研钵、研杵、布袋、艾条等。

基本知识

1. 腧穴敷贴法的定义 腧穴敷贴法是指在某些腧穴上敷贴药物，通过药物和腧穴的共同作用以治疗疾病的一种方法。若将某些刺激性大的药物（如毛茛、斑蝥、白芥子、甘遂、蓖麻子等）敷于腧穴，可引起局部发泡化脓形成灸疮，又称为"天灸""自灸"，现代也称发泡疗法。若将药物敷贴于神阙穴，通过脐部吸收或刺激脐部以治疗疾病，又称敷脐疗法，简称脐疗。若将药物敷贴于涌泉穴，通过足部吸收或刺激足部以治疗疾病，又称足心疗法、脚心疗法或涌泉疗法等。

2. 腧穴敷贴药物

（1）药物的选择 临床上常选用芳香开窍、辛散走窜类的中药，如冰片、麝香、丁香、花椒、白芥子、姜、葱、蒜、肉桂、细辛、白芷、皂角、穿山甲等；有时也选用峻猛有毒之品，如生半夏、蓖麻子、斑蝥、生南星、川乌、草乌、巴豆、附子、大戟等。

（2）剂型的制备 临床上将有效的汤剂、丸剂熬膏或研末，配以辅料如酒、醋、姜汁、蜂蜜、鸡蛋清、面粉等来赋予药物适当的形态，制成相应的剂型，以备使用，如：

①丸剂：将药物研成细末，与辅料如姜汁、猪胆汁、蜂蜜等拌和均匀，制成大小不一的药丸，贮存备用。

②散剂：将多种药物研末混合而成。

③糊剂：把药物研末拌匀过筛，用黏合剂（酒、醋、鸡蛋清等）将药物调成糊状。

④膏剂：将药物用水或植物油煎熬浓缩而成的膏状剂型。

⑤饼剂：将药物研成细末，加适量面粉和水调拌均匀，制成大小不等的药饼，加热后使用。或加适量蛋清或蜂蜜等黏腻的物质，捏成饼状备用。

⑥熨帖剂：以中药研细末装布袋中敷贴腧穴，或直接将药粉或湿药饼敷于腧穴上，再用艾火或其他热源在所敷药物上温熨。

⑦鲜药剂：采用新鲜中草药捣碎或揉搓成团块状，或将药物切成片状。

3. 腧穴敷贴法的适用范围 腧穴敷贴法，适用于内外妇儿诸科疾病。但必须在中医的理论指导下辨证施治。临床上常用于：

（1）内科　感冒、急慢性支气管炎、支气管哮喘、三叉神经痛、面神经麻痹、神经衰弱、胃下垂、胃肠神经官能症、腹泻、冠心病、心绞痛、糖尿病、遗精、阳痿等。
（2）外科　颈淋巴结核、前列腺炎、风湿性关节炎、颈椎病、腰椎间盘突出症等。
（3）妇科　乳腺增生、月经不调、痛经、子宫脱垂、慢性盆腔炎等。
（4）儿科　小儿泄泻、小儿疳积、小儿厌食症、小儿支气管炎。小儿遗尿等。
（5）五官科　口腔溃疡、过敏性鼻炎、近视、鼻窦炎、慢性咽炎、急性扁桃体炎等。
此外，还可用于防病保健。

4. 腧穴敷贴法的注意事项与禁忌
（1）施术时应注意
①久病、体弱、消瘦，以及有严重心、肝、肾功能障碍者慎用。
②孕妇、幼儿慎用。
③糖尿病患者慎用。
④颜面部慎用。
⑤敷贴药物后注意局部防水。
（2）施术禁忌
①敷贴部位有创伤、溃疡者禁用。
②对药物或敷料成分过敏者禁用。

基本技能

一、实训前准备

1. 施术腧穴的选择　腧穴敷贴法是以脏腑经络学说为基础，辨证选穴。选穴力求少而精。临床常用腧穴有百会、神阙、涌泉、中脘、关元、气海、足三里、背俞穴、病变局部的腧穴、阿是穴等。

此外，选用经验穴敷贴药物，如吴茱萸敷贴涌泉穴治疗小儿流涎，威灵仙敷贴身柱穴治疗百日咳等。

2. 体位选择
（1）坐位　背腰部的腧穴，如大椎、肺俞、风门。
（2）仰卧位　胸腹部的腧穴，如神阙、气海。
（3）俯卧位　适用于腰背部及脚底部的腧穴，如涌泉、肾俞。

3. 消毒方法　医生双手用肥皂水清洗干净；用75%酒精或0.5%～1%碘伏棉球或棉签在施术部位消毒。

二、腧穴敷贴法基本操作技术

【操作方法】
1. 敷贴方法
（1）贴法　将已制备好的药物直接贴压于腧穴上，然后外覆医用胶布固定；或先将药物置于医用胶布粘面正中，再对准腧穴粘贴。

硬膏剂可直接或温化后将硬膏剂中心对准腧穴贴牢。

（2）敷法　将已制备好的药物直接涂搽于腧穴上，外覆医用防渗水敷料贴，再以医用胶布固定。

（3）填法　将药膏或药粉填于脐中，外覆纱布，再以医用胶布固定。

（4）熨贴法　将熨贴剂加热，趁热外敷于腧穴。或先将熨贴剂敷贴腧穴上，再用艾火或其他热源在药物上温熨。

2. 敷贴时间和皮肤反应

（1）敷贴时间

①刺激性小的药物，可每隔1~3天换药1次；不需溶剂调和的药物，还可适当延长至5~7天换药1次。

②刺激性大的药物，应视患者的反应和发泡程度确定敷贴时间，数分钟至数小时不等。

③敷脐疗法每次敷贴3~24小时，隔日1次，所选药物不应为刺激性大及发泡之品。

④三伏天灸从每年夏至后第三个庚日（庚日是指"天干地支纪日法"中带庚字头的那一天）到立秋后第一个庚日，每10天贴1次，共3次。三九天灸从冬至后第一个九天开始，每隔9天1次，共3次。天灸贴药成人每次保留4小时左右，小儿1~2小时。连续3年为一个疗程。

（2）皮肤反应　色素沉着、潮红、微痒、烧灼感、疼痛、轻微红肿、轻度出水泡属于

腧穴敷贴的正常皮肤反应。

3. 施术后处理

（1）换药　敷贴部位无水泡、破溃者，可用消毒干棉球或棉签蘸温水、植物油或石蜡油清洁皮肤上的药物，擦干并消毒后再敷贴。

敷贴部位起水泡或破溃者，应待皮肤愈后再敷贴，或改用其他有效腧穴交替敷贴。

（2）水泡处理　小的水泡一般不必特殊处理，让其自然吸收。大的水泡应以消毒针具挑破其底部，排尽液体，消毒以防感染。破溃的水泡应作消毒处理后，外用无菌纱布包扎，以防感染。

【技术要领】

（1）贴法　将药物对准腧穴，胶布固定，按压片刻。

（2）敷法　将药物涂搽于腧穴，外覆敷料贴，胶布固定。

（3）填法　将药膏或药粉填于脐中，外覆纱布，胶布固定。

（4）熨贴法　将熨贴剂加热，敷于腧穴。

【操作流程】腧穴敷贴的操作流程见9-14。

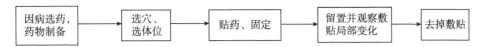

图 9-14 腧穴敷贴操作流程

【临床应用】腧穴敷贴法的临床应用见表 9-1。

表 9-1 腧穴敷贴法临床应用举例

常见病症	取穴	敷贴配方
面神经麻痹	病变局部腧穴，如下关、颊车等	马钱子研为细末。一般取药粉 0.2g，敷贴腧穴
咯血	涌泉	独头蒜 1 头，硫黄末、肉桂末、冰片各 3g
哮喘、慢性支气管炎	肺俞、心俞、脾俞	炙白芥子 21g，延胡索 21g，甘遂 12g，细辛 12g
鼻炎、感冒	大椎、肺俞、胆俞、肾俞、天突、中府	细辛 20g，甘遂 10g，白芥子 40g，元胡 10g，法半夏 10g，沉香 5g，桂枝 5g
口疮、小儿流涎	涌泉	吴茱萸末用鸡蛋清调和为丸如蚕豆大，分贴于双侧涌泉穴，胶布固定即可。每穴每次贴药 1 丸，每两天敷贴 1 次
胃脘痛、肠炎	中脘、足三里、脾俞、胃俞	荜茇 14g，仙鹤草 29g，肉桂 7g，制乳香 14g，木香 14g，新贝母 22g
遗尿	关元、气海、中极、神门	鲜生姜片（厚约 0.3cm，长、宽各约为 2cm）

【注意事项】

（1）将敷贴之药固定牢稳，以免移位或脱落。

（2）凡用溶剂调敷药物时，需随调配随敷用，以防挥发。

（3）若用膏剂敷贴，膏剂温度不应超过 45℃，以免烫伤。

安全操作提示及处理

1. 对胶布过敏者，可改用无纺布制品或用绷带固定敷贴药物。

2. 对刺激性强、毒性大的药物，敷贴腧穴不宜过多，敷贴面积不宜过大，敷贴时间不宜过长，以免发泡过大或发生药物中毒。

3. 对久病、体弱、消瘦，以及有严重心、肝、肾功能障碍者，使用药量不宜过大，敷贴时间不宜过久，并在敷贴期间注意病情变化和有无不良反应。

4. 对于孕妇、幼儿，应避免敷贴刺激性强、毒性大的药物。

5. 对于残留在皮肤的药膏等，不可用汽油或肥皂等刺激性物品擦洗。

6. 敷贴后若出现范围较大、程度较重的皮肤红斑、水泡、瘙痒现象，应立即去掉敷贴，进行对症处理。出现全身性皮肤过敏症状者，应及时到医院就诊。

第五节 腧穴磁疗法

【实训目的与要求】
1. 掌握腧穴磁疗法的基本操作技术。
2. 熟悉腧穴磁疗法的基本知识。

【实训内容与方法】
1. 腧穴磁疗法的基本知识，包括定义、分类、适用范围、注意事项与禁忌。
2. 腧穴磁疗法基本操作技术，包括静磁法、动磁法。

【实训器材】
1. 磁疗器材，包括磁片、磁珠、旋转磁疗机、电磁疗机。
2. 其他用具，包括75%酒精、消毒干棉球、棉球缸、胶布、纱布、剪刀、镊子等。

基本知识

1. 腧穴磁疗法的定义 腧穴磁疗法是利用磁场作用于人体的经络腧穴来治疗疾病的一种治疗方法。常用的磁疗器材有：

（1）磁片、磁珠 由钡铁氧体、锶铁氧体、铝镍钴永磁合金、铈钴铜永磁合金、钐钴永磁合金等制成，磁场强度为300~3000Gs。从应用情况看，以锶铁氧体较好，因其不易退磁，表面磁场强度可达1000Gs左右。

磁片：圆形磁片直径3~30mm，厚度为2~4mm，也有条形和环形的。磁片以磁场强度500~2000Gs的最为常用。磁片要求两面光滑，边缘稍钝，注明极性，以利治疗和清洁消毒。

磁珠：磁场强度为300Gs左右，常用于耳穴治疗。

（2）旋转磁疗机 简称旋磁机。旋磁机的构造为一只小马达带动2~4块永磁体旋转，形成一个交变磁场（异名极）或脉动磁场（同名极）。旋磁机的磁铁柱选用钐钴合金永磁体制成，直径为5~10mm，长度为5~7mm，表面磁场强度可达300~4000Gs，转速每分钟在1500转以上。

（3）电磁疗机 临床常用交流电磁疗机。大部分是在矽钢片上绕以一定量的漆包线，通电后产生一定强度的交变磁场。交变磁场频率一般为50Hz，磁场强度500~3000Gs。磁头有多种形式，分别适用于各种部位，如圆形的多用于胸腹部和四肢，凹形的常用于腰部，环形的常用于膝关节，条形的常用于腧穴或会阴部。

2. 腧穴磁疗法分类 临床上常用的有静磁法、动磁法两种。

3. 腧穴磁疗法适用范围 腧穴磁疗法具有镇静、止痛、消肿、消炎、降压等作用。腧穴磁疗法治疗疾病种类多，除内、外科疾病外，眼科、耳鼻喉科、妇产科、儿科、口腔科及皮肤科的很多病症也是磁疗法的适用范围。其疗效明显，适应证广，安全性好，作用温和，易于为患者接受。

4. 腧穴磁疗法的注意事项与禁忌

（1）施术时应注意

①首先应明确诊断，根据病情施治。

②磁疗副作用的发生与磁场强度大小有一定关系，因此适当掌握磁场强度，有利于减少或避免副作用的发生。

③做敷贴磁片治疗时必须 2 天内复查，因为副作用大多在 2 天内出现。副作用可有心悸、恶心、呕吐、一过性呼吸困难、嗜睡、乏力、头晕、低热等。如副作用轻微且能坚持者，可继续治疗；若副作用严重不能坚持者，可取下磁片，中断治疗。

④如磁疗患者平时白细胞计数较低，在磁疗中应定期复查血象。当白细胞计数较前更为减少时，应立即停止治疗。

⑤夏季敷贴磁片时，可在磁片和皮肤之间放一层隔垫物，以免汗液浸渍使磁片生锈。

⑥磁片不要接近手表，以免手表被磁化。

（2）施术禁忌

①白细胞总数在 $4×10^9/L$ 以下者禁用。

②患有严重的心、肺、肝脏疾病及血液病、急性传染病、出血、脱水、高热者等禁用。

③体质极度虚弱、新生儿忌用本法。

④孕妇腰骶、下腹部忌用本法。

⑤皮肤破溃、出血处不宜使用。

基本技能

一、实训前准备

1. 施术部位的选择　根据病情选取适当的施术部位（表 9-2）。

表 9-2　施术部位的选择举例

施术部位		举例
腧穴	根据病证辨证取穴	失眠可选取内关、神门、耳穴等
病灶	病变部位	腱鞘炎，急、慢性扭挫伤等取局部痛点
阳性反应点	如丘疹、结节状物、阿是穴等	慢性结肠炎取腰骶部、少腹部的压痛点或结节

2. 磁疗器材的选择

（1）磁片　适用于腧穴、阳性反应点等。

（2）磁珠　主要用于耳穴。

（3）旋转磁疗机　适用于腧穴等。

（4）电磁疗机　不同形式磁头分别适用于全身不同部位。

3. 磁疗剂量的选择　磁疗和其他疗法一样，治疗剂量也是一个重要的问题，其划分标准有以下几种：

(1) 按磁片的表面磁场强度分级

①小剂量：每块磁片表面磁场强度为 200～1000Gs。

②中剂量：每块磁片表面磁场强度为 1000～2000Gs。

③大剂量：每块磁片表面磁场强度为 2000Gs 以上。

(2) 按人体对磁场强度的总接受量分级　即贴敷人体的各个磁片的磁场强度的总和。

①小剂量：磁片的总磁场强度为 4000Gs 以下。

②中剂量：磁片的总磁场强度为 4000～6000Gs。

③大剂量：磁片的总磁场强度为 6000Gs 以上。

(3) 选择剂量可参考以下情况

①患者年龄、体质情况：年老、体弱、久病、儿童可用小剂量，若无不良反应，可逐步增加剂量；年轻体壮者可用中剂量或大剂量。

②疾病情况：急性疼痛或急性炎症，如骨折、肾绞痛可用大剂量，疗程宜短，症状消失即可停止治疗；慢性疾患如高血压病、神经衰弱等，可用小剂量，疗程宜长。

③治疗部位：头颈、胸腹部宜用小剂量；臀、大腿等肌肉丰厚处，可用大剂量。

4. 消毒方法

(1) 磁片和磁珠的消毒　磁片、磁珠不能采用高温消毒，应使用 75% 酒精浸泡消毒。

(2) 施术部位消毒　用 75% 酒精棉球擦拭。

二、腧穴磁疗法基本操作技术

腧穴磁疗法施术前：根据病情选择施术部位，选择合适的磁疗器材，确定适当的磁疗剂量，然后进行具体操作。

（一）静磁法

静磁法是将磁片或磁珠敷贴在腧穴表面，产生恒定的磁场以治疗疾病的方法。

1. 直接敷贴法　是将磁片或磁珠直接敷贴在腧穴表面的方法。

【操作方法】用胶布或无纺胶布将直径 5～20mm、厚 3～4mm 的磁片，直接敷贴在腧穴或痛点上，磁片表面的磁场强度为数百至 2000Gs，或用磁珠敷贴于耳穴。根据治疗部位不同，敷贴时可采用单置法、对置法或并置法（图 9-15）。

(1) 单置法　只使用一块磁片（磁珠），将其极面正对治疗部位，这种方法局限于浅部病变。

(2) 对置法　将两块磁片的异名极面，以相对的方向敷贴在治疗腧穴上。如内关和外关、内膝眼和外膝眼等常用这种方法。此法可使磁力线充分穿过治疗部位。

(3) 并置法　若选用的腧穴相距比较近，则根据同名极相斥的原理，将磁片（磁珠）同名极并置于相邻腧穴上，可使磁力线深达内部组织和器官；若病变浅且范围较大时，可在病变范围两端敷贴异名极磁片，这种方法可使更多的磁力线穿过病变部位。

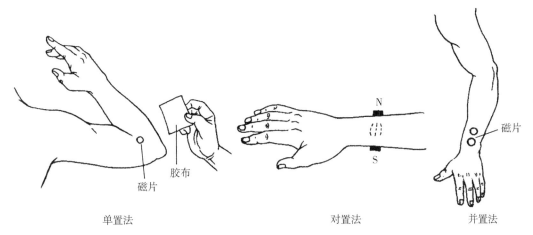

图 9-15 磁片贴敷法

【技术要领】准确定穴，耳穴要注意按压。

【操作流程】磁片直接敷贴的操作流程见图 9-16。

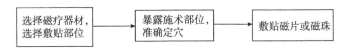

图 9-16 磁片直接敷贴操作流程

【临床应用】直接敷贴法多用于腧穴、耳穴等部位。此法临床应用见表 9-3。

表 9-3 直接敷贴法临床应用举例

常见病症	敷贴部位
高血压病	人迎、耳穴肝、结节、耳背沟
失眠	安眠、涌泉、神门
心律失常	内关、外关
肾结石	阴陵泉、阳陵泉

【注意事项】

（1）邻近腧穴使用并置法时，不用异名极并置法，以免磁力线发生短路，不能达到深层组织。

（2）患者出现不适并不能坚持时，应取下并停止磁疗；亦可少量多次，逐渐适应。

2. 间接敷贴法 由于患者皮肤对胶布过敏，或出汗、洗澡导致敷贴磁片困难，或慢性疾病需长时间敷贴磁片时，采用间接敷贴法。

【操作方法】将磁片放到衣服口袋中，或缝到内衣、衬裤、鞋、帽内，或根据磁铁的大小和腧穴所在部位，缝制成专用口袋或条带状，然后穿戴或绑缚在身上，使腧穴接受磁场的作用。

【技术要领】准确定穴，适度固定。

【操作流程】磁片间接敷贴的操作流程见图 9-17。

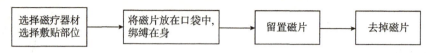

图 9-17　磁片间接敷贴操作流程

【临床应用】间接敷贴法临床应用见表 9-4。

表 9-4　间接敷贴法临床应用举例

常见病症	敷贴部位
高血压病	内关、外关、悬钟、三阴交
枕大神经痛	通天、玉枕、天柱
便秘	间使、支沟、天枢、次髎
胁痛（胆结石）	阳陵泉、阴陵泉

【注意事项】

（1）固定时应做到松紧适度。

（2）患者出现不适并不能坚持时，应取下磁片并停止磁疗；亦可少量多次，逐渐适应。间接敷贴法多用于四肢、腰腹、头部腧穴，此法临床应用见表 9-4。

3. 磁针法　是使用皮内针或短毫针埋针，同时在针尾上加敷磁片的方法。

【操作方法】

（1）左手拇、食指将腧穴的皮肤向两侧撑开固定。

（2）右手以镊子或止血钳固定针柄，针尖对准腧穴将针平刺入真皮。

（3）在针柄下方的皮肤处贴上一块方形小胶布，大小以隔开针柄为宜。

（4）在针柄上方放置磁片，并用胶布固定。

【技术要领】无菌操作，皮内针或短毫针埋针时针刺方向一般与经脉呈十字交叉，刺到真皮层。

【操作流程】磁针法的操作流程见图 9-18。

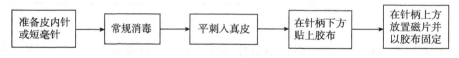

图 9-18　磁针法操作流程

【临床应用】磁针法的临床应用见表 9-5。

表 9-5　磁针法临床应用举例

常见病症	敷贴部位
偏头痛	太阳、印堂、率谷、外关、行间
糖尿病	肺俞、脾俞、肾俞、足三里
痛经	中极、地机、次髎、血海
耳鸣	角孙、外关、阳陵泉

【注意事项】
(1) 注意严格消毒。
(2) 患者出现不适,即取下磁片,停止治疗。
(3) 选择易于固定针具且不影响活动的腧穴。

(二) 动磁疗法

动磁疗法是用变动磁场作用于腧穴以治疗疾病的方法。变动磁场是用一只小马达带动 2~4 块永磁体形成的交变磁场或脉动磁场。

1. 脉动磁场疗法

【操作方法】以 CS401 型立地式磁疗仪为例。
(1) 调整磁头位置于所选腧穴。
(2) 打开电源开关,调节输出电压旋钮至所需电压值。
(3) 每个腧穴或部位治疗 5~10 分钟,10~15 次为 1 个疗程。
(4) 治疗完毕按相反顺序关闭机器,将机头取下。

【技术要领】将机头紧密平行接触于治疗部位。

【操作流程】脉动磁场疗法的操作流程见图 9-19。

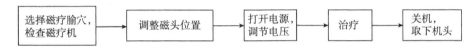

图 9-19 脉动磁场疗法操作流程

【注意事项】
(1) 机头保护罩应用 75% 酒精擦拭消毒。
(2) 机器马达应避免空转,以减轻碳刷磨损。

【临床应用】脉动磁场疗法多用于四肢、腰骶部和腹部的腧穴。此法的临床应用见表 9-6。

表 9-6 脉动磁场疗法临床应用举例

常见病症	敷贴部位
慢性肠炎	建里、天枢、大肠俞
哮喘	肺俞、风门、膏肓俞
小儿遗尿	中极、命门、次髎
膝关节痛	内膝眼、外膝眼、曲泉、委中
慢性盆腔炎	归来、水道、肾俞、次髎、合谷、三阴交

2. 交变磁场疗法

【操作方法】
(1) 将磁头导线插入插孔内。
(2) 选择合适的磁头置于治疗部位。

（3）接通电源，调节磁场强度调节旋钮和脉冲频率调节旋钮。

（4）每次治疗15~30分钟，每天1次，10~15次为1个疗程。

（5）治疗完毕按相反顺序关闭机器，将机头取下。

【技术要领】根据治疗部位选择相应的磁头。

【操作流程】交变磁场疗法的操作流程见图9-20。

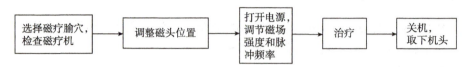

图9-20 交变磁场疗法操作流程

【临床应用】交变磁场疗法亦多用于四肢、腰骶部和腹部的腧穴，此法的临床应用参见脉动磁场疗法的临床应用举例。

【注意事项】

（1）治疗中应询问患者局部是否过热，如过热应用纱布等隔热，磁头过热时需更换磁头。

（2）过热的磁头须降温后再用，要严防烫伤。

安全操作提示及处理

1. 磁疗剂量过大或治疗时间过长，少数人可出现副作用，包括恶心呕吐、头晕嗜睡或失眠、心慌、气促、血压降低或升高、白细胞减少等全身性反应，以及皮疹、瘙痒等局部皮肤反应。副作用一般较轻，故不需特殊处理。随着磁疗的进行，对磁场作用逐渐适应，副作用逐渐减轻或消失。如副作用较明显，可降低磁场强度、缩短治疗时间或改用动磁法，不适反应将会减轻或消失。少数患者通过上述处理后不适反应仍较明显并难以忍受时，则停止磁疗，一般不适反应将消失，必要时可进行对症处理。

2. 电磁疗机的电压旋钮有弱、中、强三档，使用交变磁场疗法时，应根据具体情况选择磁疗强度。治疗期间应询问患者局部是否过热，如过热应用纱布等隔垫，磁头过热则应更换磁头或降温后再使用。若磁场强度大，治疗时间长而未进行相应处理可致皮肤烫伤，应立即停止治疗，并进行冷敷，不能缓解或症状较重者进行对症处理。

第六节 腧穴激光照射法

【实训目的与要求】

1. 掌握腧穴激光照射法的基本操作技术。
2. 熟悉腧穴激光照射法的基本知识。

【实训内容与方法】

1. 腧穴激光照射法的基本知识，包括定义、分类、适用范围、注意事项与禁忌。
2. 腧穴激光照射法基本操作技术，包括直接照射法、腧穴内照射法、散焦照射法。

【实训器材】

1. 工具激光针灸仪器。

2. 其他用具,包括2%碘酒或碘伏、安尔碘、75%酒精、生理盐水、消毒干棉球、消毒棉签、镊子、棉球缸、医用橡皮手套、胶布、光导纤维管、特制空心针、锗透镜、特制石棉板、激光防护墨镜。

基本知识

1. 腧穴激光照射法的定义 腧穴激光照射法是利用低功率激光束照射腧穴以治疗疾病的方法,又称"激光针""激光针灸""光针"。常用激光针灸仪器有:

(1) He-Ne 激光腧穴治疗仪 He Ne 激光器是一种原子气体激光器,由放电管、光学谐振腔、激励源三部分组成。作为激光腧穴治疗的光源,激光束呈红色。工作物质为 He-Ne 原子气体,发射波长 6328Å,功率从 1 毫瓦到几十毫瓦不等,光斑直径为 1~2mm,发散角为 1 毫弧度角。这种小功率的 He-Ne 激光束能部分到达生物组织 10~15mm 深处,故可代替针刺而对腧穴起刺激作用。

(2) 二氧化碳(CO_2)激光腧穴治疗仪 二氧化碳激光照射腧穴时,既对人体组织产生热效应,又能达到类似毫针的刺激作用。目前,多用 15~30W 二氧化碳激光束散光,使它通过石棉板小孔,照射患者腧穴。其工作物质是二氧化碳分子气体,发射波长为 106000Å,属长波红外线波段,输出形式为连续发射或脉冲发射。其照射深度较为表浅,达皮下 0.2mm。

(3) 掺钕钇铝石榴石(YAG)激光腧穴治疗仪 该激光仪是在二氧化碳激光治疗仪基础上,将光源调整为固体掺钕钇铝石榴石,以发出近红外激光,此光束可进入皮下深部组织,引起深部强刺激反应。输出方式为连续发射。

(4) 半导体激光腧穴治疗仪 其工作物质为半导体材料 GaAlAs 等,波长有 810nm,对人体组织穿透深度最深可达 7cm,性能安全可靠,输出形式有连续发射和脉冲发射。

2. 腧穴激光照射法分类 临床上常用的有激光直接照射法、腧穴内照射法、散焦照射法三类。

3. 腧穴激光照射法适用范围 腧穴激光照射法大多为非破坏性的低能量激光效应,主要有抗炎和促进上皮组织生长的作用。临床适应证范围较广,常用于急慢性咽炎、扁桃体炎、鼻炎、副鼻窦炎、头痛、支气管炎、支气管哮喘、皮肤和黏膜的慢性溃疡、口腔黏膜病、皮肤血管瘤、湿疹、冻疮、白癜风、胃和十二指肠溃疡、高血压病、慢性结肠炎、面神经麻痹、神经衰弱、关节炎、慢性盆腔炎、肩周炎、网球肘、周围神经损伤、前列腺炎、前列腺肥大、小儿腹泻等。此外,还有用激光腧穴照射代替麻醉进行拔牙、扁桃体摘除手术等。

4. 腧穴激光照射法的注意事项与禁忌

(1) 施术时应注意

①避免直视激光束,以免损伤眼睛。工作人员及面部照射的患者,应戴防护眼镜。

②照射部位的准确与否与疗效有密切关系,故光束一定要对准需要照射的病灶或腧

穴，嘱患者切勿移动，以免影响疗效。

③若治疗中出现头晕、恶心、心悸等副作用，应缩短照射时间，减少照射次数，或终止治疗。

④二氧化碳激光或氩激光等功率大于1W时要控制照射时间，避免烫伤。

（2）施术禁忌　有出血倾向，高热，活动性肺结核，重度动脉硬化，闭塞性脉管炎患者，禁用本法。

基本技能

一、实训前准备

1. 仪器调试

（1）使用前必须仔细阅读激光针灸仪器说明书，熟悉仪器性能、操作程序和方法。

（2）在使用之前，必须检查地线是否接好，有无漏电等问题，然后方可使用。

（3）有水冷系统者，应先打开水循环系统，使水流通畅。

（4）接通电源，开启仪器开关，激光管起辉，调整最佳工作电流，使激光管发光稳定。

2. 照射部位与体位选择　腧穴激光照射应充分暴露照射部位，部位选择按中医辨证施治原则选择相应的经络腧穴；体位选择以卧位和坐位为主。

3. 消毒方法

（1）针具消毒　光导纤维一般用2%过氧乙酸或75%酒精消毒。空心针使用前，可按一般毫针消毒法消毒。

（2）医生消毒　医生双手应用肥皂水清洗干净，再用75%酒精擦拭。

（3）照射部位消毒　激光直接照射法照射部位无须消毒，光导纤维腧穴内照射法须先用安尔碘消毒。若用激光束照射创面时，要用生理盐水或3%硼酸水清洗干净。

二、腧穴激光照射法的基本操作技术

1. 直接照射法　是将小功率激光束直接照射腧穴或病变部位的方法。

【操作方法】

（1）照射前先将激光仪调整到最佳工作状态，戴防护眼镜。

（2）选取关元、足三里或三阴交穴，充分暴露腧穴所在部位皮肤。

（3）使激光束对准腧穴，照射距离一般为30~100cm（视病情及激光仪功率而定），激光束与照射部位垂直，使光点准确照射在腧穴或病变部位。

（4）一般每次每穴照射3~5分钟，每天1次，同一部位照射一般不超过12~15次。

（5）关闭激光仪。

【技术要领】激光束垂直照射腧穴。

【操作流程】激光直接照射法的操作流程见图9-21。

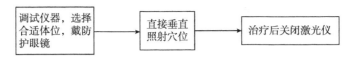

图 9-21 激光直接照射法操作流程

【临床应用】激光直接照射法可适用于全身大部分腧穴。该法的临床应用见表9-7。

表 9-7 激光直接照射法临床应用举例

常见病症	敷贴部位
支气管哮喘	肺俞、定喘
慢性肠炎	足三里、阴陵泉、关元、天枢
头痛	百会、太阳、风池
神经衰弱	内关、神门、安眠、三阴交
甲状腺功能亢进症	扶突
面神经麻痹	阳白、四白、下关、颊车、地仓、合谷
痛经	三阴交、关元、中极、血海
遗尿	三阴交、中极、遗尿穴

2. 腧穴内照射法 是将小功率激光束通过空心针导入至腧穴内进行照射的方法。

【操作方法】

（1）治疗前先准备好相应的小功率 He-Ne 激光仪、光导纤维和空心针。光导纤维直径为 50~125μm，长度据需要而定，可为 1~2m。光导纤维一般用 2% 过氧乙酸或 75% 酒精消毒。空心针为特制的，其粗细据部位和病症选择。使用前，可按一般毫针消毒法消毒。

（2）治疗时按毫针常规刺法，选定光明穴，先将空心针刺入光明穴，缓慢进针至得气，并适当施用补法或泻法。

（3）插入调试好的光导纤维输出端，将小功率 He-Ne 激光导入到腧穴内一定深度进行照射。亦可预先将光导纤维输出端和空心针相连接，打开 He-Ne 激光治疗仪的电源，并调整至红光集中于针尖一点，再刺入穴区，直至得气。

（4）留针时间为 15~20 分钟。

（5）关闭激光仪，出针。

【技术要领】激光束通过空心针导入照射腧穴深部。

【操作流程】激光腧穴内照射法的操作流程见图 9-22。

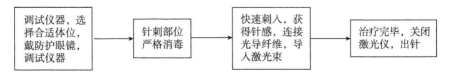

图 9-22 激光腧穴内照射法操作流程

【临床应用】激光腧穴内照射法适用于需要腧穴深层刺激的病症。此法的临床应用见表9-8。

表9-8 腧穴内照射法临床应用举例

常见病症	照射腧穴	方法
视神经萎缩	球后、睛明、光明、肝俞	用2mW功率氦氖激光导入空心针刺入
中心性浆液性视网膜炎	球后、臂臑	用2mW功率氦氖激光导入空心针刺入
前列腺炎	次髎或白环俞	用0.5mW功率氦氖激光导入空心针刺入

3. 散焦照射法 是将功率1~30W的激光束通过透镜或石棉板小孔散焦后照射到腧穴或病变部位的方法。

【操作方法】
（1）将二氧化碳激光仪调整到最佳工作状态。
（2）暴露肩关节部位皮肤。
（3）使激光束经镀有增透膜的锗发散透镜后以散焦光束照射治疗部位，照射距离一般为150~200cm，以局部舒适热感为宜。也可使激光束散光通过石棉板小孔，照射患者相应腧穴。
（4）每次照射时间10~15分钟。

【技术要领】激光束通过透镜或石棉板小孔散焦后照射腧穴。

【操作流程】激光散焦照射法的操作流程见图9-23。

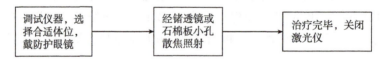

图9-23 激光散焦照射法操作流程

【临床应用】散焦照射法适用于较大功率的二氧化碳激光灸疗及较大部位的照射治疗。此法的临床应用见表9-9。

表9-9 激光散焦照射法临床应用举例

常见病症	照射腧穴	方法
肩关节周围炎	肩部	15~20W 二氧化碳激光或1-2W氩激光散焦照射
肱骨外上髁炎	肘部	15~20W 或 20w以上二氧化碳激光散焦照射
带状疱疹	病灶局部	2~10W 二氧化碳激光散焦照射
腰肌劳损	腰部阿是穴	10~20W 二氧化碳激光散焦照射

【注意事项】
（1）氧化碳激光仪作腧穴照射宜用小于30W的小功率激光，以免烫伤皮肤。
（2）激光腧穴针灸仪一般可连续工作4小时以上，连续治疗时，不必关机。频繁开关机对激光管不利。若已切断电源，又需使用，应稍等10~15分钟后再重新开启电源。

治疗结束，按照与开机相反程序关闭各旋钮。有开启水冷系统者，须在关机15分钟后再关闭水循环。

第七节　腧穴红外线照射法

【实训目的与要求】
1. 掌握腧穴红外线照射法的基本操作技术。
2. 熟悉腧穴红外线照射法的基本知识。

【实训内容与方法】
1. 腧穴红外线照射法的基本知识，包括定义、分类、适用范围、注意事项与禁忌。
2. 腧穴红外线照射法基本操作技术直接照射法。

【实训器材】
1. 红外线照射器具，包括红外线灸疗仪、艾灸仿灸仪、远红外灸疗仪。
2. 其他用具，包括2%碘酒或碘伏、安尔碘、75%酒精、消毒干棉球、消毒棉签、镊子、棉球缸、万花油等。

基本知识

1. 腧穴红外线照射法的定义　腧穴红外线照射法是指利用红外线辐射器在人体的经络腧穴上照射，产生温热效应，从而达到疏通经络、宣导气血作用以治疗疾病的一种疗法。常用红外线照射器具有：

（1）红外线灸疗仪　按结构分为三种。

①利用缠于瓷棒上的电阻丝产热，使罩在电阻丝外的碳棒温度升高，一般不超过500℃。电阻丝是用铁、镍、铬合金或铁、铬、铅合金制成，瓷棒是用碳化硅、耐火土等制成，反射罩用铅制成，能反射90%左右的红外线。

②另有一种利用碳化硅管，管内装有陶土烧结的螺旋柱，柱上盘绕铁镍铝电阻丝，通电后发出热能，穿过碳化硅层，透过红外线漆层，发射出红外线。

③石英红外线灯，是将钨丝伸入充气的石英管中构成的照射器具。

（2）艾灸仿灸仪　根据艾条燃烧时所辐射出的光谱，运用仿真技术模拟其辐射光谱，发挥传统灸法的作用，光谱范围为 $1\sim5\mu m$。

（3）远红外灸疗仪　采用PTC器件，利用正温度系数陶瓷及钒钛（V-Ti）黑瓷恒温制造，具有良好的热效应和远红外辐射效应。

2. 红外线的分类　红外线即红外辐射，也叫热辐射，实际上是波长在 $0.76\sim1000\mu m$ 的电磁波。它是在可见光谱以外，人肉眼所看不见的光线。

红外光谱可以分为两部分：

（1）近红外线　或称短波红外线，波长 $0.76\sim1.5\mu m$，能够穿入人体较深的组织；

（2）远红外线　或称长波红外线，波长 $1.5\sim1000\mu m$，主要作用于皮肤，能够被皮肤所吸收。

3. 腧穴红外线照射法适用范围 腧穴红外线照射法应用范围较广，能够治疗各科疾病，如：风湿性关节炎、慢性支气管炎、胸膜炎、慢性胃炎、胃痉挛、幽门痉挛、慢性肠炎、慢性肾炎、胃肠神经官能症；神经根炎、多发性末梢神经炎、周围神经损伤；软组织损伤、腰肌劳损、冻伤、烧伤创面、褥疮、骨折、滑囊炎、注射后硬结形成、术后粘连、瘢痕挛缩；乳头皲裂、外阴炎、慢性盆腔炎；湿疹、神经性皮炎、皮肤溃疡、皮肤瘙痒症等。

4. 腧穴红外线照射法的注意事项与禁忌证

（1）施术时应注意

①不可在大血管周围照射；避免直接辐射眼部，必要时用纱布遮盖双眼，以免损伤眼睛。

②防止烫伤，治疗期间经常询问患者感觉和观察局部皮肤反应情况。

③注意观察，嘱患者在照射过程中如有感觉过热、心慌、头晕等反应时，立即告知医生。

（2）施术禁忌 恶性肿瘤、活动性肺结核、重度动脉硬化、闭塞性脉管炎、出血性倾向、高热患者，禁用本法。

基本技能

一、实训前准备

1. 仪器调试

（1）使用前必须仔细阅读红外线辐射仪器说明书，熟悉仪器性能、操作程序和方法。

（2）必须使用三相插座，保证接地良好，防止漏电。

（3）接通电源，开启仪器开关，预热 3~5 分钟后方可使用。

2. 照射部位与体位选择 腧穴红外线照射应充分暴露出照射部位的腧穴，可按中医辨证施治原则选择相应的经络腧穴；体位以卧位和坐位为主。

二、腧穴红外线照射法基本操作技术

【操作方法】

（1）暴露中脘或关元穴处皮肤。

（2）开启仪器开关，将预热好的红外线辐射头对准照射部位。

（3）检查需要照射的部位温度感觉是否正常，调整适当的照射距离，一般距离照射部位 30~50cm。

（4）治疗过程中，根据患者的感觉，随时调节照射距离，以照射部位出现温热舒适的感觉，皮肤呈现桃红色均匀红斑为宜。

（5）每次照射时间 15~30 分钟，每天 1~2 次，10~20 次为 1 个疗程。

【技术要领】红外线辐射头应距离皮肤 30~50cm，照至皮肤出现桃红色均匀红斑。

【操作流程】红外线照射法的操作流程见图9-24。

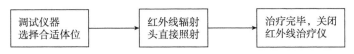

图9-24 红外线照射法操作流程

【临床应用】腧穴红外线照射临床应用广泛，具有热作用深、热量恒定、易于调节、操作简便的特点，特别对于风寒湿痹具有显著疗效。此法的临床应用见表9-10。

表9-10 腧穴红外线照射法临床应用举例

常见病症	照射腧穴
肩关节周围炎	患侧肩关节、肩髃、肩髎、肩前
肱骨外上髁炎	肘部阿是穴、肘髎、曲池
坐骨神经痛	肾俞、大肠俞、次髎、秩边、环跳、委中、阳陵泉
慢性支气管炎	肺俞、中府
消化性溃疡	脾俞、胃俞、中脘、足三里
慢性肠炎	大肠俞、关元、神阙、足三里

安全操作提示及处理

红外线照射后若局部出现小水泡，无需挑破，可任其自然吸收；若水泡较大，可用一次性注射器吸出水液，再涂擦万花油，以防感染。

中篇 推拿综合技能实训

推拿手法是推拿防治疾病的主要手段，其技巧性、熟练程度及如何恰当地运用，对治疗及保健的效果有着直接的影响。手法要求持久、有力、均匀、柔和，从而达到"深透"。本实训指导旨在加强手法技术的操作训练，以及各部位手法的组合人体操作训练。

第十章 摆动类手法

摆动类手法是以指、掌、腕或前臂做协调的连续摆动的一类手法，包括㨰法、揉法和一指禅推法。

实训一 㨰 法

【实训目标】
1. 熟悉㨰法的技术要点。
2. 熟练㨰法的操作方法。
3. 了解㨰法在沙袋和人体上的应用。

【实训任务】
掌握㨰法的动作要领和操作要求。通过实训，能够恰当的把握手法的运用技巧和规律。

【实训方法】
1. 教师操作示教及讲解。
2. 学生分组练习，包括沙袋练习和人体操作练习，教师予以指导。

【实训内容】
1. 器材用具 按摩床、按摩巾、沙袋、人体。
2. 操作方法 以第5掌指关节背部为吸定点，通过前臂主动摆动带动腕关节屈伸及前臂旋转的联合动作，使着力部对所施部位进行滚动性压力刺激。

3. 技术要点

（1）沉肩垂肘，腕部放松。

（2）以第5掌指关节突起为中心，以手背靠近小指侧部分，包括第3、4、5掌指关节突起着力，接触面积占手背的1/3~1/2（图10-1）。

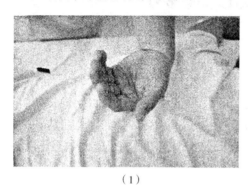
（1）

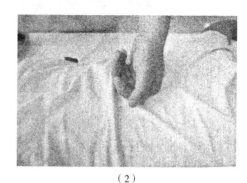
（2）

图10-1 滚法

（3）前臂发力，通过前臂的往返旋转摆动带动腕关节做屈伸运动。

（4）一般取站姿操作，肘关节微屈（120°~140°），上臂与前胸夹角为5°~10°。

（5）不可忽快忽慢，不可摩擦，不可跳动。

（6）频率为120~160次/分。

【实训小结】

对学生的操作练习予以点评、指导，将实训内容加以记录。

【综合测试】

每人进行滚法操作，按规范要求，频率正确，力度适当，教师依据操作要点评分（表10-1）。

表10-1 实训考核表滚法

姓名（学号）	左手沙袋操作（20分）	左手人体操作（20分）	右手沙袋操作（20分）	右手人体操作（20分）	频率（10分）	时间（10分）	总分（100分）

实训二 揉　法

【实训目标】
1. 熟悉掌揉法、指揉法的技术要点。
2. 熟悉掌揉法、指揉法的操作方法。
3. 了解各类揉法在人体上的应用。

【实训任务】
掌握揉法的动作要领和操作要求。通过实训，能够恰当地把握手法的运用技巧和规律。

【实训方法】
1. 教师操作示教及讲解。
2. 学生分组练习，包括沙袋练习和人体操作练习，教师予以指导。

【实训内容】
1. 器材用具　按摩床、按摩巾、沙袋、人体。
2. 操作方法　用手指、手掌或肘部着力于一定部位做轻柔缓和的环转揉动。
3. 技术要点
1. 沉肩垂肘，腕部放松。
2. 肘关节微屈（120°~140°）。①掌揉法：腕关节背伸，指掌自然伸开，以掌面着力（图10-2）；②指揉法：腕关节伸平，指间关节伸直，以指面着力（图10-3）。

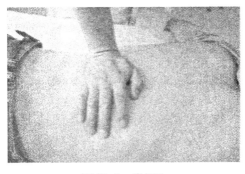
图 10-2　掌揉法

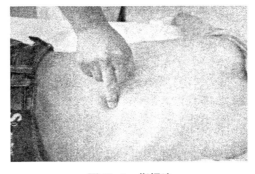
图 10-3　指揉法

3. 前臂发力，通过前臂的往返摆动，带动腕关节做环转动作，并且带动吸定部位的组织一起做回旋揉动。
4. 频率为120~160次/分。

【实训小结】
对学生的操作练习予以点评、指导，将实训内容加以记录。

【综合测试】
每人进行揉法操作，按规范要求，频率正确、力度适当、运用正确，教师依据作要点评分（表10-2）。

表 10-2　揉法实训考核表

姓名（学号）	掌揉背腰部操作（20分）	指揉背腰部操作（20分）	单指揉操作（20分）	双手三指揉操作（20分）	频率（10分）	时间（10分）	总分（100分）

实训三　一指禅推法

【实训目标】

1. 熟悉一指禅推法的技术要点。
2. 熟悉一指禅推法的操作方法。
3. 了解一指禅推法在沙袋和人体上的应用。

【实训任务】

掌握一指禅推法的动作要领和操作要求。通过实训，能够恰当的把握手法的运用技巧和规律。

【实训方法】

1. 教师操作示教及讲解。
2. 学生分组练习，包括沙袋练习和人体操作练习，教师予以指导。

【实训内容】

1. 器材用具　按摩床、按摩巾、沙袋、人体。

2. 操作方法　以拇指的指端或指面或桡侧偏峰着力于治疗部位，通过前臂带动腕关节往返摆动，并且带动拇指的关节做屈伸运动，使产生的力持续作用在治疗部位上（图10-4）。

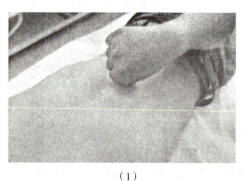　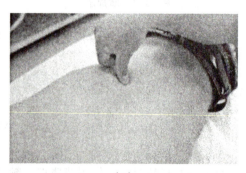

（1）　　　　　　　　　　　（2）

图 10-4　一指禅推法

3. 技术要点

（1）沉肩、垂肘、悬腕、掌虚、指实。

（2）以拇指的指端或指面或桡侧偏峰着力。

（3）通过前臂带动腕关节往返摆动，并且带动拇指的关节做屈伸运动，使产生的力持续作用在治疗部位上。

（4）紧推慢移，行如直线。

（5）频率为 120~160 次/分。

【实训小结】

对学生的操作练习予以点评、指导，将实训内容加以记录。

【综合测试】

每人进行一指禅推法操作，按规范要求，频率正确、力度适当、运用正确，教师依据操作要点评分（表10-3）。

表10-3 一指禅推法实训考核表

姓名（学号）	左手沙袋操作（20分）	右手沙袋操作（20分）	双手沙袋操作（20分）	频率（10分）	时间（10分）	总分（100分）

第十一章　摩擦类手法

摩擦类手法以指、掌及肘后部在体表进行直线往返或环旋操作，使之产生摩擦感的一类手法，包括摩法、推法、擦、搓法和抹法。

实训四　摩　法

【实训目标】
1. 熟悉摩法的技术要点。
2. 熟练摩法的操作方法。
3. 了解摩法在人体上的应用。

【实训任务】
掌握摩法的动作要领和操作要求。通过实训，能够恰当的把握手法的运用技巧和规律。

【实训方法】
1. 教师操作示教及讲解。
2. 学生分组在人体练习，教师予以指导。

【实训内容】
1. 器材用具　按摩床、按摩巾、人体、按摩介质。
2. 操作方法　用指面或掌面着力于一定部位，以腕关节连同前臂一起环行摩擦（图11-1）。

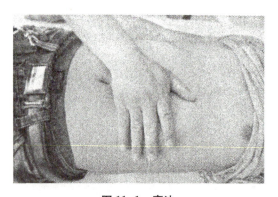

图11-1　摩法

3. 技术要点

（1）沉肩垂肘，腕部放松。

（2）掌摩法：腕关节背伸，指掌自然伸开，以掌面着力。

（3）指摩法：腕关节微屈，指间关节伸直，以指面着力。

（4）前臂发力，通过前臂带动腕关节做环转动作，并且带动指掌着力部做环形摩擦，而不带动皮下组织。

（5）频率为50~100次/分，不宜过快，以免失去轻柔。

【实训小结】

对学生的操作练习予以点评、指导，将实训内容加以记录。

【综合测试】

每人进行摩法操作，按规范要求，频率正确、力度适当、运用正确，教师依据操作要点评分（表11-1）。

表 11-1 摩法实训考核表

姓名 （学号）	掌摩腹部操作 （20分）	指摩腹部操作 （20分）	指摩面部操作 （20分）	鱼际摩面部操作 （20分）	频率 （10分）	时间 （10分）	总分 （100分）

实训五　推　法

【实训目标】

1. 熟悉推法的技术要点。

2. 熟练推法的操作方法。

3. 了解推法在人提升的应用。

【实训任务】

掌握推法的动作要领和操作要求。通过实训，能够恰当的把握手法的运用技巧和规律。

【实训方法】

1. 教师操作示教及讲解。

2. 学生分组在人体练习，教师予以指导。

【实训内容】

1. 器材用具　按摩床、按摩巾、人体、按摩介质。

2. 操作方法　用指、掌、拳、肘等部位着力，对所施部位进行单方向直线推动（图11-2）。

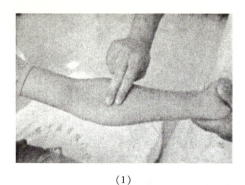
（1）

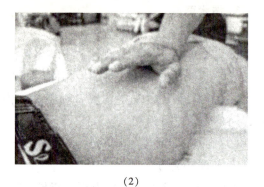
（2）

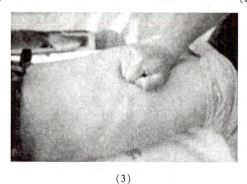
（3）

图 11-2 推法

3. 技术要点

（1）动作缓和。

（2）用力稳妥。

（3）小儿推拿中的指推法要求快而不乱、实而不滞。

【实训小结】

对学生的操作练习予以点评、指导，将实训内容加以记录。

【综合测试】

每人进行推法操作，按规范要求，力度适当、运用正确，教师依据操作要点评分（表 11-2）。

表 11-2 推法实训考核表

姓名（学号）	拳推法操作（20分）	食中指操作（20分）	八字推法操作（20分）	掌推法操作（20分）	分推法操作（10分）	拇指推法操作（10分）	总分（100分）

实训六 擦 法

【实训目标】
1. 熟悉擦法的技术要点。
2. 熟练擦法的操作方法。
3. 了解擦法在人体上的应用。

【实训任务】
掌握擦法的动作要领和操作要求。通过实训,能够恰当的把握手法的运用技巧和规律。

【实训方法】
1. 教师操作示教及讲解。
2. 学生分组在人体练习,教师予以指导。

【实训内容】
1. 器材用具 按摩床、按摩巾、人体、按摩介质。
2. 操作方法 用手掌或大鱼际、小鱼际着力于一定部位,做直线往返摩擦运动(图11-3)。

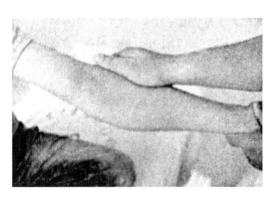

图11-3 擦法

3. 技术要点
(1) 沉肩垂肘,腕部放松。
(2) 腕关节基本伸平,指掌自然伸开,分别以大鱼际、小鱼际或掌根着力。
(3) 以肩关节为轴,以上臂带动肘关节做屈伸运动,并且带动着力部做直线往摩擦。
(4) 自然呼吸,不要屏气。
(5) 压力均匀,以患部皮肤不起皱折为宜。
(6) 往返摩擦的距离必须拉长,而且必须直线往返摩擦,动作连续不断。

【实训小结】
对学生的操作练习予以点评、指导,将实训内容加以记录。

【综合测试】

每人进行擦法操作，按规范要求，力度适当、运用正确，教师依据操作要点评（表11-3）。

表11-3 擦法实训考核表

姓名（学号）	拳擦法操作（20分）	大鱼际擦法（20分）	小鱼际擦法（20分）	力度（20分）	温度（20分）	总分（100分）

实训七 搓法、抹法

【实训目标】

1. 熟悉搓法、抹法的技术要点。
2. 熟练搓法、抹法的操作方法。
3. 了解搓法、抹法在人体上的应用。

【实训任务】

掌握搓法、抹法的动作要领和操作要求。通过实训，能够恰当的把握手法的运用技巧和规律。

【实训方法】

1. 教师操作示教及讲解。
2. 学生分组在人体练习，教师予以指导。

【实训内容】

1. 搓法

（1）器材用具 按摩床、按摩巾、人体、按摩介质。

（2）操作方法 用双手掌面夹住肢体，对称用力，自上而下做快速往返搓揉（图11-4）。

（3）技术要点

①双手对称用力；

②来回搓动的频率要快；

③自上而下在肢体的移动要缓慢。

2. 抹法

（1）器材用具 同搓法。

（2）操作方法　用双手或单手拇指指面为着力部，紧贴于一定部位，做上下或左右的轻快柔和的往返移动（图11-5）。

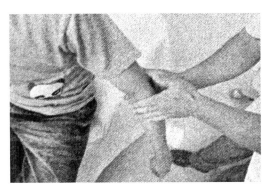

图11-4　搓法

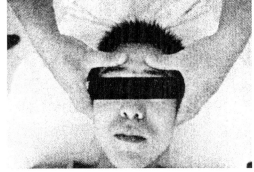

图11-5　抹法

（3）技术要点

①动作轻柔缓和；

②缓慢移动。

【实训小结】

对学生的操作练习予以点评、指导，将实训内容加以记录。

【综合测试】

每人进行搓法、抹法操作，按规范要求，力度适当、运用正确，教师依据操作要点评分（表11-4）。

表11-4　搓法、抹法实训考核表

姓名 （学号）	搓上肢 （20分）	分抹胸部 （20分）	单指抹面部 （20分）	三指抹腹部 （20分）	时间 （20分）	总分 （100分）

第十二章　挤压类手法

按压类手法是以指、掌或肢体其他部分按压体表穴位或部位，使之产生挤压感的一类手法，包括按法、点法、弹拨法、拿法和捻法。

实训八　按　法

【实训目标】
1. 熟悉按法的技术要点。
2. 熟练按法的操作方法。
3. 了解按法在人体上的应用。

【实训任务】
掌握按法的动作要领和操作要求。通过实训，能够恰当的把握手法的运用技巧和规律。

【实训方法】
1. 教师操作示教及讲解。
2. 生分组在人体练习，教师予以指导。

【实训内容】
1. **器材用具**　按摩床、按摩巾、人体。
2. **操作方法**　用手指或手掌着力于一定部位，逐渐用力，按而留之（图12-1）。

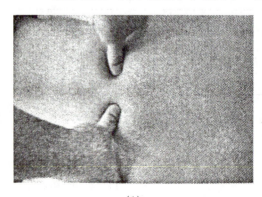
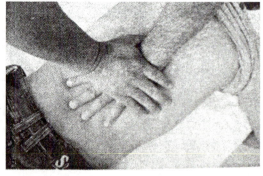

(1)　　　　　　　　　　　　　(2)

图 12-1　按法

3. 技术要点

(1) 沉肩垂肘,腕部放松。

(2) 肘关节微屈,掌按法:腕关节背伸,指掌自然伸开,以掌面着力;指按法:腕关节基本伸平,指间关节伸直,以指面着力。

(3) 前臂发力,按而不动,按而留之,使力渗透组织深部。

(4) 逐渐用力、垂直用力,不可突然发力、不可使用暴力、不可斜向用力、不可突然撤力。

【实训小结】

对学生的操作练习予以点评、指导,将实训内容加以记录。

【综合测试】

每人进行按法操作,按规范要求,力度适当、运用正确,教师依据操作要点评分(表12-1)。

表12-1 按法实训考核表

姓名 (学号)	指按法 (20分)	掌按背腰 (20分)	叠掌按脊柱 (20分)	大鱼际按法 (20分)	小鱼际按法 (20分)	总分 (100分)

实训九 点法、弹拨法

【实训目标】

1. 熟悉点法、弹拨法的技术要点。
2. 熟练点法、弹拨法的操作方法。
3. 了解点法、弹拨法在人体上的应用。

【实训任务】

掌握点法、弹拨法的动作要领和操作要求。通过实训,能够恰当的把握手法的运用技巧和规律。

【实训方法】

1. 教师操作示教及讲解。
2. 学生分组在人体练习,教师予以指导。

【实训内容】

1. 点法

（1）器材用具　按摩床、按摩巾、人体。

（2）操作方法　用指端或屈曲的指间关节突起部着力，对所施部位进行点压（图12-2）。

（3）技术要点

①沉肩垂肘，腕部放松；

②前臂发力，按而不动，按而留之，使力渗透组织深部；

③逐渐用力、垂直用力，不可突然发力、不可使用暴力、不可斜向用力、不可突然撤力。

2. 弹拨法

（1）器材用具　同点法。

（2）操作方法　用指端或肘部着力，做与肌纤维、肌腱或韧带呈垂直方向拨动的一种手法（图12-3）。

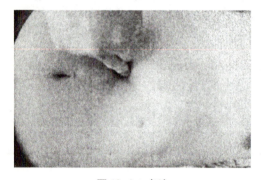

图12-2　点法

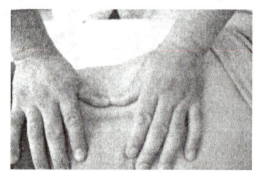

图12-3　弹拨法

（3）技术要点

①沉肩垂肘，腕部放松；

②与肌纤维、肌腱或韧带呈垂直方向拨动；

③用力稳妥，要控制好拨动的软组织。

【实训小结】

对学生的操作练习予以点评、指导，将实训内容加以记录。

【综合测试】

每人进行点法、弹拨法操作，按规范要求，力度适当、运用正确，教师依据操作要点评分（表12-2）。

表12-2 点法、弹拨法实训考核表

姓名（学号）	指峰点法（30分）	屈指点法（30分）	弹拨足太阳膀胱经（30分）	力度（10分）	总分（100分）

实训十　拿法、捻法

【实训目标】

1. 熟悉拿法、捻法的技术要点。
2. 熟练拿法、捻法的操作方法。
3. 了解拿法、捻法在人体上的应用。

【实训任务】

掌握拿法、捻法的动作要领和操作要求。通过实训，能够恰当的把握手法的运用技巧和规律。

【实训方法】

1. 教师操作示教及讲解。
2. 学生分组在人体练习，教师予以指导。

【实训内容】

1. 拿法

（1）器材用具　按摩床、按摩巾、人体。

（2）操作方法　用拇指与其余四指的指面着力，对称用力，捏而提起（图12-4）。

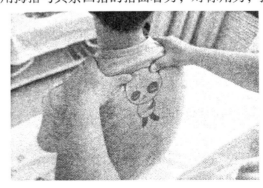

图12-4　拿法

（3）技术要点

①沉肩垂肘，腕部放松，悬腕或腕关节伸平；

②以指面着力，避免抠的动作；

③前臂发力，拇指与其余四指对称用力，通过腕关节与掌指关节的协调动作进行提拿；

④动作连贯协调，用力平稳均匀。

2. 捻法

（1）器材用具　同拿法。

（2）操作方法　用拇指与食指夹住指趾，捏住作用部位，做快速对称捻揉（图12-5）。

（3）技术要点

①对称用力；

②灵活连贯，柔和有力；

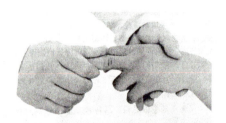

图12-5　捻法

③捻动频率要快，移动要慢，即紧捻慢移。

【实训小结】

对学生的操作练习予以点评、指导，将实训内容加以记录。

【综合测试】

每人进行拿法、捻法操作，按规范要求，力度适当、运用正确，教师依据操作要点评分（表12-3）。

表12-3　拿法、捻法实训考核表

姓名（学号）	三指拿法（20分）	四指拿法（20分）	五指拿法（20分）	捻手指法（20分）	捻脚趾法（20分）	总分（100分）

第十三章 运动关节类手法

运动关节类手法是对关节做被动运动的一类手法,包括摇法、拔伸法和屈伸法。

实训十一 摇 法

【实训目标】

1. 熟悉摇法的技术要点。
2. 熟练摇法的操作方法。
3. 了解摇法在人体上的应用。

【实训任务】

掌握摇法的动作要领和操作要求。通过实训,能够恰当的把握手法的运用技巧和规律。

【实训方法】

1. 教师操作示教及讲解。
2. 学生分组在人体练习,教师予以指导。

【实训内容】

1. 器材用具 按摩床、按摩巾、人体。

2. 操作方法 对关节做环转摇动(图13-1)。

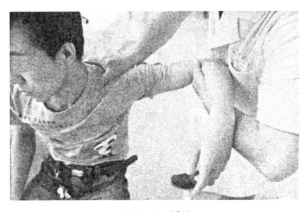

图13-1 摇法

3. 技术要点

(1)摇动不能超出正常生理活动范围。

(2) 动作缓和,注意安全。
(3) 用力稳妥,控制好关节。

【实训小结】

对学生的操作练习予以点评、指导,将实训内容加以记录。

【综合测试】

每人进行摇法操作,按规范要求,力度适当、运用正确,教师依据操作要点评分(表13-1)。

表13-1 摇法实训考核表

姓名 (学号)	颈部摇法 (20分)	腰部摇法 (30分)	肩部摇法 (30分)	髋部摇法 (20分)	总分 (100分)

实训十二 拔伸法

【实训目标】

1. 熟悉拔伸法的技术要点。
2. 熟练拔伸法的操作方法。
3. 了解拔伸法在人体上的应用。

【实训任务】

掌握拔伸法的动作要领和操作要求。通过实训,能够恰当的把握手法的运用技巧和规律。

【实训方法】

1. 教师操作示教及讲解。
2. 学生分组在人体练习,教师予以指导。

【实训内容】

1. 器材用具 按摩床、按摩巾、人体。

2. 操作方法 用对抗力量对关节或肢体进行牵拉,使其伸展(图13-2)。

3. 技术要点

(1) 牵拉不能超出正常生理活动范围。

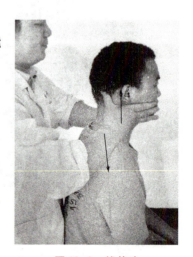

图13-2 拔伸法

（2）持续、稳健、有力
（3）因势利导，顺势牵引。

【实训小结】

对学生的操作练习予以点评、指导，将实训内容加以记录。

【综合测试】

每人进行拔伸法操作，按规范要求，力度适当、运用正确，教师依据操作要点评分（表13-2）。

表13-2 拔伸法实训考核表

姓名 （学号）	颈部拔伸法 （20分）	腰部拔伸法 （30分）	肩部拔伸法 （30分）	髋部拔伸法 （20分）	总分 （100分）

实训十三 屈伸法

【实训目标】

1. 熟悉屈伸法的技术要点。
2. 熟练屈伸法的操作方法。
3. 了解屈伸法在人体上的应用。

【实训任务】

掌握屈伸法的动作要领和操作要求。通过实训，能够恰当的把握手法的运用技巧和规律。

【实训方法】

1. 教师操作示教及讲解。
2. 学生分组在人体练习，教师予以指导。

【实训内容】

1. 器材用具 按摩床、按摩巾、人体。

2. 操作方法 使关节做被动屈伸运动（图13-3）。

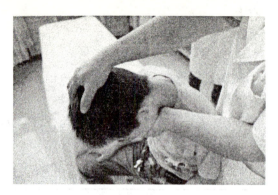

图 13-3 屈伸法

3. 技术要点

（1）屈伸不能超出正常生理活动范围。

（2）稳妥、有力。

（3）因势利导，顺势屈伸。

【实训小结】

对学生的操作练习予以点评、指导，将实训内容加以记录。

【综合测试】

每人进行屈伸法操作，按规范要求，力度适当、运用正确，教师依据操作要点评分（表 13-3）。

表 13-3 屈伸法实训考核表

姓名 （学号）	颈部屈伸法 （30分）	腰部屈伸法 （30分）	膝部屈伸法 （20分）	肘部拔伸法 （20分）	总分 （100分）

第十四章　其他推拿手法

实训十四　抖　法

【实训目标】
1. 熟悉抖法的技术要点。
2. 熟练抖法的操作方法
3. 了解抖法在人体上的应用。

【实训任务】
掌握抖法的动作要领和操作要求。通过实训，能够恰当地把握手法的运用技巧和规律。

【实训方法】
1. 教师操作示教及讲解。
2. 学生分组在人体练习，教师予以指导。

【实训内容】
1. 器材用具　按摩床、按摩巾、人体。
2. 操作方法　用手握住肢体末端做小幅度的、快速的、上下连续的抖动（图14-1）。

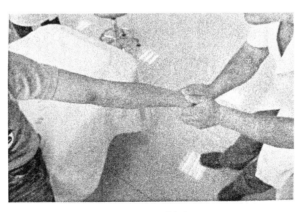

图14-1　抖法

3. 技术要点
（1）抖动幅度小　上下抖动的幅度范围是 2~3cm。
（2）抖动频率快　上肢频率为 300 次/分，下肢频率为 150 次/分。

【实训小结】

对学生的操作练习予以点评、指导,将实训内容加以记录。

【综合测试】

每人进行抖法操作,按规范要求,力度适当、运用正确,教师依据操作要点评分(表 14-1)。

表 14-1 抖法实训考核表

姓名 (学号)	上肢抖法 (30 分)	下肢抖法 (30 分)	时间 (20 分)	频率 (20 分)	总分 (100 分)

实训十五 拍法、击法、叩法

【实训目标】

1. 熟悉拍法、击法、叩法的技术要点。
2. 熟练拍法、击法、叩法的操作方法
3. 了解拍法、击法、叩法在人体上的应用。

【实训任务】

掌握拍法、击法、叩法的动作要领和操作要求。通过实训,能够恰当地把握手法的运用技巧和规律。

【实训方法】

1. 教师操作示教及讲解。
2. 学生分组在人体练习,教师予以指导。

【实训内容】

1. 拍法

(1)器材用具 按摩床、按摩巾、人体。

(2)操作方法 用虚掌拍打体表(图 14-2)。

(3)技术要点

①五指并拢,掌指关节微屈;

②平稳而有节奏地拍打患部。

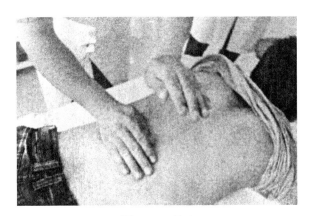

图14-2 拍法

2. 击法

（1）器材用具　同拍法。

（2）操作方法　用拳背、掌根、小鱼际、指尖或桑枝棒击打所施部位（图14-3）。

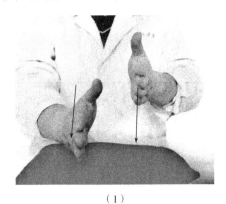（1）　　　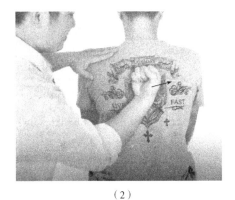（2）

图14-3 击法

（3）技术要点

①腕关节挺直，用肘关节的屈伸力量；

②平稳而有节奏地击打患部。

3. 叩法

（1）器材用具　同拍法。

（2）操作方法　手握空拳或半握拳，以手掌尺侧叩击所施部位的一种手法（图14-4）。

（3）技术要点

①沉肩垂肘，腕部放松；

②轻松而有节奏地叩击患部。

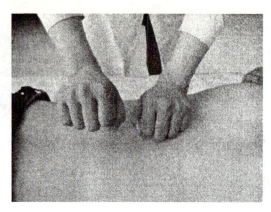

图 14-4 叩法

【实训小结】

对学生的操作练习予以点评、指导,将实训内容加以记录。

【综合测试】

每人进行拍法、击法、叩法操作,按规范要求,力度适当、运用正确,教师依据操作要点评分(表14-2)。

表 14-2 拍法、击法、叩法实训考核表

姓名 (学号)	掌拍法 (20分)	掌击法 (20分)	侧击法 (20分)	指击法 (20分)	叩法 (20分)	总分 (100分)

下篇 临床实例

病例实训一 感 冒

【临床实例】

杨某，女，28岁，工人，因恶寒发热、咽痛来院就诊。

患者自诉今日晨起自觉头痛，后枕部胀闷，继则咳嗽有痰，咽痛，口干，恶寒发热多寒少，胸闷纳呆，小便短黄，大便未解。查体发现：精神欠佳，面赤，苔薄白微黄，脉浮数。体温40.1℃。

患者既往体健，否认内科慢性病史及传染病史，否认重大手术外伤史，无烟酒等不良嗜好。

中医诊断：感冒（风热表证）。

西医诊断：急性上呼吸道感染。

治则：散风热，肃肺气，利咽喉。

取穴：曲池、足三里、合谷、大椎、少商。

操作：曲池、足三里、合谷用泻法，留针20分钟；大椎三棱针点刺出血或针刺得气后不留针，针后加雀啄灸40次；少商三棱针点刺出血，每日1次。

结果：针灸2次后基本痊愈。

【临床辨析】

中医学认为，感冒系感受风邪所致，与人的体质强弱密切相关。常因起居失常、冷暖不调、涉水淋雨、过度疲劳、酒后当风等导致机体抵抗力下降而发病，患有各种慢性病的体弱者则更易罹患。风邪多与寒、热、暑湿之邪夹杂为患，由皮毛、口鼻侵入，伤及肺卫，出现一系列的肺卫症状。秋冬多风寒，春夏多风热，长夏多暑湿；因患者机体有阴阳偏重偏衰之别，故感受同一外邪亦有从寒而化和从热而化之分。因此，应根据患者体质的虚实进一步辨证是正虚感冒还是邪实感冒，或是虚实夹杂。其中邪实包括风寒、风热和暑湿．正虚又有气虚和阴虚之别。若感邪深重或误治失治，体虚无力抗邪，则时邪病毒可由里，产生化火动风、逆传心包等变证。除此之外，本病还有时行感冒一证，呈流行性荔多人同时发病，迅速蔓延；起病急，全身症状显著，如高热、头痛、周身酸痛、疲乏等，而肺系症状较轻。

感冒是否发生决定于正气与邪气两方面的因素。一是正气能否御邪，有人常年不冒，即是正气较强常能御邪之故，有人一年多次感冒，即是正气较虚不能御邪之故。"邪之所凑，其气必虚"之言，提示了正气不足或卫气功能状态暂时低下是感冒的决定因素。二是邪气能否战胜正气，即感邪的轻重，邪气轻微不足以胜正则不会感冒，邪气盛如严寒、时行病毒，邪能胜正则会感冒，所以邪气是感冒的重要因素。以风为首的六淫病邪或时邪病毒，侵袭人体的途径或从口鼻而入，或从皮毛而入。因风性轻扬，《素问·太阴阳明论》说："伤于风者上先受之。"肺为脏腑之华盖，其位最高，开窍于鼻，职司呼吸，外主皮毛，其性娇气，不耐邪侵，故外邪从口鼻、皮毛入侵，肺卫首当其冲。感冒的病位在肺卫，其基本病机是外邪影响肺卫功能失调，导致卫表不和，肺失宣肃，尤以卫表不和为主要方面。卫表不和，故见恶寒、发热、头痛、身痛、全身不适等症；肺失宣肃，故见鼻塞、流涕、喷嚏、喉痒、咽痛等症。由于四时六气不同，人体素质之差异，在临床上有风寒、风热和暑热等不同证候，在病程中还可见寒与热的转化或错杂。感受时行病毒者，病邪从表入里，传变迅速，病情急且重。

本案患者病发于春季，以恶寒发热、热多寒少为主症，兼有咽痛、头痛等症状，乃风热之邪侵袭肺卫，肺气不宣而致。苔薄白微黄、脉浮数亦是风热外感之佐证。因此诊断为风热感冒。

临床上还常常见到风寒感冒、暑湿感冒及气虚感冒、阴虚感冒等。风寒感冒可见恶寒发热，寒重热轻，以恶寒为主，头痛甚至全身酸楚疼痛，无汗出，鼻塞流清涕，喷嚏，咳嗽，口不渴或渴喜热饮；暑湿感冒多见肢体重着酸困，身热不扬，汗出不畅，胸脘痞闷，纳呆腹胀；气虚感冒则见恶寒较重，热势不高，肢体倦怠乏力，咳嗽咯痰无力；阴虚感冒可见身热，手足心热，头昏心烦，口干，干咳少痰等。

本案患者治以疏散风热，宣肃肺气，清利咽喉，取曲池、足三里、合谷、大椎、少商等穴。大椎为诸阳之会，邪在卫阳之分，取之可解表，浅刺疾出不留针，并施以雀啄灸，能清泻邪热于顷刻间，所谓"热则疾之"是也；肺手太阴之脉主皮毛而与手阳明经互为表里，"外邪上受，首先犯肺"，故取手阳明经之合穴曲池、原穴合谷以理气解表，疏风退热；少商为肺经之井穴，三棱针点刺出血，与前诸穴共奏散风清热、清利咽喉之功；足三里为足阳明之合穴，长于健脾助运，理气和胃，能通腑降浊，可除胸闷纳呆之症。仅治疗2次即愈。

随证配穴：鼻塞流涕加迎香宣肺通窍；头痛加印堂、头维祛风止痛；咽喉肿痛加少商点刺出血，清热利咽；全身酸楚加身柱。

针灸治疗感冒的辨证思路可以归纳为表下-1。

表下-1 感冒辨证分析鉴别表

辨证		主症特点	伴随症状	处方
实证	风寒	鼻塞、流涕、咳嗽、头痛、恶寒发热、全身酸楚	流清涕，恶寒重发热轻，无汗，口不渴或渴喜热饮	风池、风门、肺俞、列缺、合谷
	风热		鼻塞而干，咯痰色黄而黏，恶寒轻发热重，口渴，咽痛	太阳、大椎、曲池、合谷、尺泽、鱼际
	暑湿		身热不扬，汗出不畅，胸脘痞闷，纳呆腹胀，肢体酸重	风池、太阳、尺泽、合谷、阴陵泉、委中
虚证	气虚		恶寒较重，热势不高，肢体倦怠乏力，咳嗽咯痰无力	风池、风门、肺俞、脾俞、列缺、足三里
	阴虚		身热，手足心热，头昏心烦，口干，干咳少痰	风池、大椎、合谷、关元、复溜、三阴交
时行感冒		起病急，全身症状较重	高热，头痛，周身酸痛，疲乏无力等，而肺系症状较轻	风池、大椎、肺俞、曲泽、委中、足三里

【其他针灸治疗方法】

1. 三棱针

取穴：耳尖、委中、尺泽、太阳、少商。

操作：每次选1~2穴，点刺出血。适用于风热证。

2. 拔罐

取穴：肺俞、风门、大椎、身柱。

操作：每次选2~3穴，留罐10分钟，或于背部膀胱经走罐。适用于风寒证。

3. 耳针

取穴：肺、内鼻、气管、咽喉、额、肾上腺。

操作：每次选2~3穴，毫针浅刺，留针30分钟；也可用王不留行贴压。

【针灸治疗感冒中的问题】

1. 针灸治疗本病，方法简单，疗效肯定，但若出现高热持续不退、咳嗽加剧、咯吐血痰等症时，宜尽快采取综合治疗措施。

2. 感冒流行期间应保持居室内空气流通，少去公共场所。并可灸大椎、足三里等穴进行预防。

【病例设计与评估】

由学生设计风寒型感冒病案，说明风寒型感冒的辨证思维过程，并相互对其辨证要点、针灸治疗原则、处方用穴、针刺手法等进行评估。

病例实训二 哮 喘

【临床实例】

奚某，男，70岁，干部，因气喘复发来院就诊。

患者素有哮喘，时发时止。近四五年每年发哮喘时经住院解痉、抗菌消炎等治疗好转出院。今年2月份胸片检查示"支气管哮喘，肺气肿"，1周前因感受寒邪而病发。刻诊：面色晦暗，痰涎壅盛，色白质稠，喉间哮鸣有声，呼吸气喘，动则加甚，胸膈满闷，倚息难卧，兼恶寒，无发热，口不渴，舌质淡，苔白润，脉滑。查体：胸背部听诊均可闻及哮鸣音。

无食物及药物过敏史。平日无畏寒。

中医诊断：哮喘（寒痰阻肺）。

西医诊断：支气管哮喘。

治则：温肺散寒，化痰平喘。

取穴：定喘、风门、肺俞、列缺、尺泽、天突、气海、关元、丰隆。

操作：前六穴及丰隆于进针得气后，留针15分钟，在留针期间行针2~3次，气海、关元用艾条灸5~7分钟，喘即缓解，每日针灸1次。1次后，呼吸已正常，哮喘控制。治疗10次后休息1周，改为隔日针灸1次，又巩固治疗10次，次年又依上法治疗20次，第三年又针灸10次。

结果：经3年治疗，得以根治，以后哮喘再未发作。

【临床辨析】

哮喘的发生，为宿痰内伏于肺，每因外感、饮食、情志、劳倦等诱因而引触，以致痰喳气升，气因痰阻，相互搏结，壅塞气道，肺失肃降，气道挛急，而致痰鸣如吼，气息喘促；病理因素以痰为主，痰伏于肺，遇感引发，发作时以邪实为主，如反复发作，日久脏腑虚损，则在平时表现为正虚之候，当大发作时，可见虚实错杂之象。因此，根据中医临床辨证，哮喘可分为虚证和实证，实证多由寒饮伏肺或痰热壅肺而引发；虚证则因久病迁至，正气亏虚所致，最后累及肺、脾、肾三脏。发作期哮喘主要有寒哮和热哮两种证型，缓解期主要是肺、脾、肾三脏的虚损，临床当根据已发未发，分虚实施治，已发以邪实为主，应攻邪治标，未发以正虚为主，应扶正固本。

该患者素有哮喘病史，此次因感受外寒而发病，乃寒痰阻肺，肺失宣降，肺气上逆，故气喘，痰多而易于咯出；痰浊为有形之邪，阻滞于胸中影响气机升降出入，则为胸膈满闷，倚息难卧，甚则气喘痰鸣；寒性凝滞，阳气内郁而不能外达，故恶寒；舌淡苔白润，脉滑均为寒痰内阻之征。故中医辨证诊断为"哮喘，寒痰阻肺证"。

临床上由于患者素体阴阳偏盛及正气虚损不同，还可见到痰热壅肺、肺气亏虚、脾气虚弱、肾不纳气等各种证型。痰热壅肺以声高息涌，痰黄质稠，咯吐不爽，发热口渴，喀急胸闷为特征；肺气亏虚可见气短不足息，动则加剧，咳声低怯，痰液清稀，畏风自汗等；脾气虚弱则食少脘痞，厌食油腻或易腹泻，大便不实，少气懒言；肾不纳气则喘促短气，呼多吸少，气不得续，畏寒肢冷，尿少浮肿。

本案患者治以温肺散寒，化痰平喘，取定喘、风门、肺俞、列缺、尺泽、天突、气海、关元、丰隆等穴，或针或灸。定喘、天突救哮喘之标；列缺、尺泽宣肃手太阴肺经经气，风门、肺俞利肺散寒，解表平喘；灸关元、气海以温阳补气；丰隆为祛痰效穴。全方合用，有温阳补气、解表散寒、宣肺平喘、祛痰化湿之功。

随证配穴：鼻塞加迎香，头痛加风池，咳甚加云门，热甚可点刺大椎、少商出血。

针灸治疗哮喘的辨证思路可以归纳为表下-2。

表下-2 哮喘辨证分析鉴别表

辨证		主症特点	伴随症状	处方
实证	寒饮伏肺	发作性喉中哮鸣、呼吸困难	遇寒触发，初起多兼恶寒发热，头痛无汗，鼻流清涕	定喘、风门、肺俞、列缺、尺泽、天突、气海、关元、丰隆
	痰热壅肺		声高息涌，痰黄质稠，咯吐不爽，发热口渴，喘急胸闷	定喘、大椎、风门、肺俞、天突、膻中、合谷、丰隆
虚证	肺气亏虚		气短，动则加剧，咳声低怯，痰液清稀，畏风自汗	定喘、肺俞、膏肓、经渠、太渊、气海、丰隆
	脾气虚弱		食少脘痞，厌食油腻或易腹泻，大便不实，少气懒言	定喘、肺俞、脾俞、气海、足三里、三阴交、丰隆
	肾不纳气		喘促短气，呼多吸少，气不得续，畏寒肢冷，尿少浮肿	定喘、膏肓、脾俞、肾俞、天突、气海、关元、足三里、三阴交、太溪

【其他针灸治疗方法】

1. 耳针

取穴：对屏尖、肾上腺、气管、肺、皮质下、交感。

操作：每次选3穴，毫针强刺激，留针30分钟。发作期每日1~2次；缓解期用弱激，每周2次。

2. 皮肤针

取穴：两侧胸锁乳突肌、第七颈椎至第二腰椎旁开1.5寸处足太阳膀胱经、鱼际至泽穴手太阴肺经。

操作：每个部位循序叩刺，以皮肤潮红或微渗血为度。适用于发作期。

3. 电针

取穴：参照针刺法。

操作：参照针刺法每次选2~3对穴，用疏密波刺激30~40分钟，哮喘持续者可适延长刺激时间。多用于发作期。

4. 穴位敷贴

取穴：肺俞、膏肓、膻中、脾俞、肾俞。

操作：用白芥子、甘遂、细辛、肉桂、天南星等药制成膏药，在"三伏"期间贴敷。连用于缓解期。

5. 穴位注射

（1）发作期

取穴：天突、定喘。

操作：每穴注入0.1%肾上腺素0.2mL，每日1次。

（2）缓解期

取穴胸1~7夹脊、肺俞、膏肓、脾俞、肾俞。

操作每次选用2~3穴，用胎盘组织液、黄芪注射液按1:2比例混合，每穴注入0.5mL，每周2~3次。

【针灸治疗哮喘中的问题】

1. 针灸治疗哮喘的优越性 哮喘是临床多见且较为难治的疾病。中医学认为本病与肺、脾、肾三脏功能失调有关，辨别哮喘的虚实最为重要，辨证有误，病情极易恶化；治疗原则是热证宜针，冷证宜灸，实证治肺，虚证治肾。当病情发展至肺气肿阶段则需要多种治疗手段齐用。

针灸治疗本病见效快，可以迅速地缓解症状，但对久病及肾的患者则需较长疗程，甚至要治疗数年之久。

2. 正确运用针灸治疗哮喘

（1）针灸治疗哮喘有较好的效果，在急性发作期以控制症状为主；在缓解期以扶助正气、提高抗病能力、控制或延缓急性发作为主。

（2）哮喘发作持续24小时以上，或经针灸治疗12小时以上仍未能控制者，易导致严重缺氧、酸碱平衡破坏及电解质紊乱，出现呼吸、循环衰竭，宜采取综合治疗措施。

（3）在缓解期间，可用艾条灸风门、肺俞、膏肓、脾俞、肾俞、关元、气海、足三里等穴。每次选用3~5穴，灸至皮肤潮红为度。每日1次，连续灸治3~6个月，常有较好的防治作用。

（4）平时积极锻炼身体，增强体质，提高抗病能力；认真查找过敏原，避免接触而诱发；注意防寒保暖，力戒烟酒，不吃或少食肥甘厚腻之品及海腥发物。

【病例设计与评估】

由学生设计痰热壅肺型哮喘病案，说明痰热壅肺型哮喘的辨证思维过程，并相互对其证要点、针灸治疗原则、处方用穴、针刺手法等进行评估。

病例实训三 中 风

【临床实例】

张某，男，47岁，因左侧肢体活动不利3月余来院就诊。

患者于2007年3月1日在无明显诱因情况下出现左侧肢体乏力，活动不利，遂赴医院急诊。查头颅CT提示：右侧基底节区梗死灶。急诊使用血塞通等治疗后，症情稳定，但仍余左侧肢体活动不利等后遗症状。之后在外院行综合康复治疗，但肢体逐渐出现掏挛，自感肢体僵硬，活动困难。本次由家属推行轮椅就诊。

患者既往有原发性高血压病史3年，服用珍菊降压片控制血压，血压平时最高140/80mmHg。长期从事夜间工作，夜寐欠安。有吸烟史，每日10支。

查体：神清，左上肢肌力Ⅲ级，下肢肌力Ⅳ级，肌张力增强。舌暗红有齿痕苔薄白，脉细涩。

中医诊断：中风（中经络），气虚血瘀证。

西医诊断：脑梗死后遗症。

治则：醒脑开窍，补益肝肾，疏通经络。

取穴：主穴取内关、人中、三阴交；副穴取极泉、尺泽、委中。

操作：先刺内关，直刺0.5～1寸，提插捻转结合的泻法1分钟；继刺入中，向鼻中隔方向斜刺0.3～0.5寸，采用雀啄泻法，以流泪或眼球湿润为度；再刺三阴交，45°角斜刺，进针0.5～1寸，采用提插补法，以患肢抽动3次为度。极泉、尺泽、委中三穴直刺进针0.5～0.8寸，采用提插泻法，以抽动3次为度。每周5次，休息2天，共治疗15次。

结果：左侧肢体肌张力降低，关节活动逐渐加大，可独自上下楼梯。

【临床辨析】

中风是一种针灸临床常见病症，是以猝然昏仆、不省人事、口角㖞斜、言语不利、半身不遂，或不经昏仆仅以口㖞、半身不遂为主症的一种疾病。由于其发病骤然、变证多端，犹如风之善行数变，故名"中风"，又称"卒中"。根据脑髓神经受损程度的不同，有中脏腑、中经络之分。所谓"中脏腑"，患者神志昏昧，甚或不省人事，病位较深，在脏腑；所谓"中经络"，患者无神志异常，病位较浅，在经络。"中脏腑"后还应进一步分析属于脱证还是闭证。闭证：其表现突然昏仆，不省人事，口㖞，半身不遂，牙关紧闭，两手握固，面赤气粗，喉中痰鸣，二便不通，脉弦滑而数。脱证：突然昏仆，不省人事，目合口张，鼻鼾息微，手撒肢冷，汗多，大小便自遗，肢体软瘫，舌痿，脉细弱或脉微欲绝等五脏衰败，阴精欲绝，阳气暴脱之征。

中医学认为中风的发生多由于年老肾衰、阴阳失调，加上七情、劳伤等诱因，致使脏腑功能失调而引起。正气不足，卫外不固，外邪入中经络，气血痹阻；或因劳累过度，肝肾阴虚，肝阳上亢，气血上逆；或因饮食不节，恣食厚味，脾虚痰热内盛，风阳夹痰上升，蒙蔽清窍；或因五志过极，暴怒伤肝，引动心火，风火相煽，气血上冲发为中风。若风、火、痰流窜经络，气血阻滞，则见经络失常症状；若阴阳之气逆乱，常发为闭证；若正气衰微，阴阳之气离绝，可发生脱证。

该病例由于"左侧肢体活动不利3月余"就诊，就诊时神志清楚，体检左侧肢体活动不利。头颅CT提示：右侧基底节区梗死灶。患者素体肝肾阴虚，肝阳上亢、气血上逆，而见中风。患病已3月余，发病至今无神志昏蒙，仅肢体不利，僵硬难舒，目前舌质暗脉细涩，兼见气虚血瘀之象，支持诊断"中风病（中经络），气虚血瘀证"。

本案患者治以醒脑开窍，补益肝肾，疏通经络。内关穴通于阴维，为心包经之络穴，有养心安神、疏通气血之功。人中穴为督脉、手足阴阳之会穴，泻之可调督脉，开窍启闭以健脑宁神。三阴交有补肾滋阴生髓之效。内关、人中、委中、极泉、尺泽相互配伍可开窍醒神通络，诸穴合用，补泻兼施，可收到标本兼顾、相得益彰之效。

本病多本虚标实，治疗方面应结合病类、病期及证候特点：

中经络口眼㖞斜可按病位配牵正、水沟、下关等穴；半身不遂还可取患侧井穴，点刺出血；上肢还可取肩髃、阳池、后溪等，下肢还可取风市、悬钟等；病程日久，上肢瘫可配大椎、肩外俞，下肢瘫可配腰阳关、白环俞等；如患侧经筋屈曲拘挛者，肘部配取曲泽，腕部配取大陵，膝部配取曲泉，踝部配取太溪；言语謇涩，配哑门、廉泉、通里；肌肤不仁，可用皮肤针叩刺患部。操作：毫针刺，补虚泻实，每日1次，每次留针20~30分钟，10次为1疗程。

中脏腑则以平肝息风、清心豁痰、醒脑开窍为法。处方：十二井穴、水沟、太冲、丰隆为主，牙关紧闭配下关、颊车，两手握固配合谷，语言不利配哑门、上廉泉。脱证则施以关元穴大艾炷灸，神阙隔盐艾灸，汗出不止配阴郄、复溜，小便失禁配三阴交。操作：十二井穴点刺放血，水沟向上斜刺用泻法，太冲、丰隆用泻法，每日1次，每次留针30分钟。

中风病的辨证思路可以归纳为表下-3。

表下-3 中风辨证分析鉴别表

辨证		主症特点	伴随症状	处方
中脏腑	闭证	突然昏仆、不省人事、半身不遂	闭证之症（牙关紧闭、口噤不开、两手握固、大小便闭、肢体强痉）	内关、水沟、十二井穴、太冲、合谷
	脱证		脱证之症（目合口张、鼻鼾息微、手撒肢冷、汗多、大小便自遗、肢体软瘫、舌痿、脉细弱或脉微欲绝）	内关、水沟、关元、气海、神阙
中经络		半身不遂、肌肤不仁、手足麻木、口角㖞斜、语言不利	头晕、足内翻、复视、尿失禁	内关、水沟、三阴交、极泉、尺泽、委中

【其他针灸治疗方法】

1. 头针

取穴：顶颞前斜线、顶旁1线、顶旁2线。

操作：选用28~30号1.5~2.0寸毫针，针与头皮呈30°夹角快速刺入头皮下，快速捻转2~3分钟，每次留针30分钟，留针期间反复捻转2~3次。治疗时让患者活动肢体，一般隔日1次。

2. 耳针

取穴：脑点、皮质下、肝、三焦。

操作：毫针刺，中等刺激强度，每日1次，后遗症隔日1次，每次留针30分钟，亦可用王不留行贴压。

【临床治疗中应注意的问题】

1. 头部长有头发，因此尤须做到严格消毒，以防感染。

2. 毫针推进时，术者针下如有抵抗感，或患者感觉疼痛，应停止进针，将针往后退，然后改变角度再进针。

3. 由于头针刺激感强，刺激时间较长，医生必须注意观察患者表情，以防晕针。

4. 对脑出血患者，须待病情及血压稳定后方可做头针治疗。凡并发有高热、心力衰竭等症者，不宜立即采用头针。

5. 中风患者多为中老年人，血管弹性较差，针刺时应避免刺伤血管；头皮部位血管丰富，行头针治疗容易出血，故出针时必须用干棉球按压针孔1～2分钟，以免引血肿。

6. 对于痉挛性偏瘫或易抽搐者，注意选穴适宜、手法轻柔，并注意观察留针过程中是否出现抽搐，若出现抽搐，则要及时调整针刺深度，或立即起针，防止出现弯针、断针、滞针。

7. 采用神经干刺激疗法治疗中风，应防止刺激过重造成神经损伤，引发肢体麻木、失用等不良后果。

【病例设计与评估】

由学生设计急性期中风病案，说明急性期中风的辨证思维过程，并相互对其辨证要点、针灸治疗原则、处方用穴、针刺手法等进行评估。

病例实训四　面　瘫

【临床实例】

徐某，男性，28岁，因右侧口眼㖞斜1天来院就诊。

患者于2006年11月19日起床后洗脸时发现右侧闭眼不全，流泪，口角向左㖞斜，食物易嵌塞于患侧的齿颊内，时有流涎，右侧额纹、鼻唇沟消失，遂至我院就诊。

发病前有感受风寒病史，未加以重视，未经治疗，既往否认高血压、糖尿病等内科疾病史。长期从事文职工作，不事运动，无烟酒等不良嗜好。

查体：右侧额纹消失，不能皱眉，闭目时患侧眼球向上内方转动，露出白色巩膜，患侧鼻唇沟消失，示齿不对等，鼓腮漏气，伸舌居中。舌质淡红，苔薄白，脉浮紧。

中医诊断：面瘫（风寒证）。

西医诊断：面神经麻痹（贝尔麻痹）。

治则：祛风散寒，舒经通络。

取穴：（患侧）攒竹、丝竹空、阳白、太阳、四白、颊车、地仓、迎香、翳风；（双侧）合谷。

操作：毫针浅刺0.2～0.5寸，平补平泻法，留针30分钟，1周3次，共治疗12次。

结果：面部表情肌肌力恢复，额纹出现，闭眼完全，口角不偏。

【临床辨析】

面瘫是以口角（眼）向一侧㖞斜为主症的病证。此病可见于任何年龄，无明显季节性，起病急骤，以一侧面部发病多见。相当于西医学中的面神经炎、面神经麻痹。最常见于贝尔麻痹，因茎乳突孔内面神经非特异性炎症所致，或神经本身的炎症引起的周围性面神经损害。另外亦可由于疱疹病毒等引起的非化脓性炎症所致，如亨特麻痹。

本病常急性发作，在睡眠醒来时发现一侧面部肌肉板滞、麻木、瘫痪，额纹消失，眼裂变大，露睛流泪，鼻唇沟变浅，口角下垂歪向健侧，病侧不能皱眉、闭目、露齿、鼓腮；部分患者初起时有耳后疼痛，还可出现患侧舌前2/3味觉减退或消失，听觉过敏等症。部分患者病程迁延日久，可因瘫痪侧肌肉出现挛缩，口角反牵向患侧，甚则出现面肌痉挛，形成"倒错"现象。兼见面部受凉史，舌淡，苔薄白，脉浮紧，为风寒证。继发于外感发热，舌质红，苔黄腻，脉浮数，为风热证。

中医学认为，劳作过度，机体正气不足，脉络空虚，卫外不固，风寒或风热乘虚入中面部经络，由于足太阳经筋为"目上冈"，足阳明经筋为"目下冈"；口颊部主要为手太阳和手、足阳明经筋所主，因此，各种因素所导致的经脉气血痹阻，功能失调，筋肉失于约束，皆可引起面部口眼㖞斜。

该病例患者素体缺乏锻炼，气血不足，易感风寒之邪，外邪侵袭面部经络，而发为面瘫。目前患者口眼㖞斜，右侧额纹、鼻唇沟消失，舌质淡红，苔薄白，脉浮紧，均为外感之佐证，当属中医"周围性面瘫风寒证"。治疗以祛风散寒、舒筋通络为主，取（患侧）攒竹、丝竹空、阳白、太阳、四白、颊车、地仓、迎香、翳风、（双侧）合谷等穴。合谷为循经远端取穴，余穴为局部取穴，可疏通面部经络气血，疏调经筋。翳风可祛风止痛，解除病耳后疼痛。

随证配穴：风寒证者，配风池、外关；风热证者，配曲池、大椎。

操作：毫针刺，面部腧穴浅刺0.2～0.5寸，合谷直刺0.5～1寸，行平补平泻法，恢复期可加灸。在急性期，面部穴位手法不宜过重，针刺不宜过深，取穴不宜过多，留针30分钟。5次为1疗程。

周围性面瘫和中枢性面瘫的鉴别见表下-4。

表下-4 周围性面瘫和中枢性面瘫鉴别表

分型	神经元单位	年龄	面瘫范围	额纹	肢体运动感觉	眼闭合不全	角膜反射	预后
周围性面瘫	同侧下运动神经元	青壮年居多	全面肌瘫	消失	无异常	明显	减退或消失	良好
中枢性面瘫	对侧上运动神经元	中老年居多	眼裂以下面肌瘫	存在	一侧肢体异常	正常或轻	正常	较差

【其他针灸治疗方法】

1. 耳针 取面、眼、神门、肾上腺、皮质下、内分泌等穴，行耳穴埋针或耳穴压丸，每次3～4穴。

2. 电针 选取上述两穴为一组，每次1～2组，接通电针，采用疏密波，强度以患者面部肌肉微见跳动而能耐受为度。适用于面瘫的中、后期。

3. 红外线治疗 留针时用红外线治疗仪照射患侧面部30分钟，以患者能耐受为度，闭眼不全患者应以纱布覆盖局部，以免灼伤眼球。

4. 刺络拔罐 用三棱针点刺阳白、颊车、地仓、颧髎，拔罐，每周2次，适用于恢复期。

5. 穴位贴敷 将白附子研细末，加少许冰片做面饼，贴敷穴位，每日1次；或马钱子锉成粉末1～2分，撒于胶布上，贴于穴位，5～7日一换；或以穴位敷贴成药贴于穴位。

6. 穴位注射 以2mL注射器抽取维生素B_6或B_{12}注射液1mL，由患侧翳风穴进针，使针尖触到乳突前缘，然后向后向上推进1cm，针尖即可到达茎乳孔的下面。当患者感到耳深部疼痛或酸沉时，抽吸注射器无回血，即缓慢注药，1周2次。

【临床治疗中应注意的问题】

1. 面瘫早期针灸治疗以浅刺、轻刺、透刺为主，不宜使用电针等方法，针刺量不宜过强；后期则可配合补益气血之腧穴，选用电针等方法，可加大刺激量，但要注意平衡健侧面部肌肉，以防出现"倒错"。

2. 治疗期间应避免感受风寒，注意保护患侧眼睛，使角膜、巩膜免受沙尘损害。面部可配合热敷、理疗及按摩。

【病例设计与评估】

由学生设计中枢性面瘫病案，说明中枢性面瘫的辨证思维过程，并相互对其辨证要点、针灸治疗原则、处方用穴、针刺手法等进行评估。

病例实训五 头 痛

【临床实例】

徐某，男，34岁，干部，因头痛2天余来门诊就诊。

患者3天前因感受风寒，出现喷嚏、流涕，呈白色清涕，恶寒，无发热，自服泰诺林治疗感冒。第二天感冒症状减轻，无流涕、喷嚏等症，但出现头痛，自述如紧箍感，后项僵，无发热，至今晨就诊仍觉头痛不减，恶寒减轻，无恶心呕吐，无头晕。

查体：后项部肌肉僵硬，棘突及间隙两侧无压痛，平卧检查病理征未引出，脑膜刺激征未引出，舌红，苔白厚，脉浮紧。体温37.8℃。血常规：白细胞$1.2×10^9$/L。肝肾功能正常。

患者既往无头痛史，否认高血压、心脏病、糖尿病史，否认重大手术外伤史，否认肝炎、结核等传染病史，预防接种史不详。长期从事财务工作，无体育运动爱好。无食物及药物过敏史。患者有吸烟史，每日10支左右，无饮酒嗜好。

中医诊断：头痛（外感风寒）。

西医诊断：头痛。

治则：祛风散寒，通络止痛。

取穴：百会、风池、太阳、天柱、风门、大椎、列缺、后溪。

操作：大椎点刺放血，其他穴位毫针刺法，于进针得气后施以泻法，留针30分钟，在留针期间，行针2次。

结果：治疗3次后头痛明显减轻，5次后痊愈。

【临床辨析】

头痛是以自我感觉头部疼痛为主要症状的病症，是临床上最为常见的症状之一。中医学在临床上将头痛总体分为外感头痛和内伤头痛两大类。外感头痛主要是风邪所致，多兼寒、夹湿或兼热，上犯清窍，阻遏经络，而致头痛；内伤头痛可因情志、饮食、体虚久病等所致。西医所谓之"紧张性头痛"可按此治疗。

紧张性头痛是由于颈部和面部肌肉持续性收缩而产生的头部压迫感、沉重感或紧箍感，好发于20岁左右人群。通常与工作紧张、精神压力大等因素有关，病程较长。

该患者因感受风寒而发病，起病急，曾有感冒症状，如打喷嚏、流清涕、恶寒等；兼有头痛伴紧箍感，后项僵，体温37.8℃；无恶心呕吐，无头晕，否认高血压等病史。风寒之邪侵犯人体，风为阳邪，轻清上浮，寒为阴邪，性主收敛，风寒兼夹，上扰清空头窍，清阳不能宣达，经脉血络闭阻，故而出现头痛项僵，且伴紧箍感。因病在头窍脉络，未伤及脾胃脏腑，故而无恶心呕吐等症。因此诊断为头痛外感风寒证。

临床上还可见到风热犯表、风湿袭络等外感头痛和肝阳上亢、肾精亏虚、气血虚弱、痰浊内阻、瘀血阻络等内伤头痛。风热犯表可见头痛且胀，发病较急，痛无休止，兼见发热、口渴欲饮、小便黄赤、舌红苔黄、脉浮数；风湿袭络可见头痛如裹，肢体困重，痛无休止，舌淡红，苔白腻，脉濡；肝阳上亢表现为头痛多伴头晕，时作时休，头目胀痛，目眩，心烦易怒，面赤口苦，舌红苔黄，脉弦数；肾精亏虚则往往头痛发病较缓，兼耳鸣，腰膝酸软，神疲乏力，遗精，舌红少苔，脉细数或数大；气血虚弱则头痛呈空痛感，且兼头晕，神疲乏力，面色不华，劳则加重，舌淡，脉细；痰浊内阻可见头痛昏蒙，发病缓慢，脘腹痞满，呕吐痰涎，舌淡苔白腻，脉滑；瘀血阻络症见头痛迁延日久，或有外伤史，痛处固定不移，痛如锥刺，舌暗，脉细涩。

本案患者治以祛风散寒，通络止痛，取百会、风池、太阳、天柱、风门、大椎、列缺、后溪等穴。百会穴是督脉与手足三阳的交会穴，用于此案，具有疏风散寒、通络止痛之功；风池为足少阳胆经之穴，手少阳、阳维脉皆会于此，阳维为病苦寒热，故本穴最长于治疗外感表证，尤其对于风寒头痛，疗效最著；风门为足太阳膀胱经腧穴，擅长祛除风邪，常配合百会、风池治疗风寒头痛；天柱、太阳均能疏散头部风邪，调理局部血脉，和络止痛；大椎穴位于颈部，居上属阳，有向外向上之性，能散寒解表，点刺放血更能祛瘀通络，与百会、风池、太阳、天柱、风门等穴配合，治疗头痛效果更佳；远端配合后溪、列缺，后溪为八脉交会穴，气通督脉，列缺为四总穴之一，长于治疗头项部疾病，二穴配合，与前述头项部局部诸穴相协，远近相配，诸经共调，祛风散寒，通络止痛。

随证配穴：颠顶痛为主加四神聪、通天、行间、阿是穴；偏头痛加率谷、太阳、侠溪、阿是穴；前头痛加上星、头维、合谷、阿是穴；后头痛加后顶、天柱、昆仑、阿是穴。

针灸治疗头痛的辨证思路可以归纳为表下-5。

表下-5 头痛辨证分析鉴别表

辨证		主症特点	伴随症状	处方
外感头痛	风寒束表	头痛连及项背，发病较急，痛无休止	恶风畏寒，口不渴，舌苔薄白，脉浮紧	百会、风池、太阳、天柱、风门、列缺、后溪
	风热犯表	头痛且胀，发病较急，痛无休止	发热，口渴欲饮，小便黄赤，舌红苔黄，脉浮数	百会、风池、太阳、风门、大椎、曲池、合谷

续表

辨证		主症特点	伴随症状	处方
内伤头痛	风湿袭络	头痛如裹，肢体困重，痛无休止	胸脘痞满，食欲不振，舌淡红，苔白腻，脉濡	百会、头维、风池、中脘、足三里、阴陵泉
	肝阳上亢	头痛多伴头晕，时作时休，头目胀痛	目眩，心烦易怒，面赤口苦，舌红苔黄，脉弦数	百会、风池、悬颅、侠溪、行间、太溪
	肾精亏虚	头痛头昏，多伴耳鸣，发病较缓	腰膝酸软，神疲乏力，遗精，舌红少苔，脉细数或数大	百会、关元、肝俞、肾俞、足三里、三阴交
	气血虚弱	头痛呈空痛感，且多兼头晕	神疲倦怠，气短乏力，面色不华，劳则加重，舌淡，脉细	百会、气海、脾俞、合谷、足三里、三阴交
	痰浊内阻	头痛昏蒙，发病缓慢	脘腹痞满，呕吐痰涎，舌淡苔白腻，脉滑	百会、脾俞、建里、中脘、内关、丰隆
	瘀血阻络	头痛部位固定不移，痛如锥刺	头痛迁延日久，或有外伤史，舌暗，脉细涩	百会、阿是穴、膈俞、血海、合谷、三阴交

【其他针灸治疗方法】

1. 耳针

取穴：枕、额、脑、神门。

操作：每次选2~3穴，毫针中等强度刺激，留针30分钟，间隔5分钟行针1次，每日1次，或埋针3~7天。顽固性头痛可行耳背静脉放血。

2. 皮肤针

取穴：太阳、印堂、阿是穴。

操作：每个穴位叩刺5~10分钟，以微渗血为度。适用于外感头痛及肝阳上亢头痛。

3. 电针

取穴：参照针刺法。

操作：参照针刺法，每次选2~3对穴，用疏密波刺激30~40分钟。多用于剧烈头痛发作，痛无休止。

4. 穴位注射

取穴：风池。

操作：采用普鲁卡因和咖啡因混合液（0.25%普鲁卡因3.5mL，咖啡因0.5mL），每穴注入0.5~1mL，或在压痛点内注入0.1mL，每日1次。适用于顽固性头痛。

5. 温针灸

取穴：风府、哑门、风池。

操作：每次选用1~2穴，以较粗毫针刺入，行温针灸3~5壮，隔1~2日1次。适用于风寒性头痛。

【针灸治疗头痛中的问题】

1. 针灸治疗头痛的优越性 头痛是临床最为常见的症状之一，既可以是其他疾病的主要或伴见症状，也可以是单独出现的主要症状，后者西医往往没有什么好的治疗方法。中医学辨证论治却常见奇效，尤其针灸治疗本病见效快，可以迅速地缓解症状，但对久治无效的病例要进一步做详细检查，以明确有无原发病。

2. 阿是穴的正确运用 无论哪种证型的头痛，针灸治疗都可选用阿是穴，甚至有人认为阿是穴是必须选择的穴位。因此在辨证配穴的基础上，加刺阿是穴往往有事半功倍的效果，但必须注重整体的辨证治疗，不可只用阿是穴，以免贻误病情。

3. 根据疼痛部位依经络分布取穴 根据经络分布取穴是针灸治疗的特点，"经脉所过，主治所及"是其理论基础。局部取穴是针灸治疗头痛的重点。根据中医经络辨证，颠顶痛属于肝经，故取行间；侧头痛属于少阳，故加侠溪；前头痛属于阳明，故加合谷；后头痛属于太阳，故加昆仑。以上均属循经远端取穴法，临床还可根据病情再加配其他穴位，不必拘泥。

4. 紧张性头痛和颈椎病所致头痛 紧张性头痛主要表现为双侧枕、颈部或全头部的紧缩或压迫性疼痛，同时伴有焦虑、抑郁、失眠等症状，所以针灸治疗除了要缓解肌肉紧张外，还要调整精神状态，可取穴太阳、风池、肩中俞、内关、神门等，采用中等强度刺激，头部穴位的温和灸亦能明显提高疗效。另外推拿治疗有效。

颈椎病所致头痛常表现为枕部头痛，伴颈部僵硬、疼痛，查体可见颈椎棘突旁压痛。X线片或CT检查可提供诊断依据。针灸取穴主要取阿是穴及夹脊穴，远端取后溪穴，并于颈部穴位施灸5~10分钟（每穴用温和灸）。

枕神经痛是由于颈2~3神经病变所引起，可因受凉或颈椎病变所致。针刺取风池穴（相当于枕大神经压痛点）、天柱穴（相当于枕小神经压痛点），最好针刺时能获得放射感，予中等强度刺激，并予足量温和灸，疗效非常好。

【病例设计与评估】

由学生设计病案，说明内伤头痛的辨证思维过程，并相互对其辨证要点、针灸治疗原则、处方用穴、针刺手法等进行评估。

病例实训六　腰　痛

【临床实例】

毛某，男，51岁，因"腰部冷痛2个月"来我科就诊。

患者诉2个月前外出不慎淋雨后感受风寒，次日感腰部冷痛重着，转侧不利，伴随鼻塞、流涕，遂以为感冒而自行服药治疗，未效。后症状逐渐加重，每遇阴雨天或腰部感寒后加剧，痛处喜温。曾到医院就诊，X线片和CT检查均示"腰椎退行性变"。内服中药、膏药外敷效果不良。现症：体倦乏力，腰部冷痛，俯仰不适，喜温喜按。

患者既往体健，否认内科慢性病史及传染病史，否认重大手术外伤史，无烟酒等不良嗜好。

查体：腰部及四末冷凉欠温，腰部转侧活动稍受限，局部压痛不明显，下肢无放射痛，诸项特殊检查均示阴性。舌淡胖，苔白腻而润，脉沉紧。

中医诊断：寒湿腰痛。

西医诊断：腰椎退行性变。

治则：散寒除湿，补益肾气，温经通络止痛。

取穴：肾俞、腰阳关、腰眼、委中。

操作：毫针刺，补且灸肾俞，泻委中，余穴平补平泻，每日1次，每次留针30分钟。

结果：治疗5次后痊愈。

【临床辨析】

腰痛是指腰部的一侧或两侧，或脊中部疼痛，为临床常见证候。腰为肾之府，肾经经脉循行"贯脊属肾"，腰部不仅与肾关系密切，还可因局部经脉、经筋、络脉损伤而产生疼痛。西医学认为腰痛是由多种疾病引起的一种症状，诸如腰部肌肉、韧带和关节发生损伤或病变，任何原因导致的姿势失衡和某些内脏疾病都可引起腰痛，均可参照治疗。

中医学认为引起腰痛的原因不外乎外感和内伤两大类：外感方面，多由感受风寒或久卧湿地，冒寒涉水，或劳动汗出，衣着湿冷，寒湿之邪浸渍经络，气血阻滞，经络运行不畅，发为腰痛。内伤方面，则多因素体禀赋不足，或年老精血亏衰，或房劳过度而伤肾，精气亏损，肾气虚惫，筋骨失于濡养，而致腰痛。此外，因劳累过度，闪挫跌仆，经筋络脉受损，或因各种原因引起体位不正，都可致气滞血瘀，脉络受阻，气血运行不畅，使瘀血留着腰部而致疼痛。

腰痛的发生，外邪、外伤、劳累为标，肾虚为本，同时两者又可相互影响。本案患者年过五旬，肾气衰惫，淋雨冒寒，其寒邪为病，既伤卫阳，又损营阴，以致腰府经脉壅遏，络脉绌急；湿邪侵袭，其性重着、黏滞、下趋，滞碍气机，可使腰府经气郁而不行，血络瘀而不畅，以致肌肉筋脉拘急，寒湿之邪浸渍经络，致气血阻滞，不通则痛。二者合而发为本病。

本案患者腰部及四末冷凉欠温，腰部冷痛，痛处喜温，体倦乏力，俯仰不适。查体：腰部冷凉，活动稍受限，压痛不明显，下肢无放射痛，诸项特殊检查均示阴性；舌淡胖，苔白腻而润，脉沉紧，支持寒湿腰痛之诊断。

本案患者治以除湿散寒、补益肾气、通经止痛，取肾俞、腰眼、委中等穴。腰为肾之府，肾俞乃肾经经气转输之处，可补益肾气，灸之祛湿散寒；腰眼疏调腰部经气，通经止痛；委中通调膀胱经气，通络活血止痛。

随证配穴：寒湿重者配腰阳关，劳损血瘀者配水沟，肾虚者配命门、三阴交。

操作：毫针刺，肾俞捻转提插补法，或加艾灸，委中提插泻法，针后拔火罐。每日1次，每次留针30分钟，10次为1疗程。

针灸治疗腰痛的辨证思路可以归纳为表下-6。

表下-6 腰痛辨证分析鉴别表

辨证分型	病因病机	疼痛性质	症状特点	处方
寒湿腰痛	当风受寒，或久卧湿地，寒湿之邪客于经络	冷痛重着，酸麻	患部发凉，喜温喜热，阴雨天疼痛发作或加重，舌苔白腻，脉沉迟或沉紧	后溪、腰阳关、委中
肾虚腰痛	久病肾亏，年老体衰，或房劳伤肾，精气耗损，肾气虚惫	隐隐作痛，绵绵不已或酸多痛少	喜按揉，劳则更甚，兼神疲肢冷，滑精，面色㿠白，四肢不温，舌淡，脉沉细或虚烦咽干，手足心热，舌红，脉细数	肾俞、命门、三阴交
腰肌劳损	外伤，或积劳陈伤，瘀血凝滞腰部	痛处固定不移	劳累腰痛发作，胴中常有络脉瘀血，舌质暗，脉涩	水沟、血海、阿是穴

【其他针灸治疗方法】

1. 耳针

取穴：腰骶椎、肾、神门。

操作：毫针刺患侧耳穴，留针同时嘱患者活动腰部。每次留针30分钟，每日1次。或用揿针埋藏，或用王不留行贴压。

2. 穴位注射

取穴：以痛点为主。

操作：用地塞米松5mL和2%利多卡因2mL混合液，每次每穴注射0.5～1mL，每日或隔日1次。

3. 刺络拔罐

取穴：参照刺灸法穴位。

操作：选择腰部压痛部位及委中，皮肤针叩刺后拔罐，每周2～3次。适用于寒湿腰痛和腰肌劳损。

【临床治疗中应注意的问题】

1. 应严格掌握腰部腧穴的针刺深度，一般为1～1.5寸；应避开明显的血管，防止出血；拔罐时应注意留罐时间。

2. 对于体质虚弱者，应注意选穴及手法的轻重，补泻适宜，防止晕针。

3. 应注意脊椎结核、肿瘤等所引起的腰痛，不属于针灸治疗范围。

4. 平时常用双手掌根揉擦腰部，早晚各1次，可减轻腰痛和防止腰痛发作。

【病例设计与评估】

由学生设计肾虚型腰痛病案，说明肾虚型腰痛的辨证思维过程，并相互对其辨证要点、针灸治疗原则、处方用穴、针刺手法等进行评估。

病例实训七 痹 证

【临床实例】

马某，男，55岁，因"周身关节疼痛6年余，加重1周"来院就诊。

患者自诉2000年初出现手腕肿，继而发展为两手都肿，之后逐渐发展为全身关节疼痛。经某医院确诊为类风湿性关节炎，经抗风湿、抗炎及激素治疗月余，症状时轻时重。近1周来病情加重，全身关节痛，右侧手指关节、双侧腕关节及踝关节肿胀，走路困难，晨僵1~2小时。

患者既往体健，否认内科慢性病史及传染病史，否认重大手术外伤史，无烟酒等不良嗜好。

查体：右肩活动受限，双侧手指、足趾变形，患处皮色不红，关节不肿，触之不热，舌质红润，苔白而薄腻，脉沉弦而紧。

中医诊断：痛痹。

西医诊断：类风湿性关节炎活动期。

治则：温经散寒，祛风通络，除湿止痛，兼调补肝肾。

取穴：肾俞、关元、血海、阳陵泉、肩髃、肩髎、曲池、外关、阳池、合谷、环跳、髀关、风市、犊鼻、鹤顶、丘墟、申脉、阿是穴。

操作：毫针刺，肾俞、关元用补法，其余平补平泻。每次留针30分钟，每日1次。

结果：针10余次后患者诸症皆减，四肢关节活动良好，无痛。续治10次以巩固疗效。

【临床辨析】

"痹"有闭阻不通之意，是由风、寒、湿、热等外邪侵袭人体，闭阻经络，气血不能畅行，引起以肌肉、筋骨、关节等酸痛、麻木、重着，伸屈不利，甚或关节肿大灼热等为主要临床表现的病症。临床根据病邪偏盛和症状特点，分为行痹、痛痹、着痹和热痹。西医学的风湿病、风湿性关节炎、类风湿性关节炎、强直性脊柱炎、骨性关节炎等疾病以中医肢节痹痛为临床特征者，均属中医"痹证"范畴。

痹证成因，多由人体正气不足，感受风、寒、湿、热之邪所致。如素体虚弱，营卫不固，腠理空疏，外邪乘虚而入；或居住潮湿，涉水冒寒；或劳累后汗出当风，以致风寒湿邪侵袭人体，注于经络，留于关节，气血痹阻，发为风寒湿痹。《素问·痹论》篇说："风寒湿三气杂至，合而为痹。"或因素体阳盛或阴虚有热，复感风寒湿邪，郁久化热；或感受热邪，留注关节，出现关节红肿热痛或发热，发为热痹。

该病例由于"周身关节疼痛6年余，加重1周"就诊，查体：全身关节痛，运动功能受限，晨僵1~2小时，类风湿因子（+）。患处皮色不红，关节不肿，触之不热，舌红苔白腻，脉沉弦紧。患者年过五旬，气血已虚，外感邪气侵袭，气血壅滞、经络痹阻，脉络绌急而痛，甚则屈伸不利，关节变形，故当属中医学的"痛痹"。

本案患者治以温经散寒、祛风通络、除湿止痛，兼调补肝肾，取肾俞、关元、血海、阳陵泉、肩髃、肩髎、曲池、外关、阳池、合谷、环跳、髀关、风市、犊鼻、鹤顶、丘墟、申脉、阿是穴等。肾俞、关元皆为补肾壮阳的要穴，两穴配伍可温阳散寒，理气止痛；血海养血活血；阳陵泉为八会穴之筋会穴，舒筋活络；环跳、髀关、风市祛风湿利腰腿；肩髃、肩髎、曲池、外关、阳池、合谷、犊鼻、鹤顶、丘墟、申脉为局部取穴，可疏理局部经络气血，通利关节；阿是穴以痛为输，行气止痛。

随证加减：湿痹根据风寒湿邪的偏盛和侵犯部位，进行分部循经取穴。行痹配膈俞；痛痹配合谷；着痹配阴陵泉；热痹根据发病部位局部取穴，配大椎。

操作：痛痹毫针刺肾俞、关元用补法，其余平补平泻；热痹毫针刺，用泻法；湿痹用平补平泻法。均每日1次，每次留针30分钟，可配合艾灸，10次为1疗程。

痹证包含许多证型，临床上必须根据其症状、病因加以区分。

针灸治疗痹证的辨证思路可以归纳为表下-7。

表下-7 痹证辨证分析鉴别表

辨证		主症特点	伴随症状	处方
风寒湿痹	行痹	关节游走性疼痛，肌肉酸痛麻木，迁延日久，肢体拘急，甚则关节肿大变形	肢体关节走窜疼痛，痛无定处，兼见寒热，舌苔黄腻，脉浮滑	膈俞、血海
	痛痹		遍身或局部关节疼痛，痛有定处，得热痛减，遇冷加剧，舌苔白，脉弦紧	肾俞、关元
	着痹		肌肤麻木，肢体关节酸痛、重着不移，阴雨风冷每可促其发作，苔白腻，脉濡缓	阴陵泉、足三里
热痹		关节酸痛，局部红肿灼热，痛不可触，活动不利	兼有发热、口渴，苔黄燥，脉滑数	大椎、曲池

【其他针灸治疗方法】

1. 耳针

取穴：耳区相应部位、肾上腺、神门。

操作：毫针刺，每日1次，每次留针20～30分钟。或用揿针埋藏或王不留行子贴压，每3～4日更换1次。

2. 穴位注射

取穴：参照刺灸法穴位。

操作：用当归注射液或威灵仙注射液，每穴每次注射0.5～1mL，注意勿注入关节腔。每隔1～3日注射1次，10次为1疗程。每次选穴不宜过多，可交替应用。

3. 电针

取穴：参照刺灸法穴位。

操作：进针得气后，接通电针仪，先用连续波5分钟，后改疏密波，通电时间为10～20分钟。每日或隔日1次，10次为1疗程，间歇3～5日。

【临床治疗中应注意的问题】

1. 临床根据病因病机、病变部位，应局部阿是穴与辨证循经取穴相结合，注重全身整体治疗。

2. 针灸治疗痹证的轻症疗效明显，但重症或慢性者，因其病情缠绵反复，非一时能获效，单用针灸不易控制，尚需配合药物治疗。

【病例设计与评估】

由学生设计着痹病案，说明着痹的辨证思维过程，并相互对其辨证要点、针灸治疗原则、处方用穴、针刺手法等进行评估。

病例实训八　痿　证

【临床实例】

徐某，男，31岁，因上肢瘫痪来院就诊。发病前1周因工作疲劳后洗澡受凉，感肩背部疼痛，逐渐右上肢不能活动，约1周后左上肢亦废用而去医院就诊。经服药、物理治疗月余未见好转，遂转求针灸治疗。诊见神疲，面色失润，双上肢呈弛缓性瘫痪，不能活动，皮肤感觉轻度障碍，舌红、苔黄腻，脉滑数。

中医诊断：痿证（湿热浸淫，气血不运）。

西医诊断：上肢周围神经麻痹。

治则：除湿泻热，理气行血，舒筋通脉。

取穴：大椎、极泉、肩髃、臂臑、曲池、手三里、合谷、委中、足三里、阴陵泉、三阴交、太溪。

操作：足三里、三阴交，施捻转补法；曲池、合谷、阴陵泉，施捻转泻法；极泉，原穴沿经下移1寸，避开腋毛，直刺1～1.5寸，用提插泻法，以患侧上肢抽动1次为度；委中，仰卧直腿抬高取穴，直刺0.5～1寸，施提插泻法，以患侧下肢抽动1次为度；余穴施平补平泻。

结果：治疗3个月（每周5次），双上肢活动基本正常，但双手握力尚未恢复。继续治疗1个月，双手完全恢复正常，1年后随访无后遗症。

【临床辨析】

痿证是以肢体筋脉弛缓，软弱无力，不得随意运动，日久而致肌肉萎缩或肢体瘫痪为特征的疾病。临床上以下肢痿弱较为多见，故又称"痿躄"。西医神经内科学中部分脊髓疾病、周围神经病变及某些肌肉疾病符合本证候特征者，可归于痿证。导致痿病的原因非常复杂，感受外邪、情志内伤、饮食不节、劳倦久病等均可致病。基本病机是肺胃肝肾等脏腑精气受损，肢体筋脉失养。临床可分为肺热津伤、津液不布，湿热浸淫、气血不运，脾胃亏虚、精微不输，肝肾亏损、髓枯筋痿等证型。辨证主要应分清虚实，明确病位。《素问·五脏生成》篇云："足受血而能步，掌受血而能握，指受血而能摄。"

本例系疲劳后气血耗伤，复受外感风寒湿邪，邪滞经络，久而郁结化热，阻滞气血，以致肢体筋脉失养而痿废不用。舌红、苔黄腻，脉滑数乃湿热内困之明征。故治疗当以除湿泻热，理气行血，舒筋通脉为法。因大椎为督脉及手足三阳之会，泻之以清热达邪，疏通督脉及诸阳经经气；又宗"治痿独取阳明"之要旨，取肩髃、臂臑、曲池、手三里、合谷等手阳明之经穴以疏通阳明经气，润养经筋脉络；取三阴交、阴陵泉、太溪以疏导湿热，不致邪羁体内，伤损元气；取极泉、委中予以强刺激，旨在疏通经脉，祛除旦热。诸穴合用,振复上肢诸经阳气,使气血得以通畅,经筋得以濡养,而痿证得以荃愈。

临床上痿证除湿热浸淫、气血不运外,还可见肺热津伤、津液不布,脾胃亏虚、精微不输,肝肾亏损、髓枯筋痿等证型。感受温热毒邪,高热不退,或病后余热燔灼,伤事耗气,皆令"肺热叶焦",不能布送津液以润泽五脏,遂致四肢筋脉失养,痿弱不用;羡因素体脾胃虚弱,或久病成虚,中气受损,则受纳、运化、输布功能失常,气血津液生化之源不足,无以濡养五脏、运行血气,以致筋骨失养,关节不利,肌肉瘦削,而产生肢体痿弱不用。倘素来肾虚,或因房事太过,乘醉入房,精损难复,或因劳役太过,要极本伤,阴精亏损,导致肾中水亏火旺,筋脉失其营养,亦可产生痿证;或因五志失胃,火起于内,肾水虚不能制火,以致火烁肺金,肺失治节,不能通调津液以溉五脏,庄气伤则肢体失养,产生痿躄。此外,脾虚湿热不化,流注于下,久则亦能损伤肝肾,导致筋骨失养。本病的病机要点虽为肺热津伤、湿热浸淫、脾胃虚弱、肝肾髓枯等,但本有夹痰、夹瘀、夹积等。病位多在肺、肝、肾,病久可涉及五脏,但与肝肾肺胃关系量为密切。

随证配穴:上肢肌肉萎缩加手阳明经排刺;下肢肌肉萎缩加足阳明经排刺。

针灸治疗痿证的辨证思路可以归纳为表下-8。

表下-8 痿证辨证分析鉴别表

辨证	主症特点	伴随症状		处方
尊热津伤、津液不布	肢体筋脉弛缓,软弱无力,不得随意运动,日久则肌肉萎缩或肢体瘫痪	发热、咳嗽、心烦、口渴,小便短赤,舌红苔黄,脉细数	大椎、尺泽、肺俞、二间	上肢:肩髃、曲池、手三里、合谷、外关、颈胸夹脊
湿热浸淫、气血不运		肢体酸重,发热多汗,小便混浊,舌红苔黄,脉细数	阴陵泉、中极	
脾胃亏虚、精微不输		食少纳呆,腹胀便溏,面浮不华,神疲乏力	脾俞、胃俞、章门、中脘	下肢:髀关、伏兔、足三里、风市、阳陵泉、三阴交、腰夹脊
肝肾亏损、髓枯筋痿		腰脊酸软,不能久立,眩晕耳鸣,舌红少苔,脉沉细数	肝俞、肾俞、太冲、太溪	

【其他针灸治疗方法】

1. 皮肤针 用皮肤针反复叩刺背部肺俞、脾俞、胃俞、膈俞和手、足阳明经线。隔日1次。

2. 电针 参考体针用穴,在瘫痪肌肉处选取穴位,针刺后加脉冲电刺激,以患者能耐受为度,每次30分钟。

【针灸治疗痿证中的问题】

1. 如何理解"治痿独取阳明" 《素问·痿论》云:"治痿者独取阳明,何也……各补其荣,而通其俞,调其虚实,和其逆顺",提出治痿要独取阳明,以壮五脏六腑之海,俾润宗筋,主束骨,利机关。临床取穴常用阳明经穴,正是因为阳明乃气血生化之源,注润宗筋,合冲脉,属带络督。

然而针刺治疗本病不可一味追求独取阳明，因为引起痿证的原因很多，治痿并非独取阳明所能胜任，所以独取阳明并非治疗痿证的唯一方法。临床中应根据病因病机、所中脏腑和病位所在，辨证而论治，"调其虚实，和其逆顺"，则痿证自除。

2. 针灸治疗痿证的特色　针灸疗法在治疗痿证中具有十分重要的地位，部分病例可直接单独运用毫针疗法而取效，但多数情况下，应加用火针、灸法等针灸疗法治疗。部分病例则应加用中药配合治疗。临床绝对不能偏颇。

"治痿独取阳明"是历代常用的方法和理论，但颇有争议。临床实践表明，单纯用阳明经或其表里经来治疗痿证效果欠佳，必须要与痿证的病因病机症状相结合。部分病例可选用手足阳明经，但终究要辨证论治，辨证选穴。

在痿证发病的不同阶段，采用火针及放血疗法则可显著提高疗效。与此同时，运用合适的操作手法更是相得益彰。前提是明确审症、辨证，若与针灸火针等方法相结合，可明显提高疗效。

除此之外，守方守时也是需要认真对待的，因此类患者病程长，恢复慢，需要守时守方才能取得预期效果。

痿证的发病及病机转变过程十分复杂。治疗痿证并非一招一式、一个明确的治疗格式，或辨证所能解决的。目前尚无一个完整的病例是按一种格式化的模式（包括辨证、选穴、手法等）而最终取得完美疗效的，须因人因病因症因时而选用不同的方法，这是治疗痿证的关键所在。

西医神经内科中的某些疾病症状与中医痿证相类似，可以归于"痿证"加以论治。如辨证准确、治疗方法得当，部分脊髓疾病、周围神经病变及某些肌肉疾病通过针刺或艾灸并用治疗一段时间后，会取得很好的疗效。如急性脱髓性多发性神经根神经病或称急性多发性神经根炎，又称急性格林—巴利综合征，临床表现以对称性弛缓性瘫痪为特征，发病前多有胃肠道感染或上呼吸道感染急性或亚急性起病，首发症状常为双下肢无力，从远端开始逐渐向上发展，四肢呈对称性弛缓性瘫痪，腱反射减弱或消失，可有脑神经受损表现如吞咽困难，饮水呛咳，构音困难，并多有感觉异常，脑脊液有蛋白细胞分离现象。如果采用针灸加中药治疗，经一段时间后，患者的症状会有很大改善。

脊髓亚急性联合变性和腓总神经麻痹也可归于中医的痿证。采用中医的治疗方法，其治疗效果也是相当不错的，而针灸在其中更是起到十分重要的作用。其中脊髓亚急性联合变性是由于维生素 B_{12} 缺乏造成的，其症状多表现为足趾、足及指端对称性感觉异常，双下肢无力，出现不同程度的肢体瘫痪，肌张力增高或不高，腱反射亢进或正常，锥体束征阳性，查体深感觉减退或消失，感觉性共济失调，患者常有踏地如踩棉花感，伴有全身乏力，皮肤苍白，以及食欲不振，腹胀，腹泻。腓总神经麻痹是以足下垂为主要表现，伴有小腿前外侧、足背区感觉障碍或缺失的病症，肌电图示"腓总神经呈神经源性损害"。以上三类病症的患者，在就诊以前，多已采用西医的治疗方法，且效果不明显，可尝试采用针灸、中药治疗。

【病例设计与评估】

由学生设计肝肾亏损、髓枯筋痿型痿证病案,说明该型痿证的辨证思维过程,并相互对其辨证要点、针灸治疗原则、处方用穴、针刺手法等进行评估。

病例实训九 痛 经

【临床实例】

侯某,女,39岁,已婚,因"经期腹痛 2 年余,久治不愈"来院就诊。

患者于 1978 年去农村探亲,经期不避生冷瓜果,引起腹痛,经水中断。而后每逢月经来潮,即感腹痛难忍,喜暖畏寒,经色暗红,夹有血块,曾服中药治疗,均未根治,要求针灸治疗。

查体:面色萎黄,腹部平坦,无压痛及瘢痕痞块,舌质淡,脉沉细。

中医诊断:痛经(实证)寒湿凝滞证。

西医诊断:原发性痛经。

治则:通调冲任,温经散寒。

取穴:关元、水道、三阴交。

操作:毫针刺,配合灸法。

结果:针 1 次后,腹痛止,经行转畅,经色变红,3 次后血块消失,5 次后经水净,自觉精神好转。观察 3 个月,经期正常,无腹痛发作,痊愈,追访半年未复发。

【临床辨析】

妇女正值经期或经期前后,出现周期性小腹疼痛,或痛引腰骶,甚至痛剧晕厥者,称为"痛经"。本病是妇科常见病之一,以青年妇女多见。主症有明显的周期性,经行一二日或经前一二日或经净后一二日,小腹部胀满疼痛,随后缓解或逐渐消失,又名"经行腹痛""月水来腹痛""经前腹痛"和"经后腹痛"。西医妇科痛经常分为原发性和继发性两大类。

中医学认为痛经病位在子宫,与肝、脾、肾三脏关系最为密切,并涉及冲、任两脉,以"不通则痛"和"不荣则痛"为主要病机。病因无外乎外感寒湿、七情内伤而致冲任瘀阻,经络凝滞,"不通则痛"之实证痛经;素体虚弱气血不足或肝肾精亏,胞宫失养,"不荣则痛"之虚证痛经。

本患者经期腹痛 2 年余,既往体健。由于经期不避生冷,感受寒邪,客于胞中,致经血凝滞不畅,不通则痛。月经来潮时腹痛难忍,喜暖畏寒,经色暗红,夹有血块,当属中医"痛经(实证)寒湿凝滞证"。

本案患者治以通调冲任、温经散寒之法,取关元、水道、三阴交等穴。关元归于任脉,为任脉与足三阴经的交会穴,具有温肾壮阳、培元固本之功,配以水道、三阴交温阳利湿,调经止腹痛。

随证配穴:小腹冷痛者加次髎,湿重者加阴陵泉;乳胁胀痛者加乳根、太冲;腰痛腰痠者加肾俞;头痛头晕者加百会;头晕耳鸣者加太溪、悬钟;腰膝酸软者加命门。

操作：毫针刺，以泻法为主，加灸关元，每日 1 次，每次留针 20～30 分钟，3～5 次为 1 疗程。

痛经的辨证思路可以归纳为表下-9。

表下-9　痛经辨证分型鉴别表

辨证分型		主症特点			伴随症状	处方	
		发生时间	疼痛性质	经血色、质、量			
实证	气滞血瘀	月经来潮前或经行之时	疼痛剧烈且拒按	血色紫暗，有血块，经行不畅	胁肋乳房胀痛，舌质紫暗或有瘀点瘀斑，脉弦或涩	三阴交、中极、次髎	太冲
	寒湿凝滞				腹部觉寒，得温痛减，舌苔白腻，脉沉		归来、地机
虚证	气血不足	经净后	隐隐作痛且喜温喜按	血色淡红，质稀薄，月经量少	神疲乏力，食少便溏，面色少华或苍白，舌淡苔薄白，脉细弱	三阴交、足三里、气海	脾俞、胃俞
	肝肾亏虚				潮热盗汗，腰膝酸软，头晕耳鸣，舌红少苔，脉弦细		太溪、肝俞、肾俞

【其他针灸治疗方法】

1. 耳针

取穴：子宫、内分泌、交感、肝、脾、肾。

操作：主穴每次选 3～4 穴，随症加配穴。用王不留行子，以胶布固定于所选的耳穴上。

每次取一侧穴，双耳轮替。嘱患者每日自行做不定时按压每天按压 10 次左右，每次 2～3 分钟。耳穴出现发热效果更佳。每周换贴 2～3 次。治疗的起始时间及疗程，同毫针法

2. 皮肤针

取穴：少腹部任脉，腰骶部督脉及膀胱经，小腿内侧脾经、肾经。

操作：常规消毒后，用七星针以腕力进行弹刺，刺时要求落针要稳、准，针尖与皮肤相垂直。每分钟叩刺 70～90 次。每穴叩刺约 1 分钟，中等强度刺激，以局部微出血为度。于每次月经来潮前 3 天开始治疗，每日 1 次，3 次为 1 疗程，观察 3 个疗程（3 个月）。

3. 温针

取穴：太冲、足三里、三阴交、内关、肾俞、命门。

操作：毫针针刺得气后留针，选一对穴行温针灸。于月经来潮第 3～5 日行第一次温针灸，以后每周 1 次，3 次为 1 疗程。

4. 穴位注射

取穴：肾俞、关元、气海、三阴交、血海。

操作：当归注射液 2mL 加 1% 盐酸普鲁卡因 2mL。月经来潮前 2～4 天选 2 个穴位

注射，共注射2~4次，连续治疗3~5个月经周期。

【临床治疗中应注意的问题】

1. 痛经病有明显的周期性，往往痛有定时，经前期、经期或经后期发生。对于急性疼痛期可选择止痛效果明显的针灸方法，疼痛缓解期以调理全身脏腑功能为主。

2. 经临床验证，于行经前5~7天开始治疗收效较佳，经期不宜针刺。

3. 经期腹痛剧烈难忍者，治疗时应注意观察患者情况。出现汗出肢冷、面色苍白、四肢抽搐等症时，需防止昏厥，及时救治。

4. 对于疼痛剧烈甚至抽搐的患者，应注意选穴适宜、手法轻柔，并注意观察留针过程中是否出现疼痛缓解，若疼痛仍然明显，则应及时调整针刺深度，或立即起针，防止出现弯针、断针、滞针。

5. 嘱咐患者注意经期及经间期的调养。经期应避免生冷饮食，避免冒雨和涉水工作，忌用冷水洗浴，注意保暖；避免剧烈运动和过度劳累，可进行适量的舒展运动，有利于缓解疼痛。

6. 在精神情绪方面，应避免情绪过度激动，避免暴怒、忧郁等负面情绪，消除经期前的恐惧心理，保持积极乐观的精神状态，有助于疾病的治疗和痊愈。

【病例设计与评估】

由学生设计原发性痛经病案，说明原发性痛经的辨证思维过程，并相互对其辨证要点、针灸治疗原则、处方用穴、针刺手法等进行评估。

病例实训十　蛇　丹

【临床实例】

王某，男性，52岁，因"右胸乳下疼痛伴红疹5天，加重伴水疱2天"来院就诊。患者于2004年3月28日在无明显诱因情况下出现右侧胸背部灼痛，并沿右第六、七肋发出少量红疹，次日红疹沿胸胁间增多至右乳下，疼痛加重并彻夜难眠，伴口干苦，烦躁，大便干燥，2天前局部红疹融合成片出现水疱，疼痛如刀割，遂来就诊。

患者发病前自觉情绪紧张，烦躁易怒，有受风史。既往有高血压病史2年余，平素口服尼莫地平片20mg，1日2次，血压控制在120/80mmHg左右。否认其他内科疾病史。有吸烟史近30年，每日20支。

查体：体温37.5℃，脉搏92次/分，呼吸21次/分，血压125/75mmHg。右侧沿第6、7肋间片状水疱延至右胸乳部，疹色鲜红，呈带状，未破溃。舌质红，苔薄黄，脉弦数。

中医诊断：蛇丹（肝经郁热型）。

西医诊断：带状疱疹。

治则：清热解毒止痛。

取穴：疱疹局部、曲池、支沟、合谷、太冲、侠溪。

操作：患处以毫针于疱疹带周围1寸处施针，针尖向皮损中心沿皮平刺，针间间隔

2寸，行泻法，余穴毫针刺0.5～1寸，留针30～40分钟。每周5次，休息2天，共治疗10次。

结果：红疹消退，疱疹局部结痂，疼痛基本缓解。

【临床辨析】

蛇丹又称缠腰火丹、蛇串疮、火带疮、火腰带毒、白蛇串等，是一种皮肤上出现簇集性水疱，痛如火燎的急性疱疹性皮肤病。其特点是常突然发生，簇集性水疱排列成带状，沿一侧周围神经分布区出现，伴有刺痛。常发生于腰胁、胸部、颜面、大腿内侧等处，一般不超过正中线。病程在2周左右，严重者可迁延数周。多发于春秋季节，以成年患者为多。相当于西医学的带状疱疹。

根据簇集性水疱、带状排列、单侧分布及伴有明显的神经痛等特点，不难诊断。有时需与单纯疱疹相鉴别，后者好发于皮肤、黏膜交界处，疼痛不著，多见于发热性疾病，且有反复发作倾向。

鉴别诊断：本病应与单纯疱疹、接触性皮炎、急性阑尾炎、胸膜炎相鉴别。

1. 单纯疱疹 好发于皮肤、黏膜交界处，分布无一定规律，水疱较小，壁薄易破，疼痛较轻，反复发病。

2. 接触性皮炎 有接触史，局限于该部位，与神经分布无关，自觉灼热、瘙痒，无神经痛。

3. 急性阑尾炎 右下腹痛及反跳痛，无带状疱疹的前后半侧带状疼痛，腰肌强直，发热，实验室检查显示白细胞增高。

4. 胸膜炎 其疼痛系呼吸时痛，不是皮肤痛，无触痛，根据全身症状、听诊、X线检查综合考虑予以鉴别。

此外，带状疱疹早期或无疹型带状疱疹的神经痛易被误诊为肋间神经痛及坐骨神经痛等。

该病例因右侧胸背部灼痛，2天前局部红疹融合成片出现水疱，疼痛如刀割就诊。由于患者素体阳亢，加之感受外邪，湿热郁滞于表，发为本病，故患者初起局部灼痛伴发红疹，后形成簇集性水疱；疹色鲜红，呈带状，未破溃；伴口干苦，烦躁，大便干燥；舌质红，苔薄黄，脉弦数，均为湿热之象，因此诊断为蛇丹（肝经郁热型）。

在临床实践中，肝经郁热是本病最为常见的证型，此外尚可见到脾经湿热证、瘀血阻络证等。脾经湿热可见皮损颜色较淡，疱壁松弛，并伴口渴不欲饮，纳差脘痞，大便时溏，舌红，苔黄腻，脉濡数；瘀血阻络以皮疹消退后局部疼痛不止为主要特征，并伴有心烦不寐，舌紫暗，苔薄白，脉弦细。

本案患者治以理郁清热、解毒止痛，取疱疹局部、曲池、支沟、合谷、太冲、侠溪等穴。疱疹局部围刺，可泻热引邪外出；曲池、合谷分别为手阳明大肠经合穴与原穴，可清泻阳明火热之邪；支沟为手少阳三焦经经穴，太冲为足厥阴肝经原穴，侠溪为足少阳胆经荥穴，三穴配合，上下相协，共泻风火邪毒，清利肝胆湿热。

随证配穴：肝经郁热加行间、大敦、阳陵泉以清利肝胆湿热；脾经湿热加血海、隐白、内庭以健脾运湿，化瘀止痛；瘀血阻络则根据皮疹部位不同加相应的穴位，以散瘀通络。

蛇丹的辨证思路可以归纳为表下-10。

表下-10 蛇丹辨证分析鉴别表

辨证	主症特点	伴随症状	处方
肝经郁热	皮损鲜红，疱壁紧张，灼热刺痛	伴口苦咽干，烦躁易怒，大便干或小便黄，苔薄黄或黄厚，脉弦滑数	疱疹局部、曲池、支沟、合谷、太冲、侠溪
脾经湿热	皮损颜色较淡，疱壁松弛	伴口渴不欲饮，纳差，胸脘痞满，大便时溏，舌红，苔黄腻，脉濡数	疱疹局部、曲池、合谷、阴陵泉、三阴交、血海
瘀血阻络	皮疹消退后局部疼痛不止	伴心烦不寐，舌紫暗，苔薄白，脉弦细	疱疹局部、合谷、曲池，颜面部加风池、太阳、攒竹、四白、颊车，腰腹部加三阴交、委中

【其他针灸治疗方法】

1. 皮肤针 用皮肤针叩刺疱疹及其周围皮肤，以刺破疱疹，使疱内液体流出，周围皮肤充血，以微出血为度，可加拔火罐，每日1次。

2. 耳针 取肝、肺、神门、肾上腺、皮质下、内分泌等穴，行耳穴埋针或耳穴压丸，每次3~4穴。

3. 火针

（1）循经取穴 以足太阳膀胱经为主，常用肺俞、肝俞、胆俞、脾俞，病变在腰以上配支沟，病变在腰以下配阳陵泉。

（2）局部取穴 于疱疹周围围刺。将针身置于酒精灯上烤灼，待针尖发亮时刺入穴位，直刺3mm，浅刺疾出，隔3日1次。

4. 灸法 取艾条于皮损周围悬灸约15分钟，配合膀胱经背俞穴，每次选取2~3穴，每穴5分钟，每日1次。

5. 穴位注射

（1）疼痛部位神经根区注射0.5%~1%普鲁卡因5~10mL。

（2）按部位选取相应穴位，交替注射病毒唑每次0.1g及维生素B_{12}每次0.5mL。

【针灸治疗蛇丹中的问题】

1. 急性痛期和后遗神经痛期的治疗应有所区别 蛇丹发病初期以实证为主，其病机多为肝胆郁热、脾胃湿热或瘀血阻络，亦可见虚实夹杂之证，患者多素体亏虚，又感受湿毒或风火之邪发而为病。应以清热利湿、解毒止痛、活血化瘀为治疗原则，临床上针灸治疗多采用患处围刺、局部点刺放血、火针等方法，取穴以荥穴、经穴为宜。而疱疹后神经痛列多发于老年或免疫力低下患者，在皮损痊愈后，以长时间的局部刺痛、跳痛、烧灼痛为主要症状，此期的病机则以肝肾阴虚、血虚为重，治疗上在活血化瘀止痛的基础上应着重于补益肝肾、滋阴养血等，除采用毫针刺外，常配合局部施灸、耳针等治疗，选穴也要配合相应背俞穴及补益之穴。

2. 蛇丹针灸后的处理 针刺治疗本病效果好，早期应用针灸治疗能减轻后遗神经痛的症状。大多数病例可在 2~4 周痊愈，且终身免疫。少数病例合并局部化脓感染须配合外科抗病毒、消炎处理，并预防继发感染。

【病例设计与评估】

由学生设计瘀血阻络型蛇丹病案，说明瘀血阻络型蛇丹的辨证思维过程，并相互对其辨证要点、针灸治疗原则、处方用穴、针刺手法等进行评估。

病例实训十一 耳 鸣

【临床实例】

刘某，女，65 岁，因"耳鸣 2 月余"来院就诊。

患者 2 个月前在无明显诱因情况下突然出现耳内鸣响，如夏日蝉鸣，右耳为重，听力下降。既往多发性腔隙性脑梗死 2 年，未见神经功能缺损症状。曾于五官科医院就诊未见缓解。检查：耳鸣，头昏，注意力不易集中，情绪激动，焦虑，纳差，寐欠安，面色萎黄，舌红，少苔，脉细。

中医诊断：耳鸣（虚证）。

西医诊断：神经性耳鸣。

治则：健脾益肾。

取穴：中渚、听会、翳风、侠溪、足三里、三阴交。

操作：针刺得气后施行平补平泻法，留针 30 分钟。隔日 1 次，10 次为 1 疗程。

结果：首次治疗后患者诉耳鸣响度及每日发作次数较前好转，10 次治疗后，耳鸣基本消除，伴随症状消失。患者至今仍每周要求治疗 1~2 次以巩固疗效。2 个疗程后耳鸣缓解。

【临床辨析】

耳鸣是指耳内鸣响，如蝉如潮，妨碍听觉，耳鸣患者多合并听力减退。中医学认为，耳为胆经所辖，若情志不舒，气机郁结，气郁化火，或暴怒伤肝，逆气上冲，循经上扰清窍，或饮食不节，水湿内停，聚而为痰，痰郁化火，以致蒙蔽清窍发为本病；素体不足或病后精气不充，恣情纵欲等可使肾气耗伤，髓海空虚，导致耳窍失聪；或饮食劳倦，损伤脾胃，使气血生化之源不足，经脉空虚不能上承于耳亦可发为本病。

该患者耳鸣突发时应属实证，但来就诊时发病已 2 月余：症状时轻时重，未见缓解，面色萎黄，舌红，少苔，脉细，此时证属虚证，支持"耳鸣（虚证）"诊断。

诊断为耳鸣后应辨清实证虚证，治疗才有的放矢。实证表现为，因情志不舒，郁怒肝，肝胆之火上攻者，发病突然，耳内有雷鸣或闻潮声，可自行缓解，常于恼怒后发生或加重，可突然丧失听力而出现"暴聋"；若痰热郁结日久则双耳呼呼作响，耳内闭塞憋气感明显，兼见头昏头痛，口苦咽干，烦躁不宁，舌红苔黄，脉弦数。虚证表现为，禀赋不足，脾胃肾经失养，耳鸣常在劳累后加重，耳内常有蝉鸣之声，时作时止，或昼夜不息，入夜加重，听力逐渐减退，兼见虚烦失眠，头晕目眩，食欲不振，面目萎黄，舌红或淡，少苔，脉细。

本例患者治以清肝泻火、豁痰开窍、健脾益气，取翳风、听会、侠溪、中渚等穴。手足少阳经脉循耳之前后，取翳风、听会以疏导少阳经气；侠溪清泻肝胆之火；中渚泻三焦火而清窍；足三里、三阴交健脾益气，祛湿化浊。诸穴相配通上达下，通经活络。针刺得气后补虚泻实，留针30分钟，隔日1次。

随证配穴：肝胆火盛配太冲，肾虚配肾俞。

耳鸣的辨证思路可以归纳为表下-11。

表下-11 耳鸣辨证分析鉴别表

辨证		主症特点	伴随症状	处方
实证	肝胆实热	发病突然，耳内有雷鸣或闻潮声，可自行缓解，日久则双耳呼呼作响，耳内闭塞、憋气感明显	常于恼怒后发生或加重，可突然丧失听力而出现"暴聋"	翳风、听会
	痰热郁结		头昏头痛，口苦咽干，烦躁不宁，舌红苔黄，脉弦数	侠溪、中渚
虚证		常在劳累后加重，耳内常有蝉鸣之声，时作时止，或昼夜不息，入夜加重，听力逐渐减退	虚烦失眠，头晕目眩，食欲不振，面目萎黄，舌红或淡，少苔，脉细	太溪、照海、听宫

【其他针灸治疗方法】

1. 皮肤针

取穴：晕听区。

操作：每日针1次，每次留针30~40分钟。留针时间歇运针，10次为1疗程。

2. 耳针

取穴：皮质下、内分泌、肝、肾。

操作：可每日1次，两侧耳穴交替使用。若同时取双侧耳穴治疗，则每周针3次，每次留针30~60分钟，15~20次为1疗程。

3. 穴位注射

取穴：听宫、翳风、完骨、肾俞等穴。

操作：采用654-2注射液，每次两侧各选1穴，每穴注射5mg；或用维生素B_{12}注射液，每穴注射0.2~0.5mL。也可用普鲁卡因作穴位封闭。

【针灸治疗耳鸣中的问题】

1. 耳鸣治疗辨虚实 耳鸣是指耳内鸣响，如蝉如潮，妨碍听觉，一部分患者还会出现听力不同程度减退或失听，甚至发展为耳聋。根据耳鸣声的来源分为神经源性耳鸣、血管源性耳鸣、肌源性耳鸣、呼吸性耳鸣等。临床上耳鸣以老年患者多见，根据"能否接受外来噪音"来辨别虚实，"能接受外来噪音"属虚证，"拒绝外来噪音"属实证。以外关、听会或听宫、翳风为主穴；肝气郁结、经络阻滞型配太冲、阳陵泉、丘墟；脾胃虚弱型配足三里、三阴交；肾虚型配太溪、肾俞；肝胆火旺型配太冲、侠溪；外感型配风池。一般采用捻转补泻手法，虚证宜用补法，实证宜用泻法。

2. 针灸疗法取穴规律

（1）辨经、辨证结合　以手足少阳（手太阳）经穴为主。因手足少阳经脉均"从耳后入耳中，出走耳前"，手太阳经脉"却入耳中"，所谓"经脉所过，主治所及"。耳鸣的中医辨证可分为肝胆火旺、痰火郁结、外感风热、脾胃虚弱及肾虚型，故还需依证型不同而配穴治疗。

（2）局部、远端配穴　"病在上取之下"，远近循经配合取穴，可起到通上达下的作用。

3. 针灸疗法的优势　针灸疗法治疗耳鸣有较好疗效，能缩短疗程，并可使兼症得以改善。对于病程短、年龄轻、不伴耳聋者疗效尤佳，且实证患者好于虚证患者。与其他疗法相比，针灸疗法还具有操作简便、安全无副作用、痛苦小、花费少等优点，故值得推广和应用，前景广阔。

4. 耳鸣针灸治疗后的处理　耳鸣的针灸治疗多在头面部选穴，应注意取针后穴位的按压，以防出血。

【病例设计与评估】

由学生设计实证耳鸣病案，说明实证耳鸣的辨证思维过程，并相互对其辨证要点、针灸治疗原则、处方用穴、针刺手法等进行评估。

病例实训十二　肥胖症

【临床实例】

刘某，女，40岁，因"体重进行性增加1年"至院就诊。

患者近1年来体重增加7.5kg，伴胸闷便溏，带下黏稠，遂至医院就诊。患者形体肥胖，伴体倦乏力，头目昏沉，嗜睡，食欲欠振，胸闷漾恶，大便稀溏，带下量多，色白质黏稠，月经量少，舌胖，苔白腻，脉滑。患者就诊时身高164cm，体重76kg，腰围106cm、臀围115cm，BMI为28.26，内脏脂肪率为8。查血脂示：血清胆固醇6mmol/L，甘油三酯1.7mmol/L，高密度脂蛋白1.0mmol/L，低密度脂蛋白3.61mmol/L。由于减肥心切患者曾自行服用芬氟拉明片进行治疗，后自感呕恶、口渴、嗜睡，遂停药。

患者既往有高脂血症史1年，未曾服用药物进行治疗。无其他疾病史。现身疲体倦，面色苍白，腹形肥胖，双下肢略有水肿，舌胖，苔白腻，脉滑。

中医诊断：肥胖（脾虚湿盛型）。

西医诊断：肥胖症合并高脂血症。

治则：化痰除湿，温补脾阳。

取穴：中脘、脾俞、水分、关元、足三里、丰隆、三阴交、阴陵泉。

操作：用毫针直刺1~1.5寸，平补平泻法，加用电针刺激（疏密波），留针30分钟。每周5次，休息2天。

结果：治疗10次之后，双下肢水肿消失，体重减轻7kg，患者自觉神清气爽，体力明显增加。治疗期间患者可配合饮食调理及适量运动,加强疗效。

【临床辨析】

人体脂肪积聚过多,体重超过标准体重的20%以上时即称肥胖症。中医学认为,肥胖分虚实两端,所谓"肥人多痰湿""肥人多气虚"。脾为后天之本,主运化水谷精微。若嗜食肥甘厚味,脂膏存积过多,致使脾失健运,日久痰湿内生,或素体脾气虚弱,气化失司,水液输布失常,蓄积体内,可致形体肥胖。根据其临床表现可大致分为三种证候:胃肠实热、脾虚湿盛、肝郁气滞。

该患者由于"体重进行性增加1年"就诊,刻下:患者身高164cm,体重76kg,腰围106cm,臀围115cm,BMI为28.26【BMI=体重(kg)/身高的平方(m^2)】。患者形体肥胖,伴体倦乏力,头目昏沉,嗜睡,食欲欠振,胸闷漾恶,大便稀溏,带下量多,色白质黏稠,月经量少,舌胖,苔白腻,脉滑。综合分析可发现,体倦乏力,头目昏沉,嗜睡,胸闷漾恶,乃痰湿内盛;食欲欠振,大便稀溏,带下量多,色白质黏稠,舌胖,苔白腻,脉滑为脾气虚弱。脾气虚弱,痰湿内盛,以致水液输布失常,蓄积体内,而致形体肥胖。因此诊断为肥胖症脾虚湿盛型。

在临床上,脾虚湿盛的患者占有较大比例,此外还有胃肠实热等证型。胃肠实热型患者可见:上下均匀或上腰部结实,食欲亢进,舌质红,苔黄腻,脉滑有力。肝郁气滞型患者可见:胸胁胀满,连及乳房和胸脘,苔薄白,脉弦。

本例患者治以化痰除湿、温补脾阳,取中脘、脾俞、水分、关元、天枢、足三里、丰隆、三阴交、阴陵泉等穴。关元补益肝肾;天枢调理肠道;水分通调水道,利尿消肿;丰隆化痰除湿;阴陵泉、三阴交、足三里共奏健脾化湿之效;中脘、脾俞乃俞募配穴,可加强脾胃健运水湿的功能。针刺得气后施行平补平泻,留针30分钟;天枢、水分可配合电针刺激。

随证配穴:食欲亢进者配上脘、手三里;便秘配大横、腹结;月经稀少或闭经配带脉、子宫、归来;浮肿配上脘、太渊、阴谷、复溜。

肥胖症的辨证思路可以归纳为表下-12。

表下-12 肥胖症辨证分析鉴别表

辨证	主症特点	伴随症状	处方
脾虚湿盛	形体肥胖,体重超过标准体重的20%	神疲乏力,大便溏泄,小便如常或尿少,舌质淡胖,苔白腻,脉滑或细软无力	中脘、脾俞、水分、关元、天枢、足三里、丰隆、三阴交、阴陵泉
胃肠实热		上下均匀或上腰部结实,食欲亢进,舌质红,苔黄腻,脉滑有力	天枢、大肠俞、曲池、支沟、内庭、足三里、上巨虚、下巨虚
肝郁气滞		胸胁胀满,连及乳房和胸脘,苔薄白,脉弦	中脘、肝俞、足三里、支沟、行间、阳陵泉、三阴交、太冲

【其他针灸治疗方法】

1. 耳针

取穴:脾、胃、三焦、大肠、内分泌、神门、交感。

操作：中等刺激，每次2~3穴，每日1次，留针30分钟。或采用耳穴埋针或压丸，可在饥饿时、餐前半小时及其临睡前自行按压2~3分钟，以局部有酸疼感为度，同时配合饮食、运动效果佳。

2. 艾灸

取穴：脾俞、三焦俞、肾俞、命门、气海、关元、大赫、大横、水分、天枢。

操作：每次选穴2~3个，每穴灸5壮，每日1次，1个月为1疗程，施灸时各穴轮换，此法适用于虚寒型肥胖患者，以脾肾阳虚型效果为佳。

3. 皮肤针叩刺

取穴：腰背部夹脊穴，足太阳膀胱经背俞穴，或肥胖部位。

操作：中等强度刺激，以叩刺部位微微渗血为佳，每日1次。

4. 指压或器械按摩

取穴：一般直接在肥胖部位施术。

操作：腹部要求按照顺时针方向按摩，以通调腹气。

【针灸治疗减肥中的问题】

1. 关于针灸减肥疗效 针灸对单纯性肥胖疗效确切，而单纯性肥胖又以获得性肥胖治疗效果最佳。针灸不但具有短期疗效，而且具有较稳定的远期疗效。当减肥收到成效时，只要注意饮食调控，多活动加以锻炼，停针后一般不会发生反弹。有效病例经过治疗后可出现食欲减低，饥饿感消失，大便通畅，精神好转。客观指标出现体重减轻，腰围减小。

2. 关于针灸减肥针刺深浅的讨论 根据中医学皮部理论，浅刺与《内经》刺法中的"浮刺""毛刺""扬刺"等及现代的"浮针疗法"有相类似之处，即皮下进针，不达肌层（刺入皮下约0.5寸），以针入脂肪层为度。《素问·皮部论》曰："凡十二经脉者，皮之部也。"十二皮部是十二经脉功能活动反映于体表的部位，也是络脉之气散布之所在，通过刺激皮部，调整相应经络和脏腑的功能，促使气血运行通畅，以使机体达到平衡。同时，根据人体解剖学，皮肤在结构上可分为表皮、真皮和皮下组织。真皮中含有丰富的血管、淋巴管和神经，皮下组织由疏松结缔组织和大量脂肪组织所组成。正常人的皮肤厚度在0.5~4.0mm之间。针刺手法操作宜轻、快，不强求针感，刺激量较弱，患者更易接受。

3. 针灸减肥治疗中的行为治疗

（1）戒瘾期 患者必须戒除依赖的食物。

（2）减重期 除了继续调控饮食结构之外，还要配合规律的运动及其作息。

4. 针灸治疗高脂血症的原则 针灸降脂调脂的法则很多，以活血化瘀、疏肝利胆、温补肾阳、通腑顺气等为主要法则。但一定要抓住健脾补肾两大关键，立足于调理先天之本和后天之本，抓住脾失健运、痰湿内阻这一病机关键。痰生成于脾，也化于脾，高脂血症为血中痰浊，那么中医治疗则重在健脾化痰。针灸调脂核心处方第一重用任脉等下腹部穴位，第二重用脾胃穴位。

任脉循行于脏腑所在的胸腹正中。中医学认为，任脉所在的下腹部，是肾间动气，元气由此处发出,因此任脉下腹部穴位多有强身健体的作用。对脾肾亏虚不严重的患者单用下腹部穴位气海、关元即可。如果患者脾肾亏虚日久,症状多样,还要考虑加用脏腑背俞穴,如肾俞、脾俞、胃俞、命门俞。

足阳明胃经为多气多血之经,补之则使气血旺盛,泻之则使气血通畅。其中足三里是胃之下合穴,有补益脾胃、消滞助运的功能,丰隆为足阳明经的络穴,可化痰消浊,运脾通腑。

脾胃二经互为表里,三阴交、阴陵泉是脾经常用穴,分别为足三阴经的交会穴及其脾经的合穴,有调理脾胃、化湿利水的功能。

【病例设计与评估】

由学生设计胃肠实热型肥胖症病案,说明胃肠实热型肥胖症的辨证思维过程,并相互对其辨证要点、针灸治疗原则、处方用穴、针刺手法等进行评估。

病例实训十三 遗 尿

【临床实例】

张某,男,6岁,因尿床3年来院就诊。

自幼一直尿床,每夜1~2次,白天小便清长,大便成形,无口干。多方治疗无效,经介绍来针灸科治疗。检查:面色淡白,精神不振,反应迟钝,形体消瘦,手足发凉,舌质淡红,苔薄白,脉沉细无力。

中医诊断:遗尿(肾气不足型)。

西医诊断:遗尿。

治则:补肾固气,约束膀胱。

取穴:中极、关元、三阴交、肾俞、膀胱俞。

操作:针刺得气后施行补法并温针灸,留针20分钟;关元穴隔附子饼灸,每次30分钟。隔日1次,5次为1疗程,疗程间隔3~5天。

结果:治疗3次后症情改善,2个疗程后未再夜遗,随访3个月遗尿未再作。治疗期间嘱其父母培养患儿按时排尿习惯,加强营养。

【临床辨析】

小儿遗尿的临床表现为睡中尿床,数夜或每夜1次,甚至一夜数次。中医学认为,遗尿多因肾气不足,下元亏损,或脾肺两虚,下焦湿热等导致膀胱约束无力而发生。肾司固藏,主气化;膀胱为"州都之官",有排泄小便的功能。根据其临床表现可大致分为3种证候:肾气不足、肺脾气虚、肝经湿热。

该患儿自幼一直尿床,每夜1~2次不等,白天小便清长,大便成形,无口干,面色淡白,精神不振,反应迟钝,形体消瘦,手足发凉,舌质淡红,苔薄白,脉沉细无力。白天小便清长、夜间遗尿乃肾气不固;精神不振,反应迟钝,形体消瘦,手足发凉,舌质淡红,苔薄白,脉沉细无力为元气亏虚,肾气不足,下元不能固摄,以致膀胱约束无权而发生遗尿,因此诊断为遗尿肾气不足型。

在临床上，肾气不足型的患儿占有较大比例，此外还有肺脾气虚、肝经湿热等证型。肺脾气虚型患儿可见：尿频量少，一经劳累尿床加重，面白气短，食欲不振，大便易溏，舌淡苔白，脉多细而无力。多因肺脾两虚，上虚不能制下，膀胱失约而发为遗尿。肝经湿热型患儿可见：遗尿量不多，色黄腥臊，夜梦纷纭，急躁易怒，面赤唇红，口干，舌红，苔黄，脉弦数。多因肝经郁热，导致下焦湿热迫注膀胱而致遗尿。

本例患儿治以补肾固气、约束膀胱，取中极、关元、三阴交、肾俞、膀胱俞等穴。关元补益下焦元阳；肾俞补肾气；中极、膀胱俞为俞募配穴，可加强膀胱约束功能；三阴交为足三阴经交会穴，可培补脾肾。针刺得气后施行补法并温针灸，留针20分钟；关元穴用隔附子饼灸，每次30分钟。隔日1次。

随证配穴：小便频数者加灸大敦，大便溏薄者加天枢，夜梦多者加神门。

遗尿的辨证思路可以归纳为表下-13。

表下-13 遗尿辨证分析鉴别表

辨证	主症特点	伴随症状	处方
肾气不足	睡中尿床，数夜或每夜1次，甚至一夜数次	面色淡白，精神疲乏，肢冷畏寒，反应迟钝，腰腿乏力，白天小便亦多，甚至难以控制，舌淡，脉沉细	关元、肾俞、中极、三阴交、膀胱俞
肺脾气虚		尿频量少，一经劳累尿床加重，面白气短，食欲不振，大便易溏，舌淡苔白，脉多细而无力	列缺、肺俞、脾俞、气海、足三里
肝经湿热		遗尿量不多，色黄腥臊，夜梦纷纭，急躁易怒，面赤唇红，口干，舌红，苔黄，脉弦数	中极、三阴交、膀胱俞、行间、阴陵泉

【其他针灸治疗方法】

1. 皮肤针

取穴：胸4至腰2夹脊、关元、气海、曲骨、肾俞、三阴交。

操作：用皮肤针叩刺，至皮肤发红为度。每日1次。

2. 耳针

取穴：肾、膀胱、皮质下、敏感点、肝、内分泌、尿道等。

操作：中等刺激，每次2~3穴，每日1次，留针30分钟，亦可耳穴埋针或压丸。

3. 头针

取穴：足运感区、生殖区。

操作：沿皮刺，捻转1分钟，或用电针，留针30分钟。

4. 穴位注射

取穴：肾俞、次髎、会阴或三阴交。

操作：用1%普鲁卡因注射液，每穴1mL，每次1穴，3穴交替使用，隔日1次。

5. 激光照射

取穴：关元、中极、足三里、三阴交。

操作：用氦-氖激光治疗仪每穴照射3分钟左右，每日1次。

6. 腕踝针

取穴：内侧三阴交与跟腱连线中点．

操作：与皮肤成30°角进针，深度约1.5寸。

7. 梅花针

取穴：百会、三阴交、关元、膀胱俞、中极。

操作：选用橄榄式梅花针，医生在需叩刺的穴位部轻轻揉按，并向四周呈放射状推按，然后叩刺。一般采用轻或中等刺激。在胸椎、腰椎、骶椎阳性反应区采用较重刺激。

8. 皮内针

取穴：关元、肾俞、三阴交、太溪。

操作：选用麦粒型皮内针，常规以酒精消毒，沿皮下快速刺入1cm，针柄留于体外，用胶布固定。

【针灸治疗小儿遗尿中的问题】

1. 小儿耳针及头针操作注意事项 耳针治疗小儿遗尿操作时应注意：①严格消毒，防止感染。②耳郭上有湿疹、溃疡、冻疮溃破等不宜使用耳穴。③用压籽法时，应防止胶布潮湿或污染。如对胶布过敏，可缩短贴压时间。按压时勿搓揉，以免搓破皮肤造成感染。④使用埋针法时，注意埋针处不要淋湿浸泡，夏季应缩短埋针时间，避免感染。⑤注意晕针现象，一旦出现及时处理。

小儿囟门未闭合时，头部穴位宜慎刺。

2. 小儿遗尿患者的四诊注意事项

（1）问诊 对于小儿患者，要和蔼可亲，给予更多的耐心，用通俗易懂的语言，全面地收集资料，不可凭个人主观臆测去暗示、套问。

（2）望诊 对患儿的精神、色泽、形体、姿态等进行整体观察。局部要看头面、五官、躯体、四肢、二阴、皮肤，观察舌质（颜色、形态、动态）和舌苔（苔质和苔色），尤其应注意观察患儿掌纹变化。

（3）闻诊 包括听声音和嗅气味。

（4）切诊 掌握小儿脉诊法的操作。3岁以内，以拇指按于掌后高骨，不分三部，以定至数为主；3~5岁，以高骨中线为关；6~8岁，向高骨的前后两侧挪动拇指，诊寸、关、尺；9岁以上，可按成人脉取脉。

3. 小儿遗尿的针灸治疗常规穴位的定位 可采用体表标志法、骨度分寸法、手指比量法或简便取穴法。

4. 小儿遗尿的危害 儿童在3岁以后仍持续尿床，是神经系统发育缓慢的表现，医学上认定为遗尿症。尿床难愈，尿味难闻，易使孩子形成羞愧、胆怯、自卑心理，造成性格缺陷。遗尿症严重影响大脑发育，常会出现身体矮小、反应迟钝，导致学习成绩下降。尿床严重影响着孩子的身心健康，是一种大病，但往往不被孩子家长所重视，甚至有的家长还打骂孩子、怒斥孩子，使其得不到治疗的同时，免疫力持续下降，智商降低或提高速度减慢，心理障碍增加。根据世界卫生组织跟踪调查的资料显示，尿床的孩子其智商比正常的孩子低 20%～26%，且尿床史越长，情况就越严重，应及时给予治疗。

【病例设计与评估】

由学生设计肺脾气虚型小儿遗尿病案，说明肺脾气虚型遗尿的辨证思维过程，并相互对其辨证要点、针灸治疗原则、处方用穴、针刺手法等进行评估。

病例实训十四　颈椎病

【临床实例】

谈某，男，32 岁，因颈背肩痛 1 个月于 2007 年 9 月 4 日来院就诊。

患者自诉 1 个月前因劳累后受寒诱发颈枕部板滞强痛，颈部活动受限，伴右侧肩背部僵硬，无肢体麻木，受风遇寒加重。曾在外院治疗后稍有好转。刻诊：颈部活动受限，颈枕部板滞强痛，伴右侧肩背部僵硬，微恶寒，无头昏发热，胃纳可，夜寐不安，二便可。颈枕部压痛明显，颈 4～6 棘突右侧压痛阳性，右臂丛牵拉、椎间孔挤压试验阳性，双侧 Hoffmann 征阴性，四肢肌力、肌张力正常，生理反射存在，病理反射未引出。舌淡苔薄白，脉弦紧。X 线片示：颈椎弧度变直，颈椎退行性变。

中医诊断：颈痹（风寒阻络型）。

西医诊断：神经根型颈椎病。

治则：疏风祛寒，通络止痛。

取穴：颈夹脊、风池、大椎、阿是穴、风门、肺俞、肩井、外关、合谷。

操作：平补平泻手法，颈夹脊穴针尾加用电针，频率 2Hz，每次通电 20 分钟，每日 1 次。10 次为 1 疗程。

结果：治疗 3 次后板滞疼痛症状明显改善，5 次后肢体麻木症状好转，8 次后诸症皆愈。

【临床辨析】

颈椎病主要为颈椎椎间盘组织退行性变及其继发椎间关节病理改变，累及其周围组织结构（脊神经根、脊髓、椎动脉、交感神经），属中医学"痹证"范畴。在颈椎退变的基础上，颈项部受寒，使局部肌肉痉挛，血供减少，造成增生物对其周围软组织的过度刺激而发生局部损伤性炎症，从而诱发本病。目前临床上将颈椎病分为 4 型：神经根型、脊髓型、椎动脉型、交感神经型。

该患者劳伤颈肩部，且感受风寒，寒性收引，侵入颈肩部肌肉，则见颈项板滞强硬；寒邪闭阻经络，气血不得流通，运行不畅，不通则痛；劳损局部，筋骨失于濡养，则见活动不利。因此诊断为颈痹（风寒阻络型）。

在临床上，神经根型颈椎病占有较大比例，此外还有脊髓型、椎动脉型、交感神经型。脊髓型患者可见：上、下肢麻木伴活动功能障碍，甚至瘫痪伴感觉功能异常。椎动脉型可见：以一过性脑缺血为主症，因颈椎关节病变刺激压迫椎动脉而引起。交感神经型可见：多器官、多系统的反射性交感神经营养不良症状，因颈椎关节病变刺激压迫交感神经而引起。

本例患者治以疏风祛寒、通络止痛，取颈夹脊、风池、大椎、阿是穴、风门、肺俞、肩井、外关、合谷等穴。针刺得气后施行平补平泻手法，颈夹脊穴针尾加用电针，频率2Hz，每次通电、留针30分钟。

颈椎病的辨证思路可以归纳为表下-14。

表下-14 颈椎病辨证分析鉴别表

分型	临床症状	处方
神经根型	颈肩痛或颈枕痛及枕部感觉障碍等；或出现颈僵，活动受限，有一侧或两侧颈、肩、臂放射性痛，并伴有患侧的手指麻木，握力下降等；臂丛牵拉试验阳性	颈夹脊、风池、大椎、风门、肺俞、肩井、外关、曲池、合谷
椎动脉型	头晕、头痛，转头时即感头晕、恶心、呕吐，耳鸣耳聋，视物不清，四肢麻木无力，甚至猝倒，但无意识障碍	颈夹脊、风池、大椎、天柱、印堂、太阳、三间、行间
脊髓型	早期下肢无力、发紧发麻，行走困难和大小便功能障碍，胸腹部有束带感。随后上肢麻木，活动功能障碍，甚至四肢瘫痪；下肢常伴痛温觉障碍，生理反射（肱二、三头肌反射、膝、踝反射）亢进，肌张力增高，病理反射阳性	颈夹脊、风池、大椎、天柱、肩髎、阳池、秩边、风市、足三里、阳陵泉、丘墟
交感神经型	枕部痛，头晕或偏头痛，心慌、胸闷，肢凉、肤温低或手足发热，四肢酸胀等，一般无上肢放射痛或麻木感	颈夹脊、风池、大椎、风府、百会、太冲、血海、肝俞、心俞

【其他针灸治疗方法】

1. 电针

取穴：参照体针法取穴。

操作：进针得气后，颈夹脊穴针尾连接电针仪，先用连续波5分钟，后改疏密波，电流强度以患者能耐受为限。通电时间为20分钟，每日1次，10次为1疗程，间歇3~5日。

2. 穴位注射

取穴：参照体针法取穴选择2~3个穴位。

操作：用红花注射液，按穴位注射法操作常规进针，得气后，抽无回血，每穴注射0.5~1mL。每隔3日注射1次，10次为1疗程。每次选穴不宜过多，可交替应用。

3. 刺络拔罐

取穴：参照体针法取穴。

操作：选择病变颈椎两侧膀胱经循行部位，用皮肤针叩刺，轻微出血后拔罐5~10分钟。每周2~3次。

【针灸治疗颈椎病中的问题】

1. 应用颈夹脊穴治疗颈椎病的中医理论基础 《灵枢·经脉》曰："督脉之别，名曰长强，夹脊上项，散头上，下当肩胛左右，别走太阳，入贯膂。"又云："膀胱足太阳之脉……夹脊，抵腰中。"《难经》说："督脉者，起于下极之俞，并于脊里，上至风府，入属于脑，上颠循额，至鼻柱，阳脉之海也。"可以看出，督脉之别和膀胱经夹脊而行，且前者由督脉"别走太阳"，就是说督脉有与足太阳经同行者及相通者，其络脉深入在脊柱的两旁，与足太阳膀胱经的循行相贯通。足太阳膀胱经乃经脉的核心，督脉"总督诸阳"，为"阳脉之海"，二脉又同络于脑，行于人体阳中之阳背部，在循行上密切联系，在生理上息息相通。夹脊穴分布恰是督脉与足太阳膀胱经经气外延重叠覆盖之处，夹脊穴在此处联络沟通二脉，具有调控二脉的枢纽作用，针灸夹脊穴可起到调节两经的整合作用。

足太阳膀胱经络肾属膀胱，与心、脑等直接联系，为一身之巨阳；头背部为诸阳经统率诸阴经会合之处。五脏六腑之气均输注于足太阳膀胱经，从某种意义上来讲，足太阳膀胱经是五脏六腑的统领联络经脉，是与脏腑精气直接相通的部位，夹脊穴与背俞穴位置邻近，且在同一水平线上，针刺可调节脏腑气血。膀胱经主"筋"所生病，其主治病症包括"项、背、腰、尻、腘、腨、脚皆痛，小指不用"。

以上均为夹脊穴的临床应用提供了理论依据。"经脉所过，主治所及"，因此，针刺颈夹脊穴治疗颈椎病，一是通过督脉调整全身的经络气血，即调整神的物质基础以住痛；二是通过督脉与脑和脊髓的联系，调神以治痛；三是通过调整足太阳经而通络止痛。

2. 针灸治疗颈椎病的注意事项

（1）应严格掌握颈背部腧穴针刺深度，一般为 0.8～1.0 寸；应避开明显的血管，防止出血；拔罐时应注意留罐时间。

（2）对于体质虚弱者，应注意选穴及手法的轻重，补泻适宜，防止晕针。

（3）应注意排除脊椎结核、肿瘤等疾病，不属于针灸治疗范围。

（4）针灸治疗神经根型和椎动脉型效果显著，脊髓型较差，应尽早确诊引起颈椎病的病因，如为椎间盘突出或骨赘压迫脊髓引起的颈椎病，应及时采取综合治疗措施，包括外科手术。

（5）本病易复发，在治疗的同时应嘱患者避免长期低头工作，睡眠时枕头高度合适，平时应进行适当的功能锻炼，注意避风寒、寒湿之邪侵袭。

【病例设计与评估】

由学生设计颈椎病病案，说明颈椎病的辨证思维过程，并相互对其辨证要点、针灸治疗原则、处方用穴、针刺手法等进行评估。

病例实训十五　肘　劳

【临床实例】

王某，女，42 岁，2007 年 11 月 13 日因"右肘关节疼痛半年"至院就诊。

半年前因过度劳动出现右肘关节疼痛，无前臂及肩臂部疼痛，有握物无力感，并逐渐加重。检查：右肱骨外上髁稍肿胀，压痛明显，前臂内、外旋受限，Mill 试验（+），前臂伸肌抗阻力试验（+），不能握拳。舌质偏暗，脉细涩。

否认外伤手术史。

中医诊断：网球肘（气滞血瘀型）。

西医诊断：肱骨外上髁炎。

治则：舒筋通络活血。

取穴：曲池、手三里、合谷、肘髎、阿是穴。

操作：针刺得气后用泻法，留针30分钟。隔日1次，5次为1疗程，疗程间隔3～5天。

结果：治疗1次后症状即有所改善，3个月后痊愈。

【临床辨析】

肘劳是以肘部疼痛、关节活动障碍为主症的疾病，属中医学"伤筋"、"痹证"范畴，又名网球肘，多由慢性劳损所致。多见于从事旋转前臂、屈伸肘关节和肘部长期受震荡工作的劳动者。中医学认为，劳累汗出，营卫不固，寒湿侵袭肘部经络，使气血阻滞不畅；长期从事旋前、伸腕等剧烈运动，使筋脉损伤，瘀血内停等均可导致肘部经气不通，不通则痛。

该患者半年前因过度劳动出现右肘关节疼痛，并逐渐加重，近来活动极度受限，右肱骨外上髁有明显压痛，前臂内、外旋受限，Mill试验（+），前臂伸肌抗阻力试验（+），不能握拳，表明是因局部劳损引起的筋脉损伤，瘀血内停。舌质偏暗、脉细涩也表明该患者经络瘀滞不通。因此诊断为气滞血瘀型肘劳。

本病起病缓慢，初起时在劳累后偶感肘外侧疼痛，握物无力，延久则有加重。用力握拳及做前臂旋转动作如拧毛巾时疼痛加剧，严重时疼痛甚至可向前臂及肩臂部放射，肘关节活动正常。检查局部多不红肿，较重时局部可有微热，压痛明显，做抗阻力的腕关节背伸和前臂旋后动作可引起患处的疼痛，Mill试验（+），前臂伸肌抗阻力试验（+）。若为肱骨内上髁炎，肿痛和压痛在内侧，抗阻力屈腕时疼痛较明显，且抗阻力旋前试验（+）。若为尺骨鹰嘴滑囊炎，则以尺骨鹰嘴圆形肿胀为主要表现，肿痛和压痛在肘后侧，伸屈轻度受限。

本例患者治以舒筋活血、通络止痛，取曲池、肘髎、手三里、合谷、阿是穴。肘劳好发于肘外侧，此乃手阳明经脉所过之处，阳明为多气多血之经，又"主润宗筋"，对劳损引起的肘关节疼痛，取手阳明经曲池、肘髎、手三里、合谷旨在疏通经络气血；配用阿是穴以祛邪活络，舒筋止痛。手阳明经穴按常规针刺；阿是穴可做多向透刺或多针齐刺，留针20～30分钟；并可同时施灸，也可在痛点拔火罐。隔日1次。

该患者治疗1次后症状即有所改善，3个月后痊愈。治疗期间应嘱其尽量减少肘部活动，注意保暖。

随证配穴：下臂旋前受限者加下廉；下臂旋后受限者加尺泽；肘内侧疼痛加少海、小海、天井；肘尖疼痛加天井、肘尖。

肘劳的辨证思路可以归纳为表下-15。

表下-15　肘劳辨证分析鉴别表

分型	临床症状	处方
肘关节外上方	肱骨外上髁周围有明显压痛点	阿是穴、曲池、肘髎、手三里、合谷
肘关节内下方	肱骨内上髁周围有明显压痛点	阿是穴、阳谷、小海
肘关节外部	尺骨鹰嘴处有明显压痛点	阿是穴、外关、天井

【其他针灸治疗方法】

1. 刺络拔罐　皮肤针叩刺局部皮肤出血，再用小火罐拔5分钟左右，使之出血少许。

2. 耳针

取穴：敏感点、肘、肾上腺、神门、皮质下等。

操作：针刺并留针15～30分钟；或埋针24小时；疼痛剧烈者，也可用三棱针点刺耳尖和相应部位敏感点出血。

3. 火针

取穴：阿是穴。

操作：常规消毒后将火针置酒精灯上烧红，迅速点刺。

4. 电针

取穴：曲池、肘髎、手三里、合谷、阿是穴等。

操作：针刺后接通电针仪，连续波或疏密波刺激15分钟左右。

5. 穴位注射

选穴：曲池或阿是穴。

操作：强的松25mg加1%普鲁卡因注射液2mL注入。

6. 针刀　局部常规消毒后，用强的松龙25mg与2%利多卡因2mL混合液在肱骨外上髁周围封闭。使针刀刀口线与伸腕肌纤维走向平行刺入肱骨外上髁皮下，先纵行剥离2～3刀，再向近端与远端各疏通剥离2～3刀，然后使针身与平面成45°角左右，用横行铲剥法，使刀口紧贴骨面剥开骨突周围软组织粘连处，出针。压迫针孔片刻，待不出血后，用创可贴外贴。

7. 三棱针　在肿胀处点刺出血，然后加以挤压，外用消毒敷料加压包扎。

【针灸治疗肘劳中的问题】

1. 肘劳的主要相关专科检查操作

（1）前臂伸肌抗阻力试验　令患者握拳，屈腕，检查者将手压于各指的背侧作对抗，再嘱患者抗阻力和背伸腕关节，如出现肱骨外上髁疼痛，即为阳性。

（2）Mill试验　前臂稍弯曲，手呈半握拳，腕关节尽量屈曲，然后将前臂完全旋前，再将肘伸直。若在伸直时，肱桡关节外侧发生疼痛，即为阳性。

2. 针灸治疗本病的注意事项

（1）治疗期间尽量减少肘部活动，急性发作应绝对避免肘关节运动。必要时可做适当固定，选择三角巾悬吊或前臂石膏固定3周左右。

（2）病程较长、局部粘连者可配合推拿和敷贴疗法，并做康复运动。本病是由于肌腱反复受到牵拉刺激而引起的，因此肘关节功能活动时要避免肌腱受到明显牵拉的动作。

（3）注意局部保暖，免受风寒。

3. 如何分辨肱骨外上髁炎、肱骨内上髁炎和尺骨鹰嘴滑囊炎　肱骨外上髁炎时外侧压痛明显，做抗阻力的腕关节背伸和前臂旋后动作可引起患处疼痛，Mill. 试验（+），前臂伸肌抗阻力试验（+）。若为肱骨内上髁炎，肿痛和压痛在内侧，抗阻力屈腕时疼痛较明显，且抗阻力旋前试验（+）。若为尺骨鹰嘴滑囊炎，以尺骨鹰嘴圆形肿胀为主要表现，肿痛和压痛在肘后侧，伸屈轻度受限。

【病例设计与评估】

由学生设计肘劳病案，说明肘劳的辨证思维过程，并相互对其辨证要点、针灸治疗原则、处方用穴、针刺手法等进行评估。